翟双庆 王长宇 编

王洪图【内经临证发挥】

人民卫生出版社

图书在版编目（CIP）数据

王洪图内经临证发挥 / 翟双庆等编．—北京：人民卫生出版社，2006.4（2025.4 重印）

ISBN 978-7-117-07460-5

Ⅰ．①王…　Ⅱ．①翟…　Ⅲ．①内经－研究　Ⅳ．R221

中国版本图书馆 CIP 数据核字（2006）第 013186 号

王洪图内经临证发挥

Wanghongtu Neijing Linzheng Fahui

编　　者：翟双庆　王长宇
出版发行：人民卫生出版社（中继线 010-59780011）
地　　址：北京市朝阳区潘家园南里 19 号
邮　　编：100021
E - mail：pmph @ pmph.com
购书热线：010-59787592　010-59787584　010-65264830
印　　刷：北京盛通数码印刷有限公司
经　　销：新华书店
开　　本：850 × 1168　1/32　　**印张：**11.5
字　　数：288 千字
版　　次：2006 年 4 月第 1 版
印　　次：2025 年 4 月第 12 次印刷
标准书号：ISBN 978-7-117-07460-5/R · 7461
定　　价：21.00 元
打击盗版举报电话：010-59787491　E-mail：WQ @ pmph.com
质量问题联系电话：010-59787234　E-mail：zhiliang @ pmph.com

前言（代序）

（一）

中华民族的文化始于黄帝时代，医学亦不能例外，因而中国传统称中医为“黄帝医术”，又称“岐黄之术”。《黄帝内经》（简称《内经》）是最具代表性的著作，被历代尊奉为医学第一经典。该书的问世，标志着中医理论体系的确立，形成了独立的学科——中医学。因而说《内经》是中医理论的渊薮，也是中医临床学的始祖，两千年来，指导着中医学健康地发展。

无数历史事实证明，中医学的每一重大成就，都是与正确认识《内经》并密切联系临床实际分不开的。张仲景因之被推崇为医圣，李杲、刘完素等因之被称为医学大家，叶天士、吴鞠通等因之创立温病学派而使中医学得到飞跃性的进步。同样，现代中医若要顺利发展，亦不能脱离《内经》。

但是，《内经》不仅内容浩繁，而且文字古奥，即使隋、唐时代亦非一般医生所能尽懂。宋代以至明、清，虽由皇家组织或医学家个人进行过整理，做了大量工作，但毕竟受时代限制，其研究多限于文字校勘、句读注释、理论探讨，而对于切实指导临床实用的内容，却有明显忽略。这种研究方法代代相传，虽然也取得了辉煌的成绩，却也给很多临床医生造成一种误解，以为《内经》只是一部古奥的纯理论性著作。因而或者无暇研读，或者望而却步，不敢问津，致使研习者愈来愈少，而其结果，则是延缓、迟滞了中医学的发展。

（二）

近50余年来，中医界对《内经》尤为重视，对其学术的研习，贯穿一条“学习继承和发扬提高相结合”的主线。20世纪50、60年代出版的相关著作以语译、白话本为主；70、80年代以注释类为多，也出现了专题研究类著作，同时出版了结合临床应用的专著；90年代至今的著作则是系统研究和专题研究并驾齐驱。除采用传统的文献、考据、注释等方法外，还结合当代相关学科的成就从多学科角度采用动物实验、医学统计、计算机、分子生物学等技术和手段，无疑促进了《内经》学术的发展与进步，新的“内经学”学科的确立，既反映出中医界对《黄帝内经》的重视，也是《内经》学术研究达到一个新阶段的标志。而临床防治疾病的理论与技术，正是内经学之学术体系的重要组成部分。

中医教育是以继承为主的工作，但通过教学内容与教材的不断更新，使它更能反映学术的提高与进步。自20世纪50年代中医高等教育列入国家教育计划以来，《内经》不仅是必修课，而且始终作为“主干”课排在课程系列之中。学习《内经》固然是应该提高理论水平，但培养出善于运用中医手段解决临床实际问题的医生，才是教育工作的主要目的。

（三）

由国家“老中医药专家学术经验继承教学工作”安排，翟双庆教授、王长宇主治医师作为本人的学术继承人，于临床随诊，其中着意学习《黄帝内经》并用于诊治工作。本书即是由临证中的部分经验，以及对若干理论问题的研究所得撰写而成，故简约其名为《王洪图内经临证发挥》。本人于1993年曾出版《黄帝医术临证切要》，受到读者欢迎。时隔已久，在学习《内经》及临床工作中又微有所得，翟双庆、王长宇二君在学术上也渐臻成熟，对某些理论有自己的见解，在临证诊治中也有一定创新。因此，对1993年之书的某些学术观点和内容加以修正与补充，而成是书。

本书分两篇，“医论篇”与1993年之书“导引篇”完全不同，是由我们新选的、有代表性的17篇论文组成。“医案篇”的体例与1993年之书相同，但在内容上则有较大幅度增删。编写方法仍是以《内经》某个理论或文句为纲，以病例（验案）为根据，介绍具有代表性成功（也有个别失败）的经验。在经文和验案的基础上，加以“发挥”，阐述对有关理论的认识、对相关病证的诊治体会。由于写本书的用意，并不在于让读者记住某方某药治某病，而主要是强调“《内经》可以直接指导临床实践”，从而使读者特别是青年中医同道，增加研习和运用《内经》的兴趣与信心。因此，“发挥”部分应是本书的重点。

（四）

学习《内经》，指导临证，须有几点注意：

1. 朴素无华，尽可信赖　《内经》文字古朴，其论真实可信，其载是作者所见所闻。以本书论治部分“振埃刺法治哮喘”为例，因知哮喘难治，而求助于《内经》，竟获奇效，使28年固疾，数日之内痊愈。

2. 学说不同，贵在选取　《内经》并非出自一人之手，亦非一时之作，带有“各家学说”的性质。因而尽管各篇经文在总的理论体系上一致，而在具体观点上常有不同。应用时需视具体病证而选用适宜理论。如本书藏象部分治皮肤刺痛例，应用“心部于表”理论获效。此时若用“肺主皮毛”则恐难治愈。

3. 一语多意，不必胶执 《内经》文字概括性极强，一语常含多意，临证时应灵活掌握。本书病机部分“因于气为肿，四维相代”，所选两例都是气虚致肿。但临床上因风邪致肿，用越婢汤治之获效者，亦属常见。故经文此“气”字，既可理解为“风”，也可理解为“气虚”。

4. 研习《内经》，效法仲景 《伤寒论》、《金匮要略》两书处处体现以《内经》之旨为指南，而治疗各种病证。本书论治部分1～5条，用《内经》之理而悉用仲景先师之方，故收效显著。

我深知，撰写这部书我们虽然作了很大努力，但对《内经》宏伟内容而言，仍不过是九牛一毛。即使书中所涉及的《内经》原文，在理解上也难免有片面之处。愿与中医同道协力，弘扬《内经》指导临床的理论和方法，以促进内经学科的发展与进步。

王洪图

2006年1月于北京

目 录

医论篇

医案篇

医论篇

一、"藏象"的概念

"藏象"一词，《内经》中凡两见，即《素问·六节藏象论》篇名及该篇中"藏象何如"之提问。以"藏"与"象"二字相关成句者，还见于《素问·经脉别论》"太阳藏何象"、"少阳藏何象"、"阳明藏何象"等。

（一）关于字义

藏（zàng）者，藏（cáng）也，指隐藏于体内的脏腑等脏器，其所以称"藏"，一是因其主体藏于内而不露于外；二是因其中多藏蓄有精气血液或水谷等物。象，征象、表现之意，又可通"像"。《说文解字·象部》段注："古书多假象为像……当作像形"，"诸人之所以意想者，皆谓之象。似古有象无像，然像字未制以前，想像之义已起"。可见"象"含有征象、表现、形像、想象、像似等义。故王冰次注《黄帝内经素问》云："象，谓所见于外，可阅者也。"而张志聪《素问集注》云："象者，像也。论脏腑之形像，以应天地之阴阳也。"

有人提出藏象之"藏"，音意皆同贮藏之藏。如符友丰于1989年在《黑龙江中医药》3、4期上撰文，引《素问·六节藏象论》"五气入鼻，藏于心肺……五味入口，藏于肠胃，味有所藏，以养五气"。认为"由于人体或脏腑嗜欲不同，故收藏这些气味各有所偏。为了进一步论证，黄帝发问：'藏象何如？'意为脏腑收藏气味之后有何征象。"其五脏之华、之充、之通于四季之气，皆是收藏之气的征象。据此符氏提出藏象应读作"cáng xiàng"。

由于对藏象学说概念的认识尚未统一，对于"藏"字的读音字意也有人提出过异议，所以近几十年出版发行的文著中，虽"脏象"、"藏象"两用其字，但由国家统一组织编写的《内经》教材第五版（1984 年出版）及与之平行的教学参考书《内经》（1987 年出版），凡涉"藏象"均用"藏"字，其用意在于给学术讨论留有余地。但读音与字意，仍作脏腑之"脏"。

（二）藏象概念的讨论

近数十年来，中医理论界对藏象多称"脏象学说"或"藏象学说"，并对其概念进行了较深入的讨论，虽多赞同王冰注，但反对者亦有人在。如冯家骏在《北京中医学院学报》1986 年 2 期撰文说："王注及其引申出的'藏象'定义与《内经》原意不符"，认为"所见于外，可阅者也"，"不能一一对应地论述脏腑经络生理病理"，因为《素问·六节藏象论》关于藏象的主要内容"都是隐蔽在现象背后的属于本质范畴的东西，而不是人体内脏功能活动反映在体表的各种现象"。冯氏认为藏象之"象"应从《说文解字》假象为像，藏象是"在阴阳五行哲学思想指导下的对于长期实践中积累起来的人体生理病理资料的驰骋'想像'，发挥创造，'拟诸形容，象其物宜'而形成的脑海里的图像，用'象'来标示，即是藏象。"

遵循王冰关于"象"的注释，对"藏象"概念加以补充和修正，是当代多数中医学家的观点。具有很大影响的全国高等中医药院校使用的统编《内经》教材，可作为代表。除其中第三版因历史原因未正式出版外，1960 年第一版《内经讲义》称："对生活着的人体进行观察，来研究内脏活动规律的叫做藏象。"并指出藏象的研究范围包括经络，只是将其"另立专章讨论"。1964 年出版的二版《内经讲义》谓："脏象是研究人体脏腑生理功能、病理变化及其相互关系的学说，是祖国医学基本理论之一。""内容是以五脏为中心，阐述脏腑的生理功能以及脏腑之间和外在组织器官的复杂关系；又将人与自然、局部与整体进行了有机的联系，从生理学和病理学中体现出来。"认为藏象包括"病理变化"而不包括"经络"。1978 年的四版教材《内经选读》，对藏象的解释直引王冰注，并说："藏象的涵义，就是人体内脏功能活动反映在体表的各种现象，根据这些现象可以推断内在脏腑的情况。"未将病理及经络列入"涵义"之中。1984 年出版的《内经讲义》即五版教材，谓："藏象学说是研究人体脏腑生理功能、病理变化及其相互关系的学说，是祖国医学理论体系的重要组成部分。""藏象学说的内容，主要有五脏、六腑、奇恒之腑、精、气、神、血、津液等，其中又是以五脏为主体的。"该学说"阐明了五脏功能系统"。除明确表示病理属于藏象，经络不属于藏象外，又突出了"五脏功能活动系统"。

从 1960～1984 年连续出版的各版《内经》教材中可以看到，除具体表述方法、用语各有不同外，对藏象所含内容的分歧在于是否有病理与经络。

主编并参与历次《内经》教材工作的任应秋、程士德于教材外发表的文著中，对藏象的认识，也各不相同。《任应秋论医集·中医学基础理论六讲》说："《内经》把从整体观察得来的人体生理知识，叫做'藏象"'。该书《从〈内经〉谈藏象学说》谓："脏象学说，是《内经》作者对生活着的人体进行一般直觉的观察，来研究内脏活动规律的一门知识。"同书《〈内经〉的理论体系》说："藏象（包括经络）"。可见任氏所论与第一版教材基本一致，但用语颇有不同。五版《内经讲义》主编程士德在1992年出版的《内经纲要》一书中说："藏象学说就是通过生命现象来研究生命本质及其活动规律的一门学说。"并解释说："藏象学说的实质，就是关于人体形态结构、生理功能、物质代谢、病理变化等的高度概括，是一个综合性的概念。"这与其所主编的五版教材对藏象的表述颇有不同。又任、程二人虽均称藏象学说是研究生命或内脏"活动规律"的学说，但任氏明言是"生理知识"，程氏则兼容"病理变化"。关于藏象内容，任氏称"包括经络"，程氏著作中则反映不出包括经络。

上海中医学院王庆其等主编并于1987年出版的《中医脏象学》属地方性教材，该书关于藏象概念、内容的论述与作者另外文章有关论述也有明显不一致处。该书不仅称藏象为"脏象学"，且称脏象学的性质"是研究人体的形体组织结构及其生理功能的一门学说。""内容共分：气血津液、经络、脏腑、形体官窍、体质五部分。"清楚地表明，藏象不包括病理而包括体质。但王庆其在1986年4期《上海中医药杂志》撰文说："藏象学说是研究人体各脏腑组织器官的生理功能、病理变化及其相互关系的学说。"著作与文章从发表时间看，虽仅隔几个月，但对藏象的认识已有相当变化。

此外，《湖北中医杂志》1981年3期发表张六通等人文章称："脏象，从本质上讲，是对人体整体机能的分类概括。"他从三个方面概括了五脏"象系统的整体机能。"一是各脏的中心功能，二是各脏与形体器官的联系，三是各脏的属性及其与自然的关系。陈利国在《中国医药学报》1991年5期说："藏象，是气化过程中结构和功能的统一，是能够充分反映人体生命活动过程的结构功能模型。"其所说"气化过程"如果属于"生命活动过程"的话，那么其所说藏象就可简言之为"结构功能模型"。

综上可见，对藏象的认识，古今均有不同见解，除表述方式之外，对其所包内容的最大分歧在于是否包括经络与病理；所言脏腑是实指解剖之脏器，还是“功能单位”。

(三)《黄帝内经》有关藏象的记载

从《内经》有关藏象的记载，确定藏象的内容，是认识《内经》藏象学说的基本方法。黄元御《素灵微蕴》即用此法而作《藏象解》一文。

1. 经络是藏象的内容之一

《素问·调经论》：“心藏神、肺藏气、肝藏血、脾藏肉、肾藏志，而此成形。志意通，内连骨髓，而成身形五脏。五脏之道，皆出于经隧，以行血气。”五脏之能联系周身，皆赖经络运行气血贯通之力，因而称经隧是“五脏之道”。该文又从疾病归类角度提出“五脏者，五脉耳”。

《灵枢·经别》：“人之合于天道也，内有五脏，以应五音、五色、五时、五味、五位也，外有六腑，以应六律，六律建阴阳诸经，而合之十二月、十二辰、十二节、十二经水、十二时、十二经脉者，此五脏六腑之所以应天道。”将经脉置于脏腑之下，而与五音、五色、十二经水等并列。

《灵枢·经水》：“经脉十二者，外合于十二经水，而内属于五脏六腑……五脏者，合神气魂魄而藏之；六腑者，受水谷而行之，受气而扬之；经脉者，受血而营之。”由于经脉属于五脏六腑，因而论述功能特点时，先五脏、次六腑、末经脉，有明显的次序性，其从属关系可见。

《素问·经脉别论》“食气入胃，浊气归心，淫精于脉，脉气流经，经气归于肺，肺朝百脉，输精于皮毛，毛脉合精，行气于府……饮入于胃，游溢精气，上输于脾，脾气散精，上归于肺，通调水道，下输膀胱。水津四布，五经并行。”“太阳藏何象……太阴藏搏，言伏鼓也。二阴搏至，肾沉不浮也。”虽以“经脉”名篇，但内容不离脏腑，水津四布于身，并行于五脏之经脉；虽以“太阳”、“阳明”、“太阴”等经脉为主论脉“象”，但直将经脉称“脏”，其“二阴”明言属“肾”。

《灵枢·经脉》十二经脉命名，皆以脏腑为首；各经分属于不同脏腑。如“肺手太阴之脉……属肺”、“大肠手阳明之脉……属大肠”等。足见经脉从属于脏腑。

以上诸节经文，似已可说明经脉属于脏腑，故经络当属于“藏象学说”。但因经络学说具有相对独立性，因而古籍今著，从叙述方式上，多将经络与藏象并列。

2. 病理不宜看作是藏象的内容

《内经》论藏象的文章中，有的单讲生理功能及其关系，如《素问·灵兰秘典论》等，但确有不少篇论在论述脏腑经脉生理时，联系病理，因而引出对藏象认识上的一个分歧。对此，试从两方面分析。其一，经文之所以常将生理、病理一起论述，主要是和古代条件及认识方法有关，即在一定程度上需借助病理变化，才能较好地看清生理功能。《素问·玉机真脏论》：“善者不可得见，恶者可见”，便含此意。虽然是论述生理功能，有时却须病理加以“反证”，但其主旨是阐明生理问题。其二，《内经》中另有“病机”，而病理当属于病机范畴。此点在中医界似无大分歧，如二版《内经讲义》虽称藏象包括病理，但在“藏象”中却很少论及病理，而在“病因病机”中，则明确专列“病理”一章。同样，五版教材也将“藏象”、“病因病机”二学说各立一章。将一个“病理”同时作为两个学说的研究对象，显然欠妥。

3. 《黄帝内经》讨论藏象的篇章

藏象的内容，散在《内经》多篇文章中，《任应秋论医集·从〈内经〉谈藏象学说》做了较明确的选择，录出以供参考。

《素问》部分：《上古天真论》、《金匮真言论》、《阴阳应象大论》、《灵兰秘典论》、《六节藏象论》、《五脏生成论》、《五脏别论》、《经脉别论》、《脏气法时论》、《宣明五气篇》、《太阴阳明论》，共11篇。

《灵枢》部分：《本输》、《邪气脏腑病形》、《寿夭刚柔》、《本神》、《经脉》、《骨度》、《五十营》、《营气》、《脉度》、《营卫生会》、《师传》、《决气》、《肠胃》、《平人绝谷》、《海论》、《五癃津液别》、《五阅五使》、《阴阳清浊》、《本脏》、《五色》、《论勇》、《天年》、《五味》、《卫气失常》、《五味论》、《五音五味》、《卫气行》、《大惑论》，共28篇。

4. 讨论藏象诸篇的主要内容

五脏与天地阴阳四时相参，如《灵枢·本脏》："五脏者，所以参天地，副阴阳而连四时化五节者也。"

脏腑相合，分别阴阳，各脏腑的阴阳有多少之殊。如《素问·金匮真言论》："脏者为阴，腑者为阳。"《灵枢·本输》："肺合大肠、心合小肠、肝合胆、脾合胃、肾合膀胱与三焦。"《灵枢·阴阳系日月》："心为阳中之太阳、肺为阴中之少阴（《九针十二原》肺为阳中之少阴）、肝为阴中之少阳、脾为阴中之至阴、肾为阴中之太阴。"

脏腑与时间相应，《素问·脏气法时论》："肝主春、心主夏、脾主长夏、肺主秋、肾主冬。"《灵枢·顺气一日分为四时》："朝则为春、日中为夏、日入为秋、夜半为冬。"肝应甲乙日、心应丙丁日、脾应戊己日、肺应庚辛日、肾应壬癸日。

以五脏为核心，用五行学说对相关事物进行归类联系。见于《素问·阴阳应象大论》、《素问·金匮真言论》多篇，广泛联系天之五时、五星、五气，地之五方、五化、五味、五臭、五谷、五色、五畜、五果、五菜，人之五官、五体、五华、五充、五神、五声、五音、五液、五志等。

五脏、六腑以及奇恒之腑的功能与相互关系。五脏六腑的功能见于多数有关藏象篇中；奇恒之腑的功能特点见于《素问·五脏别论》；三者的相互关系以《素问·灵兰秘典论》最为突出。

解剖知识，见于《灵枢·经水》、《灵枢·平人绝谷》、《灵枢·师传》、《素问·太阴阳明论》多篇。

（四）藏象概念的确定

从《内经》有关文章中看到，其藏象有关内容包括阴阳、五行、五脏、六腑、奇恒之腑、经脉、精气神、形体、诸窍（包括解剖知识）、人体与天地四时等项。各项之间相互联系，并在相互联系的基础上，以五脏为核心，全面讨论了人体局部和整体的生理功能。

但是“概念”的确定，必须抽出“对象”的特有属性。具体地说，反映藏象学说的“特有属性”，不能同时也是《内经》其他学说的属性。因此，上述阴阳、五行二者由于可贯穿于《内经》理论体系的全部，故不能作为藏象的特有属性。人体与天地时间相参应，亦是《内经》理论体系的特点，非藏象学说所仅有。

基于以上讨论，对“藏象学说”可以得出如下认识：

藏象是研究脏腑经脉形体官窍的形态结构、生理活动规律及其相互关系的学说，它是《内经》的一个组成部分，也是中医基础理论的基本内容。

形态结构，是指《内经》中的解剖知识；生理活动规律是该学说的重点，它是以五脏为核心，联系诸腑、经脉、形体、官窍的肝、心、脾、肺、肾五个系统的生理活动。这五个系统不仅都受天地四时阴阳的影响，同时互相之间也紧密联系，从而构成人体局部与整体的生理活动规律。

藏象学说的内容：五脏、六腑、奇恒之腑、经脉、形体、官窍、精气神。

虽然经脉与精气神并非脏腑，形体官窍更不“藏于内”而“见于外”，但此数者在藏象学说中不仅隶属于脏腑，且其“象”“可阅”，故均列入藏象学说的“概念”、“内容”中，而位置当在脏腑之后。

二、《内经》中“气”的基本性质

《内经》中有关气的名称及种类颇多，并以之说明天、地、人以及万事万物。综合《内经》论述，可归纳出“气”的基本性质如下：

（一）无时不有

《内经》所载，气在时间方面的表现是连贯而不间断的，以五运六气学说而论，即以六十年为一周期，大到三百六十年，三万六千年，以至无限大的时间；小到六十年内每一年各有不同的主气、客气，上半年由司天之气所主，下半年由在泉之气所主；每年之气又可分为六步，即初之气、二之气、三之气（司天）、四之气、五之气、终之气（在泉）；又每五日为一候，三候为一个节气，即一年中含有二十四个节气。

一年中以四季（五季）分时，即春气、夏气、长夏气、秋气、冬气；每年十二个月，各个月份之气又不相同，如前引《素问·诊要经终论》：“正月、二月，天气始方，地气始发，人气在肝……”等；日分十干，其气各异，如《素问·脏气法时论》以甲乙日应春之气，丙丁日应夏之气，戊己日应长夏之气，庚辛日应秋之气；壬癸日应冬之气；同理，一日之中亦与四时之气相通，如《灵枢·顺气一日分为四时》谓：“朝则为春，日中为夏，日入为秋，夜半为冬”等；昼夜分为十二时辰，寅卯时为春生木之气，巳午时为夏长火之气，申酉时为秋收金之气，亥子时为冬藏水之气，辰戌丑未四时为长夏湿土之气等；一日分为百刻，卫气、营气因时刻而行，于《灵枢·营气》、《灵枢·五十营》、《灵枢·卫气行》诸篇均有明确记载；

营卫之气因时而行的依据，正是各时刻之气不同，当其时而有其气，后世亦从而发展为子午流注针法等因时治疗技术。

（二）无处不在

气充斥于宇宙万物之中，大而无外，小而无内，无处不在。《内经》以天气、地气概括了宇宙之气；地球为大气所包举，《素问·五运行大论》所谓“地在人之下，大气举之也”；天体运行充满着气，《素问·五运行大论》引《太始天元册》文，详论五天之气的部位云：“丹天之气经于牛女戊分，黅天之气经于心尾己分，苍天之气经于危室柳鬼，素天之气经于亢氐昴毕，玄天之气经于张翼娄胃”；日月五星谓之“七曜”，亦各有其气在；风寒暑湿燥火为天之常气，其逆乱则为邪气。

雨露从天而降，实为地气所出，浮云在于天际，乃是地气上升所致，故《素问·阴阳应象大论》云：“地气上为云，天气下为雨；雨出地气，云出天气”；东西南北，地势高下，其气各不相同，东南方地势低而阳气偏盛，西北方地势高其阴气偏盛，《素问·五常政大论》谓：“高者其气寿，下者其气夭，地之小大异也，小者小异，大者大异”；风雨雷电、山川湖海、草木鱼虫、飞禽走兽以至于人类，一切客观存在的事物，莫不有气存在其间，《素问·阴阳应象大论》云：“天气通于肺，地气通于嗌，风气通于肝，雷气通于心，谷气通于脾，雨气通于肾，六经为川，肠胃为海，九窍为水注之气”；即使一块碎石、一段枯草，亦有其特定之气，故《素问·腹中论》云：“芳草之气美，石药之气悍，二者其气急疾坚劲”。

天气下降，地气上承，天地气交而化生万物，人在气交之中而生存。《灵枢·本神》云：“天之在我者德也，地之在我者气也”。天德，系指暑寒六气、雨露日月，以及人类须臾不可或缺的清气（吸入之气）等；地气系指水火阴阳，饮食营养等，故《素问·宝命全形论》云：“人以天地之气生，四时之法成……天地合气，命之曰人”。《内经》对人体生命虽有不同的概括方法，但确可用一个“气”字加以总括。《素问·调经论》云：“人之所有者，血与气耳”。而血亦可称之为气，如《灵枢·决气》所谓：“人有精气津液血脉，余意以为一气耳”。人身无处不存在着气，如前所述，头身四肢胸腹之气、筋骨脉肌皮之气、五脏六腑之气、经脉之气、宗气、营气、卫气、阴气、阳气、呼吸之气，外至指（趾）甲毛发，内至骨髓，无处不充斥着气。

不单生活着的人体中各部皆有气，死后之尸体亦未尝无气，只是由于医学是为生活着的人体服务的科学，人死已为“异物”，不属其研究的重点，故《内经》无专论而已。

（三）运动不息

气虽有聚有散，但总以有规律地运动不息、流行不止为基本特性。就自然界天地之气而言，一年四季三百六十五日，气行无一刻少停，《素问·天元纪大论》云：“五气运行，各终期日……太虚寥廓，肇基化元，万物资始，五运终天，布气真灵，总统坤元，九星悬朗，七曜周旋，曰阴曰阳，曰柔曰刚，幽显既位，寒暑弛张，生生化化，品物咸章”。木火土金水五行之气，历一年之三百六十五日，每日之气各异而循环往复，日月五星周旋不止，布散天地之气，才能有四时阴阳的变化，产生出无穷的有情有识之高等生物，亦产生出无穷的无情无识之低等生物。天地之气运行，规律性最为明显而不变更，正如《素问·六节藏象论》所说：“天度者，所以制日月之行也；气数者，所以纪化生之用也。天为阳，地为阴；日为阳，月为阴；行有分纪，周有道理，日行一度，月行十三度而有奇焉，故大小月三百六十五日而成岁，积气余而盈闰矣。……五日谓之候，三候谓之气，六气谓之时，四时谓之岁，而各从其主治焉。五运相袭，而皆治之，终期之日，周而复始，时立气布，如环无端，候亦同法”。“苍天之气，不得无常也，气之不袭，是谓非常，非常则变矣”。这里明确指出天地之气运行的规律性，同时也指出某些“非常”。其实，气之失常，本身亦存有其特殊的规律，五运六气学说正是在讨论正常规律的基础上探讨其失常的规律。人们只有既掌握其正常规律，又掌握其失常时的规律，才能很好地适应与利用它。

人身之气的运行及其规律，也是十分明显的。例如五脏各有其气，各脏之气既有其独特的运行规律，又相互之间协调一致，构成五脏气机运行的统一规律。如《素问·刺禁论》云：“肝生于左，肺藏于右，心部于表，肾治于里，脾为之使，胃为之市”，即是重点论述五脏之气的各自特点及其相互关系的。又如宗气，其聚散与运行规律是积于胸中，出于喉咙，以贯心脉，而行呼吸；血气之行，如《灵枢·痈疽》所论：“血和则孙脉先满溢，乃注于络脉，皆盈，乃注于经脉，阴阳已张，因息乃行，行有经纪，周有道理，与天地合同，不得休止”；营气、卫气运行之规律，昼行于阳，夜行于阴，日夜五十度，《内经》论述精详；水谷精微之气，在体内的化生及输布过程，《素问·经脉别论》亦有详论。总之，《内经》所载气之种类虽多，但无一不是按着其各自特有的规律不停地运动着。

（四）无形有征

气与形相对而言，气本无形，但气聚则形成，气散则形坏，故气为阳，形为阴；气之阴阳多少，决定着形的性质。《素问·阴阳应象大论》云：“气合而有形，因变以正名”，即言气聚成形，依气之阴阳多少不同的变化，而正定诸形体之名称。《素问·五常政大论》云：“气始而生化，气散而有形，气布而蕃育，气终而象变，其致一也”。此之“气散”为流散于物中之意，非散失之意，正如王冰所注：“始，谓发动。散，谓流散于物中。布，谓布化于结成之形。终，谓终极于收藏之用也。故始动而生化，流散而有形，布化而成结，终极而万象变也”。

气虽无形而难见，但却有象可征，上文之生化、有形、蕃育、象变，即是气始、气散、气布、气终之征；生、长、化、收、藏之象可见，亦即春、夏、长夏、秋、冬各季气之征可察者；寒、暑、燥、湿、风、火六气，或其淫胜之为邪，人们亦可以体察；人体呼吸之气，可以从其疾徐、粗缓等征象观之，即如《灵枢·天年》所谓：“呼吸微徐，气以度行”是其常。《灵枢·海论》云：“气海有余，气满胸中，悗息面赤。气海不足，则少气不足以言”是其变；五脏之气可从多方面表现出来，面色是其中之一。《素问·脉要精微论》云：“夫精明五色者，气之华也”；脉象可以测知脏腑乃至周身之气的各种改变，如《素问·平人气象论》云：“平人之常气禀于胃，胃者平人之常气也，人无胃气曰逆，逆者死。春胃微弦曰平；弦多胃少曰肝病，但弦无胃曰死……”。《素问·脉要精微论》云：“夫脉者，血之府也，长则气治，短则气病，数则烦心，大则病进，上盛则气高，下盛则气胀，代则气衰，细则气少”等。总之，诸气之存在，无论其正常、失常皆有征象可察，这些征象正是诸气的性质、作用及其变化的反映，人们观察的方法与途径，则往往需从有形之体以知无形之气。

三、"十六部"解

"十六部"语出《素问·调经论》，其文曰："人有精气津液，四支，九窍，五脏，十六部，三百六十五节，乃生百病，百病之生，皆有虚实"。指出疾病有虚实之分，各有所在部分，并依此作为治疗的依据，故该篇又说："五脏者，故得六腑与为表里，经络支节，各生虚实，其病所居，随而调之"。可见"十六部"与四肢、五脏等均是生病的"部位"。

但十六部究竟是哪些部位，历来有争论，而《内经》中亦无详细论述。杨上善《黄帝内经太素》注为："九窍五脏，以为十四，四支合手足故有十六部"。王冰次注《黄帝内经素问》云："十六部者，谓手足二，九窍九，五脏五，合为十六部"。杨、王二说同，吴昆《内经素问吴注》、张介宾《类经》亦持此说。但从经文看，十六部是与精气津液、四肢、九窍、五脏并列为言，故此说似欠允当。张志聪《黄帝内经素问集注》则从经脉着眼，谓："十六部者，十六部之经脉也。手足经脉十二，蹻脉二，督脉一，任脉一，共十六部"。其说虽然与《调经论》全篇强调经络治疗作用的特点相符，但其欠缺是在奇经八脉中忽略冲、维、带之脉，显然有凑数之嫌。高世栻《素问直解》注有新义，云："形体之十六部，谓两肘、两臂、两腘、两股，身之前后左右，头之前后左右也"。此说之优点在于突出了"形体之十六部"，所以丹波元简《素问识》姑且从之，称"高胜于旧注"。然而高氏之论亦似有偏颇，其一，人体尚有胸、腹、腰、背等部位，若依高氏的思路推之，也应列入"部"之中；其二，肘臂腘股，本已属"四肢"，不应再列入"十六部"之内。

近年，有人发现历代注释均欠完善，从而提出异议。如牛兵占在《四川中医》1986年12期撰文谓："十六部的'部'指的是部位，即人体的区域划分。十六部既是人体区域的划分，那么十六部即是：头部、颈部、胸部、腹部共计四大部(胸腹包括腰背，因为部与部之间以断面为界)。肩关节至肘关节为肱部，左右各一。肘关节至腕关节为尺部，左右各一。两手各为一部。髋关节至膝关节为股部，左右各一。膝关节至踝关节为胫部，左右各一。两足各为一部。这样人体共计十六部"。其实，这种解释与高世栻的说法大同小异，只是将经文中已经提到过的"四肢"又重复划分为若干部而与头、颈、胸、腹，四"大部"相并论，共为"十六"之数。又其划分"部"的方法是"断面"，实际仅是"横断面"，并未说明不采用"纵断面"的理由。

如前所述，"十六部"仅见于《素问·调经论》一处，《内经》其他诸篇中均无此语。因此，认识"十六部"最重要的方法之一，则是需从《调经论》中去寻找答案。研读《调经论》，并分析"邪客于形"、"其病所居"之后，可以看到其所谓"十六部"当是：毛、皮、络、经、腠、肉、脉、筋、骨、上、下、外、内、左、右、中。其有关经文如下：

1. 毛"邪客于形，洒淅起于毫毛。"

2. 皮"血气未并，五脏安定，皮肤微病，命曰白气泄。""风雨之伤人也，先客于皮肤。""寒湿之中人也，皮肤不收。"

3. 络"风雨……传入于孙脉，孙脉满则传入于络脉。""视其虚络，按而致之，刺而利之"，"孙络外溢"。其孙脉、孙络、虚络，皆归属于"络"。

4. 经　"孙络外溢，则经有留血。""血有余，则泻其盛经出其血；不足，则视其虚经，内针其脉中。""风雨之伤人也……络脉满则输于大经脉。"

5. 腠“血气与邪并客于分腠之间。”“上焦不通利，则皮肤致密，腠理闭塞。”

6. 肉“血气未并，五脏安定，肌肉蠕动，命曰微风。……取分肉间，无中其经，无伤其络”，“寒湿之中人也，皮肤不收，肌肉坚紧”。“病在肉，调之分肉。”

7. 脉“病在脉，调之血。”

8. 筋 “病在筋，调之筋。”

9. 骨 “病在骨，调之骨。”“骨节有动。”

10. 上 “血并于上”，“气并于上”，“血之与气，并走于上。”

11. 下 “气并于下”，“血并于下。”

12. 内 “阴虚生内热……热气薰胸中，故内热。”“阴盛生内寒……寒气积于胸中而不泻，……故中寒”。

13. 外 “阳虚则外寒……寒气在外……寒气独留于外。”“上焦不通利……故外热。”

14. 左 “身形有痛，九候莫病，则缪刺之；痛在于左，而右脉病者，巨刺之。”据《素问，缪刺论》载，缪刺之法治疗邪在于络，而病在左取之右。巨刺法刺其经，亦病在左取之右。

15. 右 “身形有痛，九候莫病，则缪刺之。”据《素问·缪刺论》载，其法为病在右取之左，病在左取之右。

16. 中 指不上不下、不内不外、不左不右之部位。《调经论》未明确称为“中”，故须略作讨论，该篇云：“邪之生也，或生于阴，或生于阳。其生于阳者，得之风雨寒暑；其生于阴者，得之饮食居处，阴阳喜怒”。在论及疾病部位及治法时云：“其病所居，随而调之。病在脉，调之血；病在血，调之络；病在气，调之卫；病在肉，调之分肉；病在筋，调之筋；病在骨，调之骨；……病不知所痛，两跻为上；身形有痛，九候莫病，则缪刺之；痛在于左，而右脉病者，巨刺之”。

诸病皆有“病所”，而用相应治法，唯“病不知所痛，两跷为上”，未指明疾病所在部位，姑称之为“中”，依据如下：

（1）《灵枢·百病始生》有相近记载：“百病之始生也，皆生于风雨寒暑，清湿喜怒。喜怒不节，则伤脏，风雨则伤上，清湿则伤下……三部之气各不同，或起于阴，或起于阳……气有定舍，因处为名，上下中外，分为三员”。对疾病部位，指出可分为“上下中外”。马莳《灵枢注证发微》注云：“盖人身大体自纵而言之，则以上、中、下为三部；自横而言之，则以表、里、半表半里为三部，故谓上下中外之三员也”；《调经论》明确提出病位有上下、左右、内外等，但对“不知所痛”者未予说明部位所在，依《百病始生》推之，当是“中”。

（2）《灵枢·官能》亦有相近论述：“必知形气之所在，左右上下，阴阳表里，气血多少，行之逆顺，出入之合，谋伐有过，知解结，知补虚泻实……审其所在……不知所苦，两跷之下”。不仅论及“审其所在”以治病，更指出“不知所苦，两跷之下”与《调经论》“病不知所痛，两跷为上”病证、治法基本相同。张介宾《类经·针刺类》注“不知所苦，两跷之下”云：“寒邪在肌肉血脉之间，有不痛不仁不知所苦者，当灸两跷之下，即足太阳申脉、足少阴照海二穴也。……《调经论》亦曰病不知所痛，两跷为上。与此法同”。张介宾将疾病部位定为“肌肉血脉之间”，与马莳“半表半里”之说基本相合。

根据《内经》有关记载并参照后世医家之论，其“病不知所痛”之病位在“中”，实指脏腑血脉肌肉之间的“半表半里”。若以“横断面”之上中下之“中”论之，则其部位当是“天枢”穴绕腰与脐一平面，似无从受邪。如《素问·至真要大论》：“身半以上，其气三矣，天之分也，天气主之。身半以下，其气三矣，地之分也，地气主之。以名命气，以气命处，而言其病。半，所谓天枢也。故上胜而下俱病者，以地名之。

下胜而上俱病者，以天名之”。六气分属上下而为病，半（中）则仅是一划分界线，无从受病。设若以上、中、下三焦来认识“中”，则三焦本属六腑，其中焦包罗脾胃，而《调经论》已明确将五脏（包括六腑）与“十六部”并称，故不宜再将中焦视为“十六部”中之一部。

此外，《调经论》中尚记载有“十六部”之外其他部位之病，如血并于阴、气并于阳，邪生于阳、生于阴，胃气热，病在血，病在气等。其阴与阳实际是阴经、阳经，或指内与外，可包括在经、内、外“部”之中；胃是六腑之一，不在十六部之列；血、气则是“精气津液”之内容。

综上所述《调经论》之“人有精气津液，四支九窍，五脏，十六部，三百六十五节”中的“十六部”，应是毛、皮、络、经、腠、肉、脉、筋、骨、上、下、外、内、左、右、中，似较允当。

四、试论心主神志活动观念的形成

在藏象理论中，《内经》强调了心神在生命活动中的重要性，即“心主神”。现对这一理论的形成进行探讨。

心主神志活动，是中国传统文化中的重要观点，在中国哲学及中医学中均占有重要地位，至今仍被中医学奉为主导理论而加以运用。其实早在中医学理论体系建立（即《黄帝内经》成编）之前，心主神的观念就已存在于先秦诸子中，至于心为什么主神，张立文先生曾总结云：“心，金文《师望鼎》作，‘穆穆克丕心’《克鼎》作，《散盘》作，《王孙钟》作，象人心。闻一多说：‘余谓为心脏字，为心思字，象心房之形’（《闻一多全集·释朱》）。高鸿缙曰：‘按字本心肺之心，而其用恒为心思之心。……二者截然不同，古人不知，昧为一事，后人习用，视为固然’（《字例二篇》）。心字象形，本指心房，又与心思相混而习用为心思的心。把心作为思维的器官，这是古人在人体生命科学不发达情况下的误解。”[1]

（一）心居身之中，为君主

心，古人造字之时实指人体之实体脏器，即心脏，心是一个象形字，正如中国第一部字书《说文解字》所云：“，人心，土藏，在身之中，象形。”《礼记·月令》及《吕氏春秋·十二纪》在谈及五脏祭祀时，用心，亦指心之实体脏器。

古人认为，人之心脏位于人体之正中（即五脏之正中），这一点从《说文解字》释心字就可以看出，其曰：“在身之中”，而释其他脏腑名称时则无“在身之中”之语，故此“中”仅能理解为“正中”之意。考“中”字，《说文解字》云：“内也。从口丨，上下通也。”段玉裁注云：“中者，别于外之辞也，别于偏之辞也。云上下通者，谓中直，或引而上，或引而下，皆入其内也。”[2]故《孙子·九地》云：“击其首则尾至，击其中则首尾俱至”。足见“中”乃“正中”之意。又，《说文解字》云：心为“土脏”，而土居于中央，故《礼记·月令》、《吕氏春秋·十二纪》皆称：中央土“祭先心”，《十三经注疏·礼记正义》孔颖达疏：“中央主心”，并以心脏的解剖位置居中作释。虽然历史上对五脏配五行因从解剖部位与功能特性不同角度出发而有过争论与演变，但五行之“土”配中央，则一直较稳定。古人对土一直很重视，作过周幽王太史的史伯，在谈及宇宙万物构成时云：“故先王以土与金、木、水、火杂，以成百物”（《国语·郑语》）。这个五行说是在某种特殊的东西中去寻找世界无限多样的统一，而这个统一便是“以土”与其他四行相杂合，把“土”放在特殊位置上，以突出其重要性。从《洪范》的以“水”为五行首位，到史伯的以“土”为首位杂合而成百物，再到《管子·水地》以水为万物之本原，张立文先生称：“这是一个经历了4个世纪的漫长过程。在这个过程中，从非哲学到哲学的过渡，中间经过了史伯这个环节。这是从简单幼稚直观的认识到抽象理性思维的过渡。这就是在某种特殊的物质元素中去寻找自然现象无限多样性的统一。”[1]以至于当《内经》提倡脾与土配、肾与水配时，既重视脾土之用，如《素问·太阴阳明论》云：“脾者土也，治中央，常以四时长四脏，各十八日寄治，不得独主于时也。”《素问·玉机真脏论》云：“脾为孤脏，中央以灌四傍”等，后世称其为“后天之本”；又重视肾水之功，后世称其为“先天之本”。足见中国古人对土居中的重视。而《说文解字》、《礼记》、《吕氏春秋》等提出心配土，正在于从解剖部位说明心居中，与四方四时相配均主中，也正表明了古人对心的重视。也正因为心居人身正中，古代也才有“中心”一词，其义正如《辞源·I

部·中》所释：中心“①内心。心居体中，故称中心。《诗·唐风·有杕之杜》：‘中心好之，曷饮食之’。②物之中央。《文选·汉·王子渊·四子讲德论》：‘君者中心，臣者外体’”。

由于“中”的位置十分重要，具有“上下通也”、“击其中则首尾俱至”的作用，故古人尚“中”。尚“中”本是孔子用以调和、解决矛盾所提出的一种方法，所谓“执两用中”，即度量以取中，无过无不及，采取折中的方法，也即中庸之道，但其非常赞赏，云：“君子中庸，小人反中庸”（《礼记·中庸》），“中庸之为德也，其至矣乎！民鲜久矣”（《论语·雍也》）。其后，子思则作了充分发挥，把这一方法论提高到世界观的高度[3]，如《礼记·中庸》云：“中也者，天下之大本也；和也者，天下之达道也。致中和，天地位焉，万物育焉。”《十三经注疏·礼记正义》郑注：“位，犹正也。育，生也、长也。”即“中”乃是宇宙中最根本、最普遍的法则。原题春秋时晋人程本著《子华子·执中》亦云：“圣人贵中，君子守中，中之为道也几矣。寓中六指，中存乎其间，两端之建而中不废也，是故中则不既矣。”又云：“一左一右，虽过于中也，而在中之庭；一前一却，虽不及于中也，而在中之皇。”这些思想对中国传统文化影响至深，即使道家在提出泥丸为百神之宗时，亦以泥丸之中央“泥丸夫人”为中心，如《黄庭内景经·至道章》：“泥丸九真皆有房，方圆一寸处此中……但思一部寿无穷”，《琼室章》云：“琼室之中八素集，泥丸夫人当中立”。陈撄宁《黄庭经讲义》释曰：“泥丸一部，有四方四隅，并中央共九位，皆神之所寄，而当中方寸处，乃百神总会”。又云：“琼室即脑室，八素即四隅之神，泥丸夫人，即脑室中央之神”。可见，中国古人对“中”的重视程度。

既然心脏居于人体正中，而“中”又倍受古人重视，所以心也就成为人体之主宰，正如上文所引“君者中心，臣者外体”，故古人常把心称为“心君”、“天君”，《荀子·天论》云：

“心居中虚，以治五官，夫是之谓天君”，即言其“居中虚”而为天君；许翰注扬雄《太玄经·玄数》说：“肺极上以覆，肾极下以潜，心居中央以象君德，而左脾右肝承之”，言心居中央故有“君德”之象；《管子·心术上》云：“心之在体，君之位也，”《诸子集成·管子校正》戴望注：“心之在体，当身之中，凡身之运，为皆心之所使，故象君位”，亦从心居中作解；而余洞真《悟玄篇·中宫》更将心与中央土结合来论其重要性，其云：“土生万物，心主万物，心即土也，土即心也，故曰中央戊己土。中央即玄关一窍也。了得土，万物死；了得心，万事息。”

另外，对人身体的认识之所以产生主宰、君主的观念，同中国社会制度的传统观念也有密切关系。传统的中国社会制度以君臣制为主，春秋战国社会动荡，旧的伦理道德日渐衰微，由奴隶制向封建制转变，以孔子为代表的儒家在先秦时期影响很大，应该说其代表的是奴隶主阶级利益的思想，政治思想倾向是保守的，他既反对奴隶和平民起义，又不满意新兴地主起来夺权，如《论语·季氏》云：“天下有道，则礼乐征伐天子出；天下无道，则礼乐征伐自诸侯出。”所以主张复周礼，维护君臣父子之局面，提倡社会、家庭君主制、等级制，一切认识事物的方法、行为的准则均按此“礼”进行。应该说这些认识在一定程度也影响到对人体本身的认识，促进对人身之主宰、君主观念的建立，以至于医学著作《内经》以君臣相傅论脏腑，汉代董仲舒以君臣关系来论心身。

（二）心君主神，由实体转化为非实体

神，《说文解字》云：“天神引出万物者也”。《广雅疏证》曰：“郑注《礼运》云：神者，引物而出。《风俗通》引《传》曰：神者，申也，申亦引也，神、申、引声并相近，故神或读为引”。又云：“神者，卷一云：神，引也。《尔雅》：引，陈

也。神、陈、引古声亦相近”。可见，神具有申、引、陈之义，意为造就万物之主、产生万物之源，也就成为天地万物之主宰。难怪《辞海·午集·礻部·神》引徐灏曰：“天地生万物，物有主之者曰神。……《说苑·修文篇》曰：神者，天地之本，而为万物之始。故曰天神引出万物”。就人体而言，则神亦为人体的主宰，如《灵枢·天年》曰：“失神者死，得神者生，”《灵枢·本脏》曰：“志意者，所以御精神，收魂魄，适寒温，和喜怒者也。”举凡古人之诊法、治疗、养生等，无一不以神为首位。既然神是自然界之主宰、人之主宰，而心脏又居人体正中，亦为人之主宰，那么心脏与神也就很自然地结合到一起，而成为主神之官，正如《荀子·天论》所云：“心居中虚，以治五官，夫是之谓天君”，作为“天君”则自然管理着“好恶喜怒哀乐”之“天情”与产生感知觉的“耳目鼻口形”之“天官”。即作为人体的主宰心，一方面要管理五官之感知觉及人体之七情六欲，因而心成为人体感官的统帅、控制情性的力量；另一方面，人生活在感知觉中，人的行为要靠思维、意志支配，作为主宰当然应负责其一切，故心不仅是身形之主宰，而且也主神明，成为“思之官”。如此，实际已将身形主宰与人之神明紧密结合在一起，赋予居人身正中之心以主人之精神意识思维功能，其实质，心的概念已由解剖之实体转化为人之神明这一非实体，用实体之心脏指代人的精神意识思维等活动。其典型的例子莫过于《列子》，《列子·卷五·汤问第五》云：“鲁公扈赵齐婴二人有疾，同请扁鹊求治，扁鹊治之，既同愈。谓公扈齐婴曰：‘汝曩之所疾，自外而干脏腑者，固药石之所已。今有偕生之疾，与体偕长，今为汝攻之何如？’二人曰：‘愿先闻其验’。扁鹊谓公扈曰：‘汝志强而气弱，故足于谋而寡于断；齐婴志弱而气强，故少于虑而伤于专。若换汝之心，则均于善矣’。扁鹊遂饮二人毒酒，迷死三日，剖胸探心，易而置之，投以神药。既悟，如初，二人辞归。于是公扁反齐婴之室，而有其妻子，妻子弗识；齐婴亦反公扈之室，有其妻子，妻子弗识。二室因相与讼，求辨于扁鹊。扁鹊辨其由，讼乃已”。这虽然是一个传说故事，但可以看到古人已把肉体心脏同人的气质、思维意识等紧密结合在一起，这时的“心”，已不单纯指肉体之心，而是以实体脏器之心为基础的、以人体感知觉、思维、意志、情感为主要内容的一个功能集合体。以至后世如南宋余洞真《悟玄篇·中宫》提出：心即中央戊己土，即玄关一窍，而其《玄关一窍》又云：“玄关一窍者，乃一身总要之关也，此窍者即心中之心是也。其心非肉心，乃心中之主宰，一身万事之神也”。王守仁《王文成公全书·卷三·传习录下》亦云：“心不是一块血肉，凡知觉处便是心”。均说明心已非实体之脏器，实乃为人体精神意识的代名词，为一个功能集合体。

（三）先秦哲学对心功能的认识

不把心看作是一个解剖实体，而将之认为是一个哲学概念，其所指代的是人体的感知觉、思维、意志、情感等活动，这一观念已广泛存在于先秦诸家之论中，早在中医学理论体系建立之前（即《内经》成书之前）就已形成较统一的认识。

1. 心为思官

《孟子·告子》云：“耳目之官不思，而蔽于物；物交物，则引之而已矣。心之官则思，思则得之，不思则不能得也，此天之所与我者。”又云：“孔子曰：操则存，舍则亡，出入无时，莫知其乡。惟心之谓与。”认为耳目等为感觉器官，不能思；心则是能思并且以思为职。思则心存，不思则心亡，心不在焉，则虽有如无，实际上含有心主感知觉之意。并且强调心原于天，乃天之所与我。

2. 心主情性，主宰情欲

《孟子·尽心》曰："尽其心者，知其性也，知其性则知天矣，君子所性，仁义礼智根于心"。《孟子·告子》又云："恻隐之心，人皆有之；羞恶之心，人皆有之；恭敬之心，人皆有之；是非之心，人皆有之。恻隐之心，仁也；羞恶之心，义也；恭敬之心，礼也；是非之心，智也。仁义礼智，非由外铄我也，我固有之也。"即性根于心，所谓心，又包括后世所谓的情。《荀子》进一步指出心能主宰、控制情欲，如《正名》云："欲不待可得，而求者从所可。欲不待可得，所受乎天也；求者从所可，受乎心也。……人之所欲生甚矣，人之所恶死甚矣，然而人有从生成死者，非不欲生而欲死也，不可以生而可以死也。故欲过之而动不及，心止之也。心之所可中理，则欲虽多，奚伤于治？欲不及而动过之，心使之也。心之所可失理，则欲虽寡，奚止于乱？故治乱在于心之所可，亡于情之所欲。"心能制欲，人之欲皆受心之节制。人虽欲生恶死，但如心认为应死，则人亦能舍生就死。故欲虽多，而心能控制之。另外，《荀子》还认为心可以改变人之性情，如《正名》云："性之好恶喜怒哀乐，谓之情。情然而心为之择，谓之虑；心虑而能为之动，谓之伪；虑积焉能习焉而后成，谓之伪。"即认为伪原于虑，虑生于心，礼义之成，实由于心之择。虽然心主宰情欲，但情欲又可以损心，正如《管子·内业》所云："凡心之刑，自充自盈，自生自成；其所以失之，必以忧乐喜怒欲利。能去忧乐喜怒欲利，心乃反济。"

3. 心为感官的统帅

《管子·心术上》云："心之在体，君之位也；九窍之有职，官之分也。"《管子·内业》则云："我心治，官乃治；我心安，官乃安。治之者心也；安之者心也"。以君臣来喻心与感官的关系，认为心是感官的主宰。《荀子》则进一步解释了心主宰感官问题，其《正名》云："形体色理以目异，声音清浊调竽奇声以耳异，甘苦咸淡辛酸奇味以口异，香臭芬郁腥臊洒酸奇臭以鼻异，疾养沧热滑铍轻重以形体异，说故喜怒哀乐爱恶欲以心异。心有征知，征知则缘耳而知声可也，缘目而知形可也，然而征知必将待天官之当簿其类，然后可也。五官簿之而不知，心征之而无说，则人莫不然，谓之不知。"张岱年先生释云："五官各有所接，各能当簿其类（当簿，即接触之意），即各能接受一类印象。心则有征知之作用。征知，即察而知之之能力。心有察而知之的能力，故能缘耳而知声，缘目而知形。但必耳目各供给其印象，心方能察而知之；如无五官供给印象，心亦无所施其能。征知，是心之特殊的功能；无心，则虽有感觉亦不能有知识。"[4]

4. 心为身形之主宰

《荀子·解蔽》云："心者形之君也，而神明之主也，出令而无所受令。自禁也，自使也；自夺也，自取也；自行也，自止也。故口可动而使墨云，形可动而使诎申，心不可动而使易意；是之则受，非之则辞，故曰心容其择也。"即心是形之君，是自作主宰的，不受外力之动制。而所谓"心容其择"，是指心有抉择的自由，实乃指意志的自由。汉代董仲舒的《春秋繁露》继承了这一观点，如其《通国身》云："身以心为本"，《循天之道》说："凡气从心。心，气之君也，何为而气不随也？是以天下之道者皆言内心其本也。"张岱年先生称："四体之活动，皆听令于心，故可谓身以心为本。此非谓身之存在以心为存，乃谓身之动静皆原于心。"[4]《春秋繁露·天地之行》进一步以君民关系来比拟心与身的关系，从而更加突出了心为身形之主宰的观点。秦汉以降的中国哲学家大都继承了先秦关于心的观念，并多有发挥，但心具有能知能思的特殊功能，即心主人的精神意识思维活动，为人之主宰的认识则是较为统一的。所不同的是，有的把它作为一个器官来看待（如《孟子》、《荀子》等)，而有的则认为它不是某一器官，而是一种意识，即认知作用，如王守仁《王文成公全书·卷三·传习录下》云："心不是一块血肉，凡知觉处便是心。如耳目之知视听，手足之知痛痒，此知觉便是心也。"进而更以不知觉即不存在，人不感物即无物，受知觉然后为存在，感物然后有物为根据，提出心即宇宙万物之主宰的唯心论，其较先秦诸家所论已有了很大差别。

参考文献

［1］张立文．中国哲学范畴发展史·天道篇．北京：中国人民大学出版社，1988. 96，578

［2］段玉裁．说文解字注．上海：上海古籍出版社，1981. 20

［3］消蓮父，李锦全．中国哲学史·上册．北京：人民出版社，1983. 142

［4］张岱年．中国哲学大纲·中国哲学问题史．北京：中国社会科学出版社，1982. 235～237

五、论心主神与五脏藏神的异同

《内经》在提出“心藏神”观点的同时又提出了“五脏藏神”理论，现就此问题讨论如下。

神，是中国传统文化中的一个重要概念，也是中医学的重要内容之一。神的含义十分繁杂，除为天地万物之主宰、为自然界运动变化之规律、为动物之生命力及生命活动的现象等义项外，《内经》中的神还有一个重要含义，就是指人的精神心理活动，即神志。关于脏腑与神志关系的问题，《内经》有两个重要命题，一个是心主神明，一个是五脏藏神。两者的理论内涵及立论依据不同，但也存在着一些相通之处。

（一）两者的理论内涵及立论依据

《内经》是多种医学流派、各种学说结合的产物，表现在脏腑与神志关系的问题上，则有心主神与五脏藏神的不同。

1. 心主神

心主神的观念并非中医学独创，早在中医学理论体系建立之前（即《内经》成书之前）就已广泛存在于先秦诸家之论中，并已形成了较统一的认识，如《孟子·告子》云：“耳目之官不思，而蔽于物；物交物，则引之而已矣。心之官则思，思则得之，不思则不能得也，此天之所与我者”；《孟子·尽心》曰：“君子所性，仁义礼智根于心”。即：心为思之官，主宰情性与情欲；心为感官之统帅，为身形之主宰。而这种认识，同神是天地万物之主宰，心居人身五脏之正中亦为人之主宰，因而在人身心也就成为了人之神的代称，有着密切关系，其“心”实有“中心”之义。

中医学接受了中国哲学对心的认识，并结合中国社会制度传统的君臣制观念，形成了《内经》以君臣相傅论脏腑、其中心主神明为君主之官的思想。正如《素问·灵兰秘典论》所云：“心者，君主之官，神明出焉”；“主明则下安，以此养生则寿，殁世不殆，以为天下则大昌；主不明则十二官危，使道闭塞不通，形乃大伤，以此养生则殃，以为天下者，其宗大危”；《素问·六节藏象论》云：“心者，生之本，神之变也”；《灵枢·邪客》云：“心者，五脏六腑之大主，精神之所舍也”等。即言心具有主神明、精神之功，为人体之主宰，故精神情志伤人首伤心。如《灵枢·邪气脏腑病形》云：“愁忧恐惧则伤心”；《灵枢·口问》曰：“悲哀愁忧则心动，心动则五脏六腑皆摇”；《灵枢·百病始生》云：“忧思伤心”等皆是。这里将心作为人体精神心理活动的主要调节者与主宰者，故心伤则会导致精神失常、甚至神去而死亡，如《灵枢·邪气脏腑病形》云：“心脉急甚者为瘛疭，缓甚为狂笑”；《灵枢·邪客》云：“心伤则神去，神去则死矣”。正如张介宾《类经·藏象类》在注《灵枢·本神》“两精相搏谓之神”时说：“然万物之神，随象而应，人身之神，惟心所主。故本经曰：心藏神。又曰：心者君主之官，神明出焉。此即吾身之元神也。外如魂魄志意五神五志之类，孰匪元神所化而统乎一心？是以心正则万神俱正，心邪则万神俱邪，迨其变态，莫可名状。”可见，其所论之元神，实属人的精神心理活动的范畴，归属于心。

2. 五脏藏神

《内经》在继承中国哲学对心的认识，倡导心主神明、为君主之官的同时，还提出了五脏藏神的观点，如《素问·宣明五气》、《灵枢·本神》及《灵枢·九针》等指出“心藏神”、

“肝藏魂”、“肺藏魄”、“脾藏意”、“肾藏志”，从五脏整体角度阐发了脏腑与神志的关系。由于五脏所对应的五神，其概念相互交叉包容、互为基础，而五神的产生与调节又是以五脏整体协调关系为基础的，故五脏藏神的含义在于把五脏看成一个整体，把神志活动（主要指认知、思维、意志过程）看成一个密不可分的整体，理解为五脏整体协调配合来完成对人认识过程的主宰作用。其五神之神、魂、魄、意、志划分为五行、归属于五脏，仅是从认知、思维、意志过程中的某些心理活动具有不同的特性出发，给予类比而成，是用五行特性对这一过程的描述，而并非是对认知、思维、意志过程的实质内容与阶段进行严格的分类。因此，这一描述可以看作是为了说明人的认知、思维、意志过程也具有五行的某些特性，并且是以所有脏腑的参与作为基础的，其实也正是强调了五脏整体协调对它的主宰作用。

五行是先秦两汉之人认识宇宙万物的认识论与方法论，五行之间相生、相克，具有“亢则害，承乃制，制则生化”（《素问·六微旨大论》）的特性，是一种整体观念，强调的是五行间的相互配合，其中无主次之分。以这种认识方法看待脏腑、神志，形成了五脏藏神的理论。

可见，心主神明与五脏藏神的理论内涵及立论依据存在着很大差别，甚至可以说心主神明为君主之官的思想，反映了当时社会制度及哲学界“一元论”的思想；而以五行特性分析人体，立五脏为本，将人之神志活动分属五脏，则颇具“多元论”思想。二者当属《内经》时期不同的医学流派。

（二）两者的相通之处

1. 强调形神一体

《内经》认为神以形为基础，同时又主宰形，形与神俱才是健康之人。无论是心主神明，还是五脏藏神，也均强调了这一点。前者不仅提出人的精神心理活动由心所主，而且人体之形五脏六腑亦以心为君主之官，揭示了心理与生理的统一，把心理和生理、形与神有机地整合为一体。五脏内藏精气，是产生人体神志活动的重要基础，当五脏发生虚实盛衰的变化时，会影响人的精神活动，并产生变化，故五脏藏神也是在形神一体基础上提出的理论。

2. 倡导五脏整体协调主宰神志活动

五脏藏神理论倡导的是五脏整体协调主宰神志活动，这一点无何疑义。下面着重看一下心主神明理论。

作为专门研究人体的中医学，虽接受了古代哲学有关“心主神”的认识，但究其所言物质基础，则主要在于血与脉。如《素问·六节藏象论》称心“其充在血脉”，《素问·痿论》说：“心主身之血脉”等。脉，实为行血气、营阴阳之道路，正如《灵枢·本脏》所说：“经脉者，所以行血气而营阴阳。”经脉分布于全身，内属脏腑，外络肢节，是联系全身各部之间的纽带。而经脉的一个重要功用就是传递信息，正如王洪图在《黄帝内经研究大成·经络研究》中所云：“经脉有传递信息作用，经脉就是人体各组成部分之间的信息传导网，也就是人体内讯号的传送道。”故《素问·灵兰秘典论》称其为“使道”，王冰注其云：“神气相使之道。”这样一个信息传递网、全身各脏腑形体之间的联系网由心所主，故构成了心主神明支配人体行为活动的物质基础之一。血，其主要功能是濡润滋养全身，凡皮肤、肌肉、筋骨和脏腑等一切组织器官，均赖血液以供给营养，才能维持其功能活动，正如《灵枢·营卫生会》所说：“以奉生身，莫贵于此。”这里当然包括人之痛痒、视、听、嗅等感知觉及人的有意识的行为与动作，故《素问·五脏生成》说：“肝受血而能视，足受血而能步，掌受血而能握，指受血而能摄”，人的情感、思维、意志等活动的产生与调节，同样取决于气血，故《素问·八正神明论》说：“血气者，人之神，不可不谨养”，而《素问·汤液醪醴论》则言“形弊血尽”会导致“神不使”。《内经》认为血的生成与心有密切关系，《素问·经脉别论》云：“食气入胃，浊气归心，淫精于脉。”这里的“精”即为水谷精微经心作用而成的行于脉中之血。血色赤，而心属火色主赤，故《内经》认为“心生血”(《素问·阴阳应象大论》)，《灵枢·决气》说：“中焦受气取汁，变化而赤，是谓血”，《灵枢·营卫生会》亦云：“此所受气者，泌糟粕，蒸津液，化其精微，上注于肺脉，乃化而为血。”故张志聪《灵枢集注》注云：“中焦受水谷之精气，济泌别汁，奉心神变化而赤，是谓血。”若此，血亦是心主神的重要物质基础之一。脉是联系诸脏腑的道路、是传递信息的关键，心主宰脉，则是掌握着五脏间的协调关系；血是各脏腑功能活动的基础，心主血，则掌握着五脏整体活动，故可以说心主神明理论也倡导五脏整体协调主宰神志活动。另外，单就提出心为君主、主神明的代表篇章《素问·灵兰秘典论》而言，亦说明了这一问题。其一方面认为心主神，一方面又提出“肝者……谋虑出焉”、“胆者……决断出焉”、“肾者……伎巧出焉”等。

3. 均含重“中”思想

重“中”思想是中国传统文化的重要思想之一，其中“君者中心，臣者外体”(《文选·汉·王子渊·四子讲德论》)更是影响深远。而古人认为，人之心脏位于人体之正中（即五脏之正中)，正如《说文解字》释心时所言：“人心，土藏，在身之中”，而释其他脏腑名称时则无“在身之中”之语，故此“中”仅能理解为“正中”之意。《礼记·月令》、《吕氏春秋·十二纪》皆称：中央土“祭先心”，孔颖达疏：“中央主心”，并以心脏的解剖位置居中作释。以至于人们十分重视心，将其称为君主之官、人身五脏之关键，如《荀子·天论》云：“心居中虚，以治五官，夫是之谓天君”，即言其“居中虚”而为天君；许翰注扬雄《太玄经·玄数》说：“肺极上以覆，肾极下以潜，心居中央以象君德，而左脾右肝承之”，言心居中央故有“君德”之象等。应该说心主神观念的形成与此有密切关系。五脏藏神理论虽强调的是五脏整体协调主宰神志活动，但其中也存在关键之处。北京中医药大学经多年研究，提出五脏藏神理论的实质，是重在强调脾胃是其关键，其立论依据仍以脾胃居中焦、于五行属土、是五脏气机运动之中心、是五脏气机联系之枢纽为主。可见，二者虽侧重面不同，但其理论产生的思想根源却有共通之处。

综上所述，心主神与五脏藏神分属两种不同学说，各自有其理论内涵和立论根据，故既不能相互混淆、混为一谈，也不能简单地用一种理论去否定另一个理论。又由于二者具有一定的共性，故为我们深入探究脏腑与神志关系的实质、完善与进一步发展中医学神志理论提供了可行性依据。

六、论五神、七情的五行五脏归属

五神、七情是中医学神志理论的重要理论之一，《内经》提出“五脏藏神”，其中“心藏神”、“肝藏魂”、“肺藏魄”、“脾藏意”、“肾藏志”（见《素问·宣明五气》、《灵枢·本神》、《灵枢·九针论》等篇），即以五行划分神志活动并归属五脏；提出五脏与七情的关系，即以阴阳五行划分情志活动。现特对五神、七情各自的含义及其分属五行五脏的机理、临床意义简要分析如下。

（一）以五行五脏论神魂魄意志

神、魂、魄、意、志是《内经》借五行五脏对神志活动所作的分类，即心为火藏神，肝为木藏魂，肺为金藏魄，脾为土藏意，肾为水藏志。首先对其各自的含义及其划分依据进行分析。

1. 神魂魄意志各自含义及其划分依据

（1）神：《内经》中神的含义十分广泛，然就五脏并列主神而言，其中心藏神，大多医家认为此神当指精神心理活动之统称或总括，正如张介宾《类经·藏象类》所云：“神之为义有二：分言之，则阳神曰魂，阴神曰魄，以及意志思虑之类皆神也；合言之，则神藏于心，而凡情志之属，惟心所统，是为吾身之全神也。”这是基于“心者，君主之官，神明出焉”即中国古代哲学心的观念而得出的认识。但是若把五脏并列而主神志，神、魂、魄、意、志并列而言，再以此神统括魂、魄、意、志，似不甚妥当。考《灵枢·本神》云：“所以任物者谓之心，心有所忆谓之意。”即把感知过程、记忆过程及意念产生的思维过程归属于心。感知觉，一方面需各感官参与而分归各个脏腑所主，另一方面则需在感觉基础上根据以往的经验与记忆加工推理而为知觉，而此正归属于心，正如《墨子·经上》所云：“闻，耳之聪也……循所闻而得其意，心之察也。”世界上的万事万物无不由心察之，以至于非常细小纤微之事物。故敦煌医书残卷《明堂五脏论》曰：“心者殲也，所谓殲物微，无事不贯。”查《说文》等书，无“殲”而有“殲”，故王洪图先生认为，此字疑为“殲”字之误[1]。《说文》云：“殲，微尽也”；段玉裁《说文解字注》云：“殲之言纖也，纖细而尽之也。”这些均言心的知物、察物即所谓“任物”之功，故后世哲学家王守仁先生径称：“凡知觉处便是心”、“此知觉便是心也”（《王文成公全书·卷三·传习录下》）。“忆”，包括记与忆。记，是识别记住事物；忆，是把记住的事物重现。一方面，中医学称“心之所忆”，即把记与忆归属于心，同时又认为“心有所忆谓之意”、“脾藏意”，将其又归于脾，可见记忆需众多脏腑参与，正如《灵枢·大惑论》在谈及记忆病证时所言：“上气不足，下气有余，肠胃实而心肺虚……故善忘也。”“心有所忆谓之意”，说明心有主意之功。而此意则有注意与意念产生之义项，前者是进行思维活动的开端，后者是在感知觉、记忆与注意基础上进行简单思维活动的结果。心主任物、记忆、注意而有产生意念之功，而这些又是人体思维、意志、情感等活动的基础与前提，故心的功能已渗透于其他“四神”之中，作为其基础与前提，故五脏并列而言，心仅言神而不言其具体，应该说这是言“心主神”的原因之一。另外，按五行归属，心属火；而火，《白虎通义·五行》云：“火之为言化也，阳气用事，万物变化也”；《五行大义》将火行的主要意义理解为变化、活动。而神的一大特性就是事物玄妙而神奇、变化而莫测，正如《易·系辞上》所云：“阴阳不测之谓神”，故后世称“神乃火气之精”而将神这一名称归于火、归于心。应该说这也是将心所藏命名为“神”的原因之一。

（2）魂、魄：有人云其具有感知觉之功用[2]。另外，综合中国传统文化所论，以形气阴阳动静分魂魄，则魂阳而魄阴，魂动而魄静，魂气而魄形。故《灵枢·本神》云：“随神往来者谓之魂，并精而出入者谓之魄”，即说明魄是与身俱来且以形体为基础的；而魂则是建立在神气活动基础上的，是逐步发展完善的，是活跃的。何氏[3]对魂魄进行了分析，认为，与身俱来的、本能性的、较低级的、偏于抑制的、被动的为魄，如新生儿啼哭、嘴触及乳头吮吸等非条件反射性动作和四肢运动、耳听、目视、冷热痛痒等感知觉及记忆等；后天发展而成的、较高级的、偏于兴奋的、主动的为魂，类似于今人所说的思维、想象、评价、决断和情感、意志等心理活动。即魂以魄的活动为基础，但是是比魄更高级的精神心理活动。此说具有一定道理，但是就魂“随神往来”，受“志意”支配之特性及临床、日常生活之“魂不守舍”现象而言，魂当被理解为具有“注意”之性质；从古人常以魂魄对举，魄指一般感觉而言，魂当被理解为感觉基础上的知觉，当然此知觉的建立则需记忆、思维、想象、意志、情感等心理活动的参与。至于魂魄与五行五脏的关系，《内经》认为“肝藏魂”、“肺藏魄”，正如陈撄宁《黄庭经讲义》云：“《朱子全书》曰：‘魂属木，魄属金’。所以说三魂七魄，是金木之数也”。木行为春，主动、主生机、兴奋；金行为秋，主静、主禁制、肃杀，可以说二者分别代表了魂、魄的某些特性，故将之分属木与金、肝与肺。另外，中医学还将魂与人之睡眠联系起来，认为魂安藏则寐，魂不藏则失眠或出现多梦、梦游等现象。梦象、梦游是一种特殊的现象，但属于人所感知的，故若从病理而言当属感知觉异常，是魂不受人志意所支配而产生的现象，由此也说明魂当有人体感知觉之含义。

（3）意：一指注意，表现为对一定事物的指向和集中，是进行思维活动的开端，如张介宾《类经·藏象类》所云：“一念之生，心有所向，而未定者，曰意。”二指记忆与意念的产生，如《灵枢·本神》云：“心有所忆谓之意。”三指测度，如段玉裁《说文解字注》云：“意之训为测度。”另外，《内经》既言“脾藏意”，又言“脾在志为思”，故有人认为意的另一层意思通“思”，即思考、思虑。也正因为脾主思虑，智虑出焉，所以《难经·四十二难》称“脾藏意与智”、《素问遗篇·刺法论》称“脾为谏议之官。”[4]土主孕育、培植，以稼穑为性，脾位中央，为孤脏以灌四傍，故脾属土。注意虽然不是独立的心理活动过程，但却是一切心理活动的开端，且伴随人的各种精神心理活动始终，因为有了注意才能清晰地反映周围世界中的某一特定事物，同时摆脱在当时不具重要性的其余事物的干扰，所以任何心理活动过程总是由于注意指向它所反映的事物才能产生，正如土养万物一般。记忆，是人思维、想象、意志过程的基础，犹如土为万物之母一般。而思考、思虑、测度，则是人思维过程、想象与意志过程的关键之处。思维过程就是思考问题、解决问题的过程；想象则要求注意力高度集中于思考对象，属抽象思维活动的继续，使人可以认识无法直接感知到的事物的形象；而意志则由采取决定与执行决定两阶段心理活动组成，其中“意之所存”属前者，而“存变”、“远虑”、“因虑处物”则属后者。可见思维、想象、意志过程均以思考、思虑、测度为其重要环节，这一点又正如土居五方之中央、四时之中间、五行次序与方位之中央，如脾为调节人体五脏气机之枢纽一般，故属土气，归属于脾。

（4）志：志有广义、狭义之不同。广义之“志”当与“神”相似，如古之“五志”、“六志”之说，是情志活动等的总括。狭义之“志”，即指有着明确目标的意向性心理过程，亦即现代心理学所说的动机与意志。神、魂、魄、意、志并列而言，其“志”当指狭义之“志”。据隋·萧吉《五行大义》，水行的主要意义为藏伏、终结，而志则为人的思维过程终结进而形成坚定不移的目标，这一目标靠自觉地确立，含有藏伏之性，故具备藏伏、终结之水行特征。肾主冬主藏为春季升发之基础，志意的确定也是人们具体完成一种事情活动的前提，故曰肾藏志。另外，《素问·灵兰秘典论》云：“肾者，作强之官，伎巧出焉”，即把伎巧之智也归属于肾，而这种认识则与肾主骨生髓、髓藏于脑有关。

2. 神魂魄意志归属五行五脏的意义

从以上所述可以看出，应该说神、魂、魄、意、志是《内经》对人类认知、思维、意志过程心理活动的五行描述，故其中主要包括感知觉、注意、记忆、思维、想象、意志等，但较少涉及情感过程。虽然《灵枢·本神》对人认知、思维、意志心理过程的一部分内容划分为：“所以任物者谓之心，心有所忆谓之意，意之所存谓之志，因志而存变谓之思，因思而远慕谓之虑，因虑而处物谓之智”，但又用神、魂、魄、意、志概括之并使之分属五脏，除点名者外，思、虑可纳入意之列，智可纳入志之列。可见，用神、魂、魄、意、志这一描述方法主要是从五行及认知、思维、意志过程的某些心理活动的特性出发，给予类比而结合五脏的。一则并非完全按照认知、思维、意志过程的心理活动的各个阶段划分，也未按其内容给予五行归类；二则仅考虑了五行的某些特性，而较少考虑五行间的生克制化关系。因此，神、魂、魄、意、志之间的关系既难以用五行生克制化关系来解释，也导致了神、魂、魄、意、志各自含义并不十分清晰，各自的内涵较小而外延较大，相互间包容之处甚多。其结果，各自所包含的神志活动难以与心肝脾肺肾五行五脏一一对号入座，使之临床运用产生了很大的困难。现今中医临床对神志疾病的脏腑辨证则主要从躯体症状入手考虑，但是又常有一些神志异常患者，单以某些精神症状为主，而躯体症状不很明显，若仅从舌脉着手又很勉强，以至于常有“无症可辨”之窘，即至今尚未形成一套完整的“精神症状”脏腑辨证模式[5]，其原因正在于此。

我们认为，临床上某一精神症状的产生非常复杂，往往是多种神志活动异常的共同表现，难以用神、魂、魄、意、志进行分类归属，而把五脏看成一个与神志活动（主要指认知、思维、意志过程）密不可分的整体，理解为五脏整体协调配合而完成对人认知过程的主宰作用，则较为妥当。这里神、魂、魄、意、志划分为五行，仅是从认知、思维、意志过程中的某些心理活动具有不同的特性出发，给予类比而成，是用五行特性对这一过程的描述，其描述可以看作是为了说明这一过程也具有五行的某些特性，并且是以所有脏腑的参与作为基础的，其实也正是强调了五脏整体协调对它的主宰作用。由此也可见，以五行划分认知、思维、意志过程为五神，亦存在不足，仅重视了其整体性一面，而忽略了五神之间的相互关系；仅注重其表面的某些特性，而忽视了五神各自内涵的规定。

（二）以阴阳五行五脏论七情

七情是中医学对人外在情绪变化的总结，即喜、怒、忧、思、悲、恐、惊，中医学将它们与阴阳五行及五脏相配属。

1. 七情含义及分属五行五脏的依据

喜，是因事遂心愿或自觉有趣而心情愉快的表现，因其活泼而表现于外，故有火之机动、活泼、炎上之象，属火而配属于心。

怒，是因遇到不符合情理或自己心境的事情而心中不快、甚至愤恨不平的情绪表现，缘其气机条达不畅而起，怒后又可引起气机上逆即升发太过，且怒象忽发忽止颇具风之象，故属木而配属于肝。

忧，是对某种未知结果而又不愿其发生的事情的担心，以至于形成一种焦虑、沉郁的情绪状态，因其内向而趋于气机之收敛，故属金而配属肺。

思，一方面较公认的看法认为其指思考、思虑（如王冰注），而把它列为认知、思维、意志范畴，故有人认为，认知与情志关系密切，难以分开，思由脾所主，其与怒、喜、悲、恐等情志的关系，正与脾居中属土、灌溉四脏的特点相应[6]；更有人认为"无论是喜怒还是悲恐，均由思之而后生，故《素问·阴阳应象大论》言：'人有五脏化五气，以生喜怒悲忧恐'，不提思志，就是因为各志俱已含思在内"，把这种情况归于脾居中央、为气机枢纽，有主持其他脏腑气机之功，甚至认为思是情志活动中心，是七情的出发点和归宿[7]。另一方面，有人从先秦语言文字角度出发，认为"思"还有一种含义，属于情志范畴，具有悲哀忧愁等多种含义，是忧愁悲哀等多方面多层次的复杂情绪反应，正反映脾为土脏、居中央、灌四傍、为四脏之本的特性[8]。但不论何种认识，均强调了一点，即"思"在七情中占有重要地位，是其他情志活动的基础，因而属土归于脾，亦说明脾土具有调节其他情志活动的作用。至于七情中"思"具体所指为何，我们认为还是应结合人外在情绪状态的表现来考虑，故似应指人认真思考问题时的精神状态，这种精神状态是其他情志表现于外的基础，因为其他情志均是"思"后而发，只不过思的精神状态有时表现得较为明显，如悲、哀、忧、愁等，有时表现得不甚明显，常常一带而过容易被忽略，如喜、怒等。

悲，是精神烦恼悲哀失望时产生的痛苦情绪，其像如秋风扫落叶之凄凉、毫无生机、气机内敛，故属金而主于肺。

恐，是机体面临并企图摆脱某种危险而又无能为力时产生的精神极度紧张的情绪体验，由于其发自于内且常引起气机下陷而属水主于肾。

惊，是在不自知的情况下突然遇到非常事件时，精神骤然紧张而骇惧的情绪表现，因其易导致气机紊乱使木之调畅异常，又具突然性而类风象，故属木而主于肝。

为了探讨这种配属关系的机理，近年来在恐与肾、怒与肝等方面进行了大量实验研究，如杨氏等[9]用猫恐吓孕鼠造成子鼠先天肾气亏损模型，测定各组子鼠胸腺DNA、RNA含量及RNA/DNA值，发现被恐吓组以上数值均有所降低，且恐吓程度越重降低越明显，而在恐吓的同时采用补肾药可以预防这一改变；说明了恐与肾的对应关系。叶氏等[10]利用“怒伤肝致血瘀”的理论，制造大鼠血瘀证模型，结果证明，模型组大鼠血小板5-羟色胺降低、血浆5-羟色胺升高、血小板丙二醛升高、血栓素升高，这些改变反映了怒伤肝致血瘀的病变过程。从现代科学角度揭示了七情与五脏配属的本质。

2. 七情归属五行五脏的意义

《内经》对七情不仅根据其各自的特性而进行了阴阳五行的划分，将之与五脏分别配属，而且提出所划分的七情之间具有五行相克关系，正如《素问·阴阳应象大论》所言：“悲胜怒”、“恐胜喜”、“怒胜思”、“喜胜忧”、“思胜恐”；又由于七情作用于人体可引起人气机的不同变化（如《素问·举痛论》：“怒则气上，喜则气缓，悲则气消，恐则气下”、“惊则气乱”、“思则气结”），因此，为临床治疗因情志异常导致的疾病提供了依据。举凡《三国志·魏书·方技传》之华佗以怒愈病案、《医部全录·医术名流列传·文挚》之以怒愈病案、《儒门事亲·内伤形》之因忧结块的喜胜悲案、病怒不食的喜胜怒案、惊门的“惊者平之”案、《儒门事亲·九气感疾更相为治术》之恐惧胜喜案、《续名医类案·癫狂》之喜愈因忧致癫案、《续名医类案·哭笑》之悲胜喜案等等，均是古人运用情志治病之验案，这里不再具体引述。

七情是对人外在情绪变化的总结，它概括了人的各种情志变化，也可以说是对人情感内容的划分，且由于其各自含义较为清晰并具有一些特性，因而将之分属阴阳五行五脏较能令人接受，以至于一直指导着中医理论的发展及中医临床的运用。但是，也应看到，虽然七情分属五行而配属五脏，但其间又相互影响，关系亦十分复杂，故其致病也常不按五行规律。《内经》多篇谈及各种情志可以伤心，如《灵枢·邪气脏腑病形》云："愁忧恐惧则伤心"、《灵枢·口问》曰："悲哀愁忧则心动，心动则五脏六腑皆摇"、《灵枢·百病始生》云："忧思伤心"等皆是；而《灵枢·本神》则又提出怵惕思虑伤心、愁忧伤脾、悲哀伤肝、喜乐伤肺、大怒伤肾，既未集中于心再分散到五脏，也未按五行配属的格局。这些一方面说明心主神明为君主之官的观念在中医学中占有重要地位，也反映到情志致病上；另一方面也说明情志伤人，错综复杂，有常有变，不可用五行一概而论，故临证治疗也不必拘泥。

参考文献

［1］程士德．内经．北京：人民卫生出版社，1985.100

［2］李维贤．谈谈《内经》志意学说．中国中医基础医学杂志，1999，5（7）：7～8

［3］何裕民．中国传统精神病理学．上海：上海科学普及出版社，1995.33

［4］何裕民．心身医学概论．上海：上海中医学院出版社，1990.21

［5］翟双庆，王洪图．调理脾胃气机治疗精神疾患的心得．中医杂志，1990，（2）：23～24

［6］金光亮．论情志与情志病因．中国医药学报，1997，12（3）：9～11

［7］毛海燕．五藏与情志关系的研究：［学位论文］．济南：

山东中医药大学，1999

[8] 蒋力生．“思伤脾”考识．云南中医学院学报，1990，13（4）：7～8

[9] 杨金蓉，刘绍唐，郑　军，等．孕鼠“恐伤肾”对子代胸腺核酸含量的影响．成都中医药大学学报，1998，21（2）：39～40

[10] 叶向荣，张素芬．益气活血与理气活血对血瘀证大鼠血小板5-羟色胺、丙二醛和血浆血栓素及6-酮-前列腺素的影响．山东中医药大学学报，1997，21（1）：76～77

七、论中焦气机与神志关系

神志，指人的精神意识、思维、情感、感知觉及意志行为活动，中焦气机，指中焦脾胃的升降气机。二者有着密切关系，今探讨如下。

（一）中焦气机在神志活动中的地位

《内经》认为人的神志活动不仅由心主宰，而且归属于五脏，即所谓的五神脏理论。其中“脾藏营，营舍意”；而且脾又因其在五神脏中的特殊位置，而于全部神志活动的产生与作用的发挥方面，占有重要地位。如《素问·刺禁论》说：“肝生于左，肺藏于右，心部于表，肾治于里，脾为之使，胃为之市。”“使”与“市”可引申为通畅之意，即肝心肺肾四神脏之气的升降出入，还要依靠脾升胃降的作用。因而，就五神脏之气化产生、调节神志而言，中焦脾胃亦对全部神志活动起着重要的调节作用。

从历代对神志疾病原因分析及其治疗方法，也可看出中焦气机在神志活动中的地位。如《内经》认为癫狂的主要原因是阳明胃气机闭塞、上逆之过，《素问·厥论》说：“阳明之厥，则癫疾欲走呼，……妄见而妄言。”《素问·病能论》提出用“夺其食”的原则治疗“怒狂”病，亦即调畅中焦脾胃气机。《伤寒论》中，论“烦”的病因病机有脾胃气滞（200条，成都中医学院主编．伤寒论讲义，上海：上海科技出版社，1964。以下条号以此书为准），胃不和（266条）、阳明里热炽盛（174条）、胃中燥屎内结（240条）、津伤胃燥（208条）和脾虚不能消谷（397条）种种，大多与中焦脾胃有关。至于失眠、发狂、惊悸、神志不清、郑声、谵语等也与中焦气机有密切关系。

我们统计了《名医类案》、《续名医类案》、《柳选四家医案》中有关神志门的所有病案，也发现了这一规律。所有医案共176则，在运用药物治疗的137则中，以调治中焦脾胃气机药物为主者有70则，适当运用调治脾胃药物者(即涉及调治脾胃气机法)有13则，二者占用药治疗病案的60.58%，说明调理中焦脾胃气机实际已是古代医家治疗神志异常的重要手段。

(二) 中焦气机与神志的关系

1. 中焦气机通过影响各种代谢活动而影响神志

中焦气机由脾胃所主，脾升胃降则精微得以布散，糟粕得以排出，从而维护着神志的正常。《素问·经脉别论》说："饮入于胃，游溢精气，上输于脾，脾气散精，上归于肺。"后世医家据此提出"脾以升为健"。脾的升清作用正常，精微充足则五神脏得养，才能保持神志正常；若脾升不及，健运失常，则五神脏虚弱，神志不调。胃主降浊，其功能特点是"传化物而不藏"，排出糟粕和五神脏浊气。正如《素问·五脏别论》所说："此受五脏浊气，名曰传化之腑。"中焦胃降正常，则糟粕按时排出，从而维护五神脏不遭邪气侵犯；若胃失和降，糟粕浊气内停，侵及五神脏，则产生神志障碍。

水液代谢也与中焦气机有关。中焦气机升降失调，则会引起水液潴留，为痰为饮，因此，许多医家径称"脾胃为生痰之源"。而痰饮则是导致神志异常的重要因素，如痰火上扰则生虚烦不眠、坐立不安；痰浊上蒙可致癫狂抑郁、昏不知人。难怪有人提出痰是精神分裂症和中风急性期发生神志异常的重要因素[1,2]。

2. 中焦气机通过脾胃经脉气机的升降影响神志

经脉气机的升降特性主要表现在循行上，脾足太阴经从足走胸，胃足阳明经从头走足，恰与中焦脾升胃降相一致。《灵枢·经脉》说：足太阴“其支者，复从胃别膈注心中”。脾气上升，脾经亦上行，故经气上升太过与不及均可致心神紊乱。《素问·平人气象论》说：“胃之大络，名曰虚里，贯膈络肺，出于左乳下。”足阳明之经气下行，胃气亦下降，导心气下达，使其浊气外出，维持心神的安宁。邪犯阳明多致正盛邪实之实热，阻滞经络或胃海，经气下降不畅，影响心神，这正是阳明胃病变易致神志异常的重要原因。

《内经》认为卫气的运行与人的寤寐有密切关系，《灵枢·营卫生会》说：“气至阳而起，至阴而止”。指出卫气行于阳经，人即“起”则寤，而入于阴经即“止”则寐。卫气自阳经入于阴经的最后经脉为足阳明和手阳明，而自阴经出于阳经的最后经脉为足太阴，因此，阳明、太阴与睡眠的关系就至为重要。中焦气滞则痰浊停留，造成经气升降不利，或滞于阳明，或留于太阴，因而可见到失眠或嗜睡。这样的病人用调理中焦气机的方法可以治愈[3]。

3. 中焦气机通过影响五神脏而影响神志

就五神脏而言，心肺在上，在上者宜降；肝肾在下，在下者宜升；中焦脾胃居中，通连上下，有升有降，故为诸脏气机升降之枢纽。五神脏的升降无不以中焦脾胃气机升降配合来完成。

既然中焦气机是脏腑气机升降出入的枢纽，而五神脏又为调节人体精神活动的主宰，故中焦气机影响神志就具有特殊意义。心藏神，主喜，在声为笑；肝藏魂，主怒，在声为呼；脾藏意，主思，在声为歌；肺藏魄，主悲忧，在声为哭；肾藏志，主恐，在声为呻。当中焦气机异常而影响五神脏时，就可发生与五神脏相应的神志障碍。如中焦气机阻滞致脾病而不藏意，就可见到意念不藏而外露、处处表现自己、喜歌唱等症状；又如《灵枢·大惑论》指出善忘之因是“肠胃实而心肺虚”，就是指中焦气机失常而影响心肺气机，形成心肺虚证，而善忘。

4. 精神情志活动影响中焦气机

精神意识思维情志活动是以五脏精气为物质基础的，但又同时直接影响五脏，《灵枢·本脏》说，“志意者，所以御精神，收魂魄，适寒温，和喜怒者也。”这正是《内经》精神对物质的反作用、心理影响生理的确切描述；故正常的神志活动可以调畅五脏气机，使五脏安静，有助于中焦枢纽的转输。而若神志异常则可直接影响中焦枢纽，其主要表现于两个方面：一方面神志异常则五神脏气机障碍，各种代谢产物增加，加重中焦气机枢纽的负担；另一方面由于中焦气机为其他脏腑气机之枢，若脏腑气机不畅，日久也必会影响中枢。进一步影响神志，以加重病情。

因此，我们认为在神志异常病理中，中焦气机紊乱是广泛存在的，它或者是主要致病机理，或者是恶化病情的主要因素，尤其是那些顽固难愈的疾病，如癫、狂、痫、痴呆、抑郁症、顽固性失眠等，它更是一个重要环节。因而对这些疾病的治疗，最重要的一点，就是应调理中焦气机[4]。

（三）中焦气机与神志关系研究展望

目前，关于中焦气机与神志关系的研究主要偏于临床应用研究，基本上是临床验案的报道，如用以调节中焦气机的温胆汤加减方，近 10 年即发表 70 余篇文章，诸文中提到此方可治的病种达 30 多种，其中以神志疾病为最多。这些临床报道虽然说明调理中焦脾胃气机对神志疾病的治疗具有重要作用，但缺乏深入的整理研究与系统的临床验证。对中焦与神志关系的理论研究，目前重视得很不够，公开发表的这方面文章极少。近年来，关于神经肽的研究较为迅速。神经肽有 20 余种，大多数在体内的分布呈大脑与消化道双重性，因此有人认为这一点提示神经系统与胃肠道之间在起源和功能上，有极为密切的关系，这种双重性分布的肽类又可称为脑肠肽，它与人的记忆、反应、情绪、行为以及多种神志疾病的关系密切，这同中医中焦脾胃气机升降与神志有密切关系的理论有明显的吻合之处。

根据以上情况，我们认为下一步工作的重点为：①整理古代主要医籍、医案，系统分析中焦气机与神志关系的理论，筛选调理中焦气机治疗神志疾病的方药。②利用筛选出的方药给予重新组合，使之成为调理中焦气机的主要方剂，系统地在临床上进行观察。③动物实验：观察正常动物体内的中枢神经递质、免疫球蛋白、神经肽的含量，并同中焦脾胃气机紊乱（现暂可选用脾虚模型）的动物作比较，观察中焦与这些物质的关系，以期说明中焦与神志的关系；造神志疾病模型（可暂选痫、抑郁症、偏执狂等模型），分为两组，分别给予调理中焦气机中药和西药，并同时观察两组的疗效及神经递质、免疫球蛋白、神经肽的含量，进行对照统计。

神志疾病中，中焦气机紊乱是广泛存在的，且为非常重要的一个环节。通过以上工作，可望说明中焦气机在神志活动中占有重要地位，为中医治疗神志疾病提供新的思路与依据，并为五神脏理论的研究有所创新奠定基础。

参考文献

[1] 臧明仁．精神分裂症辨证施治进展．山东中医杂志，1986，(1)：39

［2］黄柄山．从600例中风探讨其病因病机．吉林中医药，1986，(2)：14
［3］王洪图，詹海洪．黄帝医书临证切要，北京：华夏出版社，1993，200
［4］翟双庆，王洪图．调理脾胃气机治疗精神疾患的心得．中医杂志，1990，(2)：23

八、再论中焦气机与神志关系

关于中焦气机与神志的关系，上文已有论述，今特从中焦气机为五神脏气机枢纽角度再行探讨。

（一）中焦气机为五脏气机之枢纽

《素问·六节藏象论》说：“脾胃大肠小肠三焦膀胱者，……此至阴之类，通于土气。”“至”，有往来之意，“至阴”，有承阳启阴之用，说明中焦脾胃有上下升降、转输往复的作用。《素问·刺禁论》说：“肝生于左，肺藏于右，心部于表，肾治于里，脾为之使，胃为之市。”“使”与“市”可引申为通畅之意，即肝心肺肾四脏之气的升降出入，要依靠中焦脾升胃降的作用。

中焦脾胃气机为五脏气机之枢纽，主要包括三方面。其一，从中焦脾胃位于中央而言。五脏位置，心肺在上，在上者宜降；肝肾居下，居下者宜升；脾胃位中，通连上下，故为升降之枢纽。五脏的升降无不依中焦脾胃升降气机配合来完成，故吴达《医学求是》云：脏腑之气机，五行之升降，“升则赖脾气之左旋，降则赖胃土之右转也。故中气旺则脾升胃降，四象得以轮旋。中气败则脾郁而胃逆，四象失其运行矣”。其二，从中焦脾胃属土，不独主于时着眼。《素问·太阴阳明论》说：“脾者，土也，治中央，常以四时长四脏，各十八日寄治，不得独主于时也。脾脏者常著胃土之精也，土者生万物而法天地，故上下至头足，不得主时也。”即人体五脏六腑均有脾土之气，故李杲《脾胃论》中就有“肺之脾胃虚”的论述。明代周慎斋的《慎斋遗书》进一步发挥了这一观点，他认为，人体胚胎发生到形成五脏之时，五脏中任何一脏都具有了类似脾胃的形质和功能，明确提出了“心之脾胃”、“肝之脾胃”、“肺之脾胃”、“肾之脾胃”、“脾胃之脾胃”，即五脏之中，每一脏皆有脾胃的论点。实际上这是把脾胃分成五脏之中的“宏观”脾胃和一脏之中的“微观”脾胃。这一观点反映到脏腑气机上，即脾胃气机为五脏气机枢纽有两个含义：一是在五脏这一整体中，宏观中焦脾胃是其气机之枢；二是在每一脏气机运动中，也有中焦脾胃气机，即每一脏的升降之力依靠的是中焦脾胃升降。第三方面，中焦脾胃升降，主持诸脏出入。五脏虽主藏精气，但亦有出入问题。首先，五脏精气皆靠后天水谷精微来滋养、填充，这是五脏的入，当由中焦脾胃升降气机所主。而五脏的出，主要表现有二，一是向全身输布精微物质，如肺主宣降，布散精微透达上下等；二是浊气通过传化之腑或自身排泄，如《素问·五脏别论》云：“此受五脏浊气，名曰传化之腑。”五脏向全身输布精微和自身排泄浊气靠的是脏腑本身的升降功能，但亦需中焦脾胃升降气机为之主持。

可见，五脏之气的升降出入由中焦脾胃气机所主，即中焦脾胃升降气机为全身气机之枢纽。

（二）神志活动由五脏气机所主宰

《内经》认为，人的精神、思维、情志活动的调节由以心为主的五脏所主，故又把五脏称之为“五神脏”。如《灵枢·本神》谓：“肝藏血，血舍魂”、“脾藏营，营舍意”、“心藏脉，脉舍神”、“肺藏气，气舍魄”、“肾藏精，精舍志”。五脏藏神，不是说每脏都分别产生某种精神活动，也不是把某种精神活动单纯地归属于某个脏腑，而在于强调人体内部有承担精神活动的统一系统，神志是在全部生理活动的基础上产生的最为高级的功能，正如《灵枢·天年》所言：“何者为神？岐伯曰：血气已和，营卫已通，五脏已成，神气舍心，魂魄毕具，乃成为人。”即说明各脏腑间的整体协同作用是产生精神活动的先决条件，故《素问·灵兰秘典》说：“凡此十二官者，不得相失也。”《灵枢·平人绝谷》也说：“五脏安定，血脉和利，精神乃居。”如果各脏腑之间不能协调和谐，则不可能有正常的精神活动。上海钱静庄分析了30例精神分裂症病人脉象的波幅变化，其中与四时的关系是：男病人每4个月形成1个周期，即1年内表现为三峰波；女病人每6个月形成1个周期，即1年内表现为双峰波。这与正常人每12个月形成1个周期的变化有极显著的差异。提示，精神分裂症的病因不是某个单一脏腑病变所为，其关键在于体内五脏关系不协调和谐、不能与自然界相适应。故可以认为，神志病变是以体内脏腑间协调关系被破坏为前提的。

人的生命现象是脏腑功能活动的综合，而脏腑的生理功能无非是摄入所需、排出所弃的升降清浊、出入交换的过程。气机升降出入是脏腑的特性，也是其内在联系的基本形式，故脏腑间协调和谐的关系依靠脏腑的气机来维系、来实现。气机升降出入异常则脏腑间协调关系就会被破坏，脏腑功能也会异常，故《素问·六微旨大论》云：“出入废则神机化灭，升降息则气立孤危。故非出入，则无以生长壮老已；非升降，则无以生长化收藏。是以升降出入，无器不有”；“故无不出入，无不升降”。神志活动既然是以脏腑间协调和谐为前提条件，故必定与脏腑气机关系最为密切，这一点可以《素问·举痛论》为证。《素问·举痛论》言：“百病生于气”，在列举的九气为病中，精神情志致病占六气，其机理均是影响了脏腑气机进而产生了病理变化。如该篇说：“怒则气逆，甚则呕血及飧泄，故气上矣。喜则气和志达，荣卫通利，则气缓矣。悲则心系急，肺布叶举，而上焦不通，荣卫不散，热气在中，故气消矣。恐则精却，却则上焦闭，闭则气还，还则下焦胀，故气不（下）行矣”；“惊则心无所存，神无所归，虑无所定，故气乱矣”；“思则心有所存，神有所归，正气留而不行，故气结矣”。而《内经》提出的“以情胜情”的治疗方法也是通过改变气机的逆乱而达到治疗目的。

可见，神志活动以五脏间协调和谐关系为基础，以脏腑气机正常为前提，其与气机关系密切。

（三）中焦脾胃气机主持神志活动

神志活动是在人体全部生理活动基础上产生的最为高级的功能，以五脏间的整体协同作用为基础，即由五脏气机所主宰，而中焦脾胃气机是五脏气机之枢纽，就此而言可以认为中焦脾胃升降气机是主持人体神志活动的关键。

这一点对临床尤有指导意义。首先，非精神因素所致的神志病变，其机理主要是由中焦气机紊乱影响五脏气机所致，或先有五脏气机逆乱进而影响中焦气机而使之病情恶化，终成难治之证。其次，精神因素所致神志病变，精神因素可直接使五脏气机逆乱进而影响中焦气机，其主要表现有二：其一，五脏气机障碍，各种代谢产物增加，加重中焦升降气机的负担；其二，由于中焦升降气机为其他脏腑气机之枢纽，若脏腑气机不畅，日久必会影响中枢。因此，我们认为在神志病变中，中焦气机紊乱是广泛存在的，它或是主要致病机理，或是恶化病情的主要因素，尤其是那些顽固难愈的神志疾病，中焦气机紊乱更是一个重要环节。

鉴于此，笔者认为，临床上难以治愈的神志病变，或单以精神症状为主，运用传统的中医辨证，常感到无证可辨者，可以运用调理中焦脾胃气机之法，以促五脏气机恢复，使五脏协调，愈其疾病；对于那些除精神症状外尚兼他症，可以辨证定位者，应在辨证论治基础上，注意调理中焦脾胃气机，选用调理脾胃药物。

九、五脏与神志活动对应关系的考察

《内经》在继承中国哲学的认识倡导心主神明、为君主之官的同时，还提出了“五脏藏神”的观点即“心藏神”、“肝藏魂”、“肺藏魄”、“脾藏意”、“肾藏志”（可见于《素问·阴阳应象大论》、《素问·宣明五气》、《灵枢·本神》及《灵枢·九针论》等篇），从另一个角度阐发了脏腑与神志的关系，这也为中医学对人体某些神志活动的具体划分，提供了一定的依据。在这里我们从临床病案角度调查了古今名医对神、魂、魄、意、志异常所进行的治疗，以期探索出五脏与神魂魄意志等神志活动的对应关系。

（一）五脏与神志活动异常对应关系的考察

为了分析五脏与神志活动的对应关系，我们从临床病案角度进行了考察，着重研究了古今名医对神、魂、魄、意、志异常所进行的治疗与方药组成。

1. 病案来源

本项工作以《名医类案》、《续名医类案》、《二续名医类案》（鲁兆麟主编，辽宁科学技术出版社，1996年9月）、《中国现代名医医案精华》（董建华主编，北京出版社，1990年7月）所载的凡见有精神异常症状的病例为基础，共调查了除根据病名可判断为精神疾患的686例外，还包括了虽无精神疾患病名但出现精神症状的134例，共计820例病案。

2. 筛选分类

原计划将每一个症状单列，将治疗该症状所用的中药（即该症状所在病案的治疗药物）进行统计，并按其药物归经与脏腑相对应，以便了解古今医家对脏腑与某种神志活动关系的认识及其运用情况。由于所调查的古今医案对精神症状描述较为简单与模糊，用语也多不一致，即使一类症状的描述也不统一，而相同用语的症状表述则十分散见，出现率极低，不便于统计。鉴于上述情况，为了便于统计选用，我们只好以病案记载的症状为依据，并将相关症状进行归类：①妄言妄动类：包括登高而歌、弃衣而走、妄言骂詈、不避亲疏、毁物伤人、哭笑无常、语无伦次、“精神错乱”等症状。②抑郁呆滞类：包括沉默寡语、喃喃自语、表情淡漠、目光呆滞、善悲欲哭、独处发呆、窃笑等症状。③惊悸怔忡类：包括惊恐不安、心烦易惊，坐立不安等症状。④不寐类：包括入睡困难、醒后难眠、多梦、梦语、梦游等症状。⑤嗜睡类：包括喜卧、多睡难醒等症状。⑥健忘类：包括善忘、喜忘等症状。⑦幻觉类：包括妄见、妄视、妄听、幻听等症状。⑧多疑类：包括疑虑不定、疑心重重等症状。

根据上述所规定的症状，我们从初选的820例病案中筛选出符合规定的病例共589例。

3. 统计方法

我们根据上述589份病例，各类症状用药规律及治疗中五行五脏系统出现的频率的统计，按以下方法进行：A、将各类症状所用中药（按单味药统计）全部列出，每一诊按1个病案处理即记数1次，复诊者（按两个病案计）出现同一种药物则计数2次，依此类推。统计其出现的次数，再将出现次数占该类症状病例数20%以上者重新列表，由多到少依次排列，作为以下统计的基础。B、据《简明中医辞典》(《中医辞典》编辑委员会编，人民卫生出版社，1980) 列出每味药物所归之脏腑（即归经)。其中菖蒲、珍珠母 2 味中药《简明中医辞典》未载归经，则据《常用中药学》(成都中医学院编．上海科技出版社，1964) 补入。C、根据药物出现的次数统计药物所归入脏腑出现的次数，有的药物入 2 个脏腑或 3 个脏腑，则每个脏腑均单独计数。统计出各脏腑在某一类症状治疗中出现的频率，此频率计算以某一脏腑出现的次数占所有脏腑出现次数的百分比来表示。由于五行五脏代表了人体五大功能活动系统，故脏与腑相合即按系统统计该系统出现的频率，以重新列表表示。D、统计药物出现次数时，发现甘草出现的次数较多，而甘草一药，中医学家常认为其为使药，并不用作特殊治疗，故此次统计将甘草删除，当然其所入的脏腑也不再计数。E、健忘类有 17 例、多疑类有 5 例，由于样本太少，故未作统计仅列出药物出现的次数。

4. 统计结果

按照上述方法，进行统计，各类症状用药规律及治疗中五行五脏系统出现的频率的统计结果见表 1～表 4。(注：由于不寐、嗜睡属睡眠异常范畴，另文专门讨论)

表 1 (A)：治疗妄言妄动类症状（共 224 例）药物出现次数及归经表

药物	菖蒲	茯神	远志	人参	半夏	麦冬	黄连	陈皮	生地	大黄	白芍	胆星	茯苓	当归	酸枣仁	竹茹	朱砂	郁金	竹沥
出现次数	85	76	74	71	69	66	66	61	61	60	60	54	53	53	50	48	48	47	45
归经	心肝	心脾	心肺肾	肺脾	脾胃	心肺胃	心胃大肠	脾肺	心肝肾	胃大肠肝	肝脾	心肝脾	心脾肾	心肝脾	心肝胆	肺胃	心	心肝肺	心肝肺

表1（B）：治疗妄言妄动类症状五脏系统出现频率统计表

五脏系统	心系统	肝系统		脾系统		肺系统		肾系统	总计
		肝	胆	脾	胃	肺	大肠		
出现次数	778	515	50	443	309	446	126	262	2949
		565		752		592			
出现频率（%）	26.38	19.16		25.50		20.07		8.88	100

注：利用两个样本率差别的统计意义检验（《医学统计方法》，上海医科大学出版社，1993年2月，1998年5月第4次印，148页，下同）

①第一位心系统与第二位脾系统比较：u＝0.771 即 u＜1.96 p＞0.05 两者无统计意义；

②第三位肺系统与第二位脾系统比较：u＝4.97 即 u＞2.58 p＜0.01 两者有显著差别；

③第四位肝系统与第三位肺系统比较：u＝0.88 即 u＜1.96 p＞0.05 两者无统计意义。

表2（A）：治疗惊悸怔忡类症状（共137例）药物出现次数及归经表

药物	远志	茯苓	陈皮	茯神	白术	人参	酸枣仁	半夏	当归	黄连	白芍	麦冬
出现次数	62	58	53	50	44	41	41	38	37	33	31	29
归经	心肺肾	心脾肾	肺脾	心脾	脾胃	肺脾	心肝胆	脾胃	心肝脾	心胃大肠	肝脾	心肺肾

表2（B）：治疗惊悸怔忡类症状五脏系统出现频率统计表

五脏系统	心系统	肝系统		脾系统		肺系统		肾系统	总计
		肝	胆	脾	胃	肺	大肠		
出现次数	310	109	41	352	144	185	33	120	1294
		150		496		218			

续表

五脏系统	心系统	肝系统		脾系统		肺系统		肾系统	总计
		肝	胆	脾	胃	肺	大肠		
出现频率（%）	23.96	11.59		38.33		16.85		9.30	100

注：用两个样本率差别的统计意义检验：

①第一位脾系统与第二位心系统比较：u＝7.9 即 u＞2.58 p＜0.01 二者有显著差别；

②第二位心系统与第三位肺系统比较：u＝4.89 即 u＞2.58 p＜0.01 二者有显著差别；

③第三位肺系统与第四位肝系统比较：u＝3.83 即 u＞2.58 p＜0.01 二者有显著差别。

表 3（A）：治疗抑郁呆滞类症状（共 68 例）药物出现次数及归经表

药物	人参	茯苓	大枣	茯神	远志	菖蒲	半夏	百合	当归	陈皮	胆星	白术	贝母	黄连	酸枣仁
出现次数	23	22	21	20	20	19	18	18	17	17	16	16	15	14	14
归经	肺脾	心脾肾	脾胃	心脾	心肺肾	心肝	脾胃	肺心	心肝脾	脾肺	心肝肺	脾胃	肺	心胃大肠	心肝胆

表 3（B）：治疗抑郁呆滞类症状五脏系统出现频率统计表

五脏系统	心系统	肝系统		脾系统		肺系统		肾系统	总计
		肝	胆	脾	胃	肺	大肠		
出现次数	160	66	14	154	69	109	14	42	628
		80		223		123			

续表

五脏系统	心系统	肝系统		脾系统		肺系统		肾系统	总计
		肝	胆	脾	胃	肺	大肠		
出现频率（%）	25.48	12.74		35.51		19.59		6.69	100

注：用两个样本率差别的统计意义检验：

①第一位脾系统与第二位心系统比较：u＝3.86 即 u＞2.58 p＜0.01 二者有显著差别；

②第二位心系统与第三位肺系统比较：u＝2.5 即 u＞1.96 p＜0.05 二者有差别；

③第三位肺系统与第四位肝系统比较：u＝3.3 即 u＞2.58 p＜0.01 二者有显著差别。

表 4（A）：治疗幻觉类症状（共 23 例）药物出现次数及归经表

药物	陈皮	当归	远志	菖蒲	人参	茯苓	朱砂	茯神	酸枣仁	郁金	麦冬	龙齿
出现次数	9	9	9	9	8	7	7	6	6	5	5	5
归经	肺脾	心肝脾	心肺肾	心肝	脾肺	心脾肾	心	心脾	心肝胆	心肝肺	心肺胃	心肝

表 4（B）：治疗幻觉类症状五脏系统出现频率统计表

五脏系统	心系统	肝系统		脾系统		肺系统	肾系统	总计
		肝	胆	脾	胃			
出现次数	68	34	6	39	5	36	16	204
		40		44				
出现频率（%）	33.33	19.61		21.57		17.65	7.84	100

注：用两个样本率差别的统计意义检验：

①第一位心系统与第二位脾系统比较：u＝2.66 即 u＞2.58 p＜0.01 二者有显著差别；

②第二位脾系统与第三位肝系统比较：u＝0.49 即 u＜1.96 p＞0.05 二者无统计意义；

③第三位肝系统与第四位肺系统比较：u＝0.51 即 u＜1.96 p＞0.05 二者无统计意义；

④第二位脾系统与第四位肺系统比较：u＝1.00 即 u＜1.96 p＞0.05 二者无统计意义。

表 5：治疗健忘类症状（共 17 例）药物出现次数及归经表

药物	茯神	酸枣仁	远志	白术	人参	当归	陈皮	胆星	菖蒲	朱砂	茯苓	黄芪	龙眼肉	大枣	柏子仁	生地	生姜
出现次数	10	9	8	6	6	6	6	6	5	5	4	4	4	4	4	4	4
归经	心脾	心肝胆	心肺肾	脾胃	脾肺	心肝脾	脾肺	心肝肺	心肝	心	心脾肾	肺脾	心脾	脾胃	心肝脾	心肝肾	肺胃脾

表 6：治疗多疑类症状（共 5 例）药物出现次数及归经表

药物	茯神	陈皮	远志	天花粉	瓜蒌	竹茹	胆星	珍珠母	石决明	琥珀
出现次数	3	3	3	2	2	2	2	2	2	2
归经	心脾	肺脾	心肺肾	肺胃	肺胃大肠	肺胃	心肝肺	心肝	肝肾	心肝小肠

5. 结果分析

从以上统计结果可以看出，在治疗各类精神症状的用药中并无某一症状对应某一脏腑系统的特定规律，但却存在这样一个规律：临床治疗各类精神症状用药中，五脏系统均被涉及；其次，治疗每类症状的用药中均以心系统、脾胃系统出现频率最高，占据前两位，（妄言妄动类、幻觉类，心为第一位，脾胃为第二位；惊悸怔忡类、抑郁呆滞类，脾胃为第一位，心为第二位），且与占据第三位的脏腑系统（有的是肺、有的是肝）比较大多有显著差异，仅在治疗幻觉类症状（23 例）中，第二位的脾胃系统与第三、四位肝系统、肺系统比较差异不显著，但此类病例数较少，用此统计方法统计也可能带有一些偶然性，此外，虽然健忘类（17 例）、多疑类（5 例）样本太少，我们没有进行统计学处理，但从其所用药物来看仍以入心系统、脾胃系统的药物出现次数居多（见表5、表6），其中多疑类（5例）若按药物出现次数占病例数20%以上列出，则出现1例者即可，而不能说明任何问题，故略去未列。总之，上述规律提示我们：人的神志活动与五脏均有关系，其中以心系统和脾胃系统为重点。

（二）有关五脏与神志活动对应关系的讨论

就某一类精神症状不单独归属于某一脏腑系统问题，我们认为原因主要有以下两点：其一，由于五脏所对应的神、魂、魄、意、志其内容相互包容难以严格区分，因此，虽然不同的神、魂、魄、意、志（或脏腑）病变却可以导致相同的精神症状，如《灵枢·本神》所云："魂伤则狂妄不精，不精则不正"、"魄伤则狂，狂者意不存人"，即言魂、魄异常均可致狂症：而名称相同的神志活动（或脏腑）则又可表现出不同的精神症状，还以上文"魂伤则狂妄不精，不精则不正"为例，王洪图主编的《内经选读》云："'忘'，《甲乙经》、《脉经》均作'妄'；不精，不精明，愚钝；不正，行为失常。即狂妄、愚钝，言行举止失常"。另外，由于各种神志活动互为基础、相互制约，具有整体之特性，故外表可见的某一种精神现象则是以多种内在的精神心理活动为基础的，因而即使是某单一精神症状表现也包含着多种神志活动异常，故很难说清楚是神、魂、魄、意、志哪一种、哪一脏腑异常，如"登高而歌"一症，则反映了感知觉、记忆、思维、想象、情感均有障碍，涉及了神、魂、魄、意等；善忘一症，《灵枢·大惑论》则将之归为肠、胃、心、肺病变。其二，由于五脏是一个整体，其间联系密切，故其虚实变化后所反映的不仅是本脏腑的病变变化，而且还兼有其他被影响脏腑的表现，正如《素问·调经论》所云："神有余则笑不休，神不足则悲"，《灵枢·本神》

亦云："肝气虚则恐，实则怒"等。因此，同一种精神症状所反映的往往不是某单一脏腑病变，而是多个脏腑协调异常所产生的变化，这也是某一精神症状不单独归属某一脏腑的重要原因。

鉴于以上分析，我们认为，临床上某一精神症状的产生非常复杂，往往是多种神志活动异常的共同表现，难以用神、魂、魄、意、志进行分类归属，因而合于五脏也便产生了巨大困难，难怪临床单纯用精神症状辨证常感到"无症可辨"，不得不借助躯体的其他症状或舌脉作为辨证依据，但是又常有一些神志异常患者，单以某些精神症状为主，而躯体症状不很明显，若仅从舌脉着手也很勉强，至今也尚未形成一套完整的"精神症状"脏腑辨证模式。由于神、魂、魄、意、志相互包容，用五行生克制化关系难以阐释，心、肝、脾、肺、肾与神、魂、魄、意、志的一一对应关系在临床更加难以运用，因此，再将五脏藏神理解为一个脏腑系统分管一种神志活动则令人难以接受，而把五脏看成一个整体、神志活动（主要指认知、思维、意志过程）看成一个密不可分的整体，理解为五脏整体协调配合而完成对人认知过程的主宰作用，则较为妥当。这里神、魂、魄、意、志划分为五行、归属于五脏，仅是从认知、思维、意志过程中某些心理活动具有不同的特性出发，给予类比而成，是用五行特性对这一过程的描述，而并非是对认知、思维、意志过程的实质内容和阶段进行严格的分类。因此，这一描述可以看作是为了说明人的认知、思维、意志过程也具有五行的某些特性，并且是以所有脏腑参与作为基础的，其实也正是强调了五脏整体对其的主宰作用。另外，在五脏整体与神志活动联系中起重要作用者，当首推心与脾胃，这是我们通过上述调查所得出的结论。

十、谈脾胃“转枢”

脾与胃相合，共居中焦。胃主受纳，脾司运化。受纳，是指承受、容纳水谷而进行腐熟。运化，是指转运、变化，包括了消化水谷、化生营血、输布精微、运化水湿等功能，由于脾胃受纳和运化的水谷精微，是人体降生之后生长发育和维持一切生命活动所不可缺少的物质，所以脾胃被叫做后天之本。脾胃的这种功能表现，好比自然界的土壤，能长养万物，故又将它叫作“中土”。

“转枢”即转输，就是“中土”的一个特殊功能，它对维持人体内阴阳、水火、脏腑之气的正常运转、升降交通、相济为用等方面有着重要的作用。这种作用，与一般所说的脾主升、胃主降的概念有所不同。脾主升，主要是指脾有使清阳之气经上升后而布达周身之意；胃主降，主要指胃有使浊阴之气下走，传导化物之意。所以脾升胃降主要是对脾胃腐熟水谷、输送精气的功能而言的，正如《临证指南医案》所说：“脾宜升则健，胃宜降则和”。“转枢”则是指脾胃位居中焦，通过其回旋运转、变化于中的作用，而使其他脏腑之气、阴阳水火维持其上下升降、内外出入的正常运动。这种回旋运转、变化于中的特点，也是脾胃“运化”功能的一个重要方面。

对于脾胃转枢功能的认识，前人曾有不少论述，如张琦《素问释义》说：“中枢旋转，水木因之左升，火金因之右降。”黄元御《四圣心源》，说：“中气升降，是生阴阳，阴阳上下回周。”又说：“中气者，和济水火之机，升降金木之轴。”这两位医家，都说明了中焦脾胃，是上焦心肺之气所以能下降，下焦肝肾之气所以能上升的枢轴。王圣钦在《伤寒论直解·少阴篇》中，也从阴阳水火、上下升降进行注解，他说："阴阳水火，位居上下，而土居其中，上下交合，必由中土。"可见人体内的水火既济、阴阳协调，都必须依赖脾胃从中"转枢。"所以人体内的脏腑之气、阴阳水火之气，虽各有特点，各行其道，但它们所以能维持正常的运转升降，除各自的功能之外，又都需要依赖脾胃的转枢作用。此外，《素问·刺禁论》中所说的"肝生于左，肺藏于右，心部于表，肾治于里，脾为之使，胃为之市"，说明了五脏气机的升降、内外运动是肝气从左升，肺气从右降，心为阳脏，气主于表，肾为阴脏，气主于里。但这些升降上下、出入表里，均有赖于脾胃的"转枢"作用。所谓"使"和"市"，也就是通畅无阻之意，可引申为转枢。

由于中焦转枢功能关系着周身气机，所以转枢失常，势必产生多种疾病。正如黄元御说："平人下温而上清者，以中气之善运也，中气衰则升降窒……四维之病，悉因于中气。"因此，辨证论治，因脾胃转枢不利所引起之病，固然应从脾胃着手，而治疗因其他脏器失调为主所生之病时，除应调整有病之脏外，也应考虑到脾胃转枢对疾病恢复的影响。故李东垣《脾胃论》说："其治肝心肺肾有余不足，或补或泻，惟益脾胃之药为切。"

古今不少医家，根据"中土"转枢功能，在论治疾病、拟制方剂方面，都有很多论述与验证。如伤寒少阴病，咽痛、心烦，用猪肤汤治疗。本证为少阴邪从热化，肾水已伤，不能随经上升，水不济火，以致咽痛、心烦。故用猪肤以解少阴之热邪而养阴。但猪肤汤为什么必配合白蜜及白粉熬香服用呢？张锡驹在《伤寒论直解》的解释说："蜜乃稼穑之味（《尚书·洪范》：'土爰稼穑'），粉为土谷之精，熬香，取其芳香助中土，以交合水火，转运枢机者也。"这就指出，此方用后二味，意在助中土以交合水火，而转运少阴之枢机。又如少阴下利，用白通汤治疗（葱白、干姜、附子）。本证为少阴寒证，药用附子温下焦之阳，用葱白引上焦之火。同时又需配以干姜以温脾土，使之从中转枢，使心肾之阳恢复，而达到治愈疾病的目的。正如陈元犀在《伤寒论浅注》中所云："白通汤主少阴水火不交，中虚不运者也。用生附启水脏之阳，以上承于心，葱白引君主之火，以下交于肾，干姜温中焦之土，以通上下。上下交，水火济，中土和，利自止。"再如封髓丹（黄柏三两、砂仁一两、炙甘草一钱）的适应证，亦可说明调治脾胃转枢功能的临床意义。此方为治梦遗失精而设，着重在于泻肾中相火，而制方则苦寒与辛甘温并用，其意显然在于以黄柏之苦寒坚肾清火以益阴，砂仁之辛温健脾运气以益精，甘草之甘温以调和黄柏、砂仁之一寒一热。俾有水火既济之功，则火平而髓自固矣。而且本方不单可治遗精之病，凡属心肾不交、水火不济、中土转枢不利的各种病证，皆可酌情使用。故《蒲辅周医疗经验》中治2例口疮，药味虽有加减变化，但"皆用补土伏火封髓丹"。本人根据脾胃转枢的道理，在临床上以封髓丹加味治疗舌上溃疡，经年不愈，反复发作的，亦有效验；《素问·逆调论》提出："胃不和，卧不安"说明了胃气与阴阳交通的关系。《灵枢·邪客》篇更立半夏汤调治阳明，以通阴阳，成为后世治疗失眠症的一大原则。又如《温病条辨·下焦篇》少阴温病，心烦不得眠黄连阿胶汤条下，吴鞠通自注云："此证阴阳各自为道，不相交互……其交关变化，神明不测之妙，全在一鸡子黄……为血肉有情，生生不已，乃奠安中焦之圣品。"徵保更扩张其义而广论之，徵按云："此《金匮》治伤寒二三日以上，心烦不得卧之祖方也。……自经文（指《灵枢·邪客》）'卫气留于阳，则阳气满，不得入于阴，则阴气虚，故目不瞑'而来，可为一切不寐之总纲。"为了进一步说明中焦在交通阴阳，对治疗失眠症上的重要作用，徵保更列举了多种方药，他说："他如痰湿留于胃腑不寐，《内经》则有半夏汤以通其阳……虚烦不眠，仲祖则有酸枣仁汤，以和阴阳……胆虚不寐，《本事方》有鳖甲丸……痰热不眠，《集验方》有温胆汤……虚劳不寐，枣仁二两碾末，同半夏二合煮糜，入地黄汁一合，再煮，时时与服。六一散加牛黄，治烦躁不眠。竹叶汤调服炒枣仁末，治脾虚不眠之类，条例甚多，总不出乎安胃和中，俾阳明之气顺，则阴阳之道路可通而已矣。"

从上述诸家之说来看，脾胃的"转枢"功能值得认真研究，以使这一理论得到进一步发扬，更好地为临床服务。

十一、脾胃转枢对五脏藏神调节的研究述评

精神意识思维情感等活动，中医学统称为神或神志，它是人体生命中最为复杂的部分，在《黄帝内经》所确立的中医理论体系中，关于神与五脏的关系，也有不同的理论，“五脏藏神”便是其中之一，它不仅独具特色，尤其具有重要的理论与应用价值。通过研究我们认为：在五脏皆藏神的整体协调关系中，脾胃起着枢轴或曰关键的作用，从而对“藏神”整体影响巨大。现将初步研究的内容，报告如下：

（一）脾胃是“枢轴”的学理依据

由于中医学是中国文化的组成部分，而它又以研究人体生命规律为主旨，所以在关于“神”的理论中，既有医学特点，又有中国传统文化的某些特点。

1. 脏腑与神志关系理论的特点

（1）整体协调思想：“神”是藏象理论的内容之一，而藏象理论正是将人的形体和功能（包括神）分别归入以肝、心、脾、肺、肾五脏为中心的“象系统”之中，各系统之间构成了整体协调的关系。“神”作为生命中至关重要的组成部分，既是由五藏精气所化生，又同样具有整体协调的特点，这个特点反映在《内经》心主神和五脏藏神两种不同的理论之中。

心藏神：《素问·六节藏象论》“心者，生之本，神之变”；《素问·灵兰秘典论》“心者，君主之官，神明出焉”等记载，

均指出神出于心，甚至将心作为人体精神心理活动的代称，而形成了“心主神”的理论。而这个理论是以整体协调为前提的，虽然强调“心”，也只是说明其在脏腑协调关系中地位重要，心与神不仅不能脱离整体存在，甚至《六节藏象论》还申明“十一脏皆取决于胆”；《素问·灵兰秘典论》还说肝主谋虑、胆主决断，“凡此十二官者，不得相失”，即各脏腑之间的整体协调关系，不能破坏，才是一个健康的人。

五脏藏神：《素问·宣明五气》、《灵枢·本神》、《灵枢·九针论》等篇均指出：心藏神、肝藏魂、肺藏魄、脾藏意、肾藏志。因五脏分别藏有不同的神，所以《素问·阴阳应象大论》称“神脏五”，后世又称五脏为“五神脏”。在这里与魂、魄、意、志四者并列之“神”，并不是对神的总概括，对此五种神的概念翟氏等曾作过分析[1]此不赘述。五神分藏于五脏，各神之间同样是整体协调而不能单独存在的。《本神》所谓“两精相搏谓之神，随神往来谓之魂，并精而出入者谓之魄，心有所忆谓之意，意之所存谓之志”正反映了这一学术特点。

（2）重“中”思想：重“中”是中国传统文化的重要思想之一，医学里“心主神”理论的产生与确立，与这一思想有密切关系[2]。即认为心脏位居人体亦即五脏之正中，是“君主”的位置，因而有主神的重要功能。如《文选·汉·王子渊·四子讲德论》：“君居中心，臣者外体”；《说文解字》释心时云：“人心，土脏，在身之中”；《礼记·月令》、《吕氏春秋·十二纪》皆称中央土，“祭先心”；孔颖达疏：“中央主心”，并以心脏解剖位置居中作释。出于心位居中央的认识，因而将其列为五脏之先，并喻为君主而在诸官之上。许翰注杨雄《太玄经·玄数》说：“肺极上以覆，肾极下以潜，心居中央以象君德，而左脾右肝承之”等也是强调因心居中，而有君德之象。

关于五脏所藏五神，何者为“中”的问题，文献少有明确记载，但上述心之所以为君而主神，与其位居中央而属土有极大关系的观点，则给了我们一个清晰的启示。

2. 脾胃为中土，是诸脏之“枢轴”

脾胃在五行属土而位居人身中央，在《内经》所确立的中医理论中是十分明确的，其在人体生命活动中的重要性，也毫无疑义。而其所以重要，表现在两个方面：其一，脾胃是“后天之本”，气血生化之源，灌溉滋养周身，《内经》谓：脾为“中央土，以灌四旁”；“有胃则生，无胃则死”。其二，也是近百年来常被忽视，但却至为重要的：脾胃居中央，是生命活动（气机运转）的“枢轴”。五脏之气协调通畅，升降出入正常，人体则健康；若运转失调便是病理。五脏之气运转有其基本规律，《素问·刺禁论》作如下表述：“肝生于左，肺藏于右，心部于表，肾治于里，脾为之使，胃为之市。”在四脏之气的升降出入运转之中，脾的作用是为之使役、协助，胃的作用是使之畅通无阻。后世也有“肝从左升，肺从右降，心火下降，肾水上升”的解释，同样是以脾胃作为四脏升降的枢轴。如王吉昌《会真集·水火升降因土》云：“四象五行全籍土，谓坎离不得戊己中气往来升降，终不生产神丹矣。”清·黄元御《四圣心源·劳伤中气》谓：“中气者，和济水火之机，升降金木之轴，道家谓之黄婆。婴儿姹女之交，非媒不得，其义精矣。”清·张琦《素问释义·玉机真脏论》注云：“五脏相通，其气之旋转本有一定之次……其左右之行，则水木左升，火金右降，土居中枢，以应四维”；“中枢旋转，水木因之左升，火金因之右降”。

相关文献足以说明，脾胃在五脏整体协调关系中起着“枢轴”的作用。基于五脏皆藏神，以及脾胃是五脏之气协调通畅、正常运转枢轴的结论，我们认为：“五脏藏神，脾胃是枢轴”的命题可以成立，并且应得到与“心主神”同样的重视，而加以深入研究。

（二）《内经》及历代医家的临床应用

《内经》及历代医家治疗神志性疾病，多数将调理脾胃作为主要的治疗方法，应是对“五脏藏神，脾胃是枢轴”理论的应用。如《灵枢·癫狂》对狂证的治疗，依证候不同而选取不同的经脉治疗，然而无论何证却均选有脾、胃、大肠三经的穴位，体现着治疗癫狂注重脾胃的特点；又如《内经》不仅有“胃不和则卧不安”之论，更以调理脾胃的半夏秫米汤治疗失眠，而成为治疗失眠证诸法之宗。清·黄元御《四圣心源·精神》将培养脾胃之气作为治疗一切神志病的基本方法，谓：“阴升阳降，权在中气，中气衰败，升降失职，金木废其收藏，木火郁其生长，此精神所以分离而病作也。培养中气，降肺胃以助金水之收藏，升肝脾以益木火之生长，则精秘而神安矣。”在《名医类案》、《续名医类案》、《柳选四家医案》3部医案中，精神神志病医案共176例，涉及的病变包括癫狂、不寐、痫、怔忡、嗜卧、鬼疰等，除去未用药的39例，余137例，其治疗以上各病所用方法，属调脾胃的70例，占50%，加上涉及调脾胃的13例，共83例，约占60%；说明其60%的病例是通过调理脾胃而获效。另外据我们统计的《名医类案》、《续名医类案》、《二续名医类案》、《全国名中医医案》4部医案中有关精神神志病治疗的用药规律，结果显示：治疗惊悸怔忡、抑郁呆滞、不寐、嗜睡等神志疾病，归脾胃系统的药物显著多于归五脏其他系统的药物。可见，脾胃作为调控神志活动的主要脏腑，对中医临床起着不可忽略的重要作用。

（三）西医学相关研究

目前某些西医学研究资料亦显示，属于中医脾胃范畴的胃肠道与精神活动之间，确实存在着某种程度的关联性，如临床报道，50%～60%的功能性消化不良及肠易激综合征患者，伴有焦虑、抑郁、恐惧等症状[3,4,5]，而使用抗抑郁、强迫等治疗精神疾患的药物，对胃肠道疾病亦有很好的治疗效果[6,7]。传统理论认为，胃肠疾病与精神活动的这种密切关联，是源自中枢神经系统对胃肠道的影响和控制的。事实上，最新的研究资料显示，大脑对胃肠道的控制，仅限于消化道的两端，即胃以上及直肠以下的消化道，而在小肠和结肠，胃肠神经的活动是独立于中枢神经之外自主进行的[8,9,10]。并且，胃肠道含有大量的神经细胞，其总数量与大脑相近，从胃肠道到大脑的神经束比大脑到胃肠道的神经束还要多，胃肠道不断地将它接受的信息传到大脑。同时，某些通常认为病变部位在大脑的精神神经性疾病，如阿尔采默氏症（A1zheimer's），在大脑细胞外出现的淀粉样变及神经纤维缠结的病理变化，亦会出现在胃肠道；而在帕金森症（Parkinson's）中，雷维小体（Lewy）同时出现在大脑和肠道。美国神经生物学家 Gershon MD 将肠神经系统（ENS）称为人体的第二大脑（second brain），认为 ENS 的功能不仅独立主持着胃肠的功能活动，而且与某些精神疾病如抑郁症、恐惧症的发生密切相关[12]。这些均与中医学脾胃主神志的理论存在着一定的契合。

作为胃肠道与精神神志活动密切关联的物质基础，从目前的研究状况来看，胃肠肽是一种极为重要的物质。肽类物质的发现源于 20 世纪 30 年代，迄今已发现 60 余种，肽类物质最典型的特点是在中枢神经系统和外周组织中呈双重分布，其在中枢神经系统起着一种递质或调质的作用，与生命体的多种精神神经活动如记忆、感情、疼痛感受、睡眠等密切相关，并参与惊恐、焦虑等情绪活动，在外周则起着一种激素样作用，对多种脏器的功能均有调节作用。在外周组织中，虽然肽类在心脏、气管、输精管、肝脏、胃肠之中广泛存在，但以胃肠道神经肽的含量最大，种类最多[11,12]，因此，神经肽亦有称之为脑肠肽者。如按在胃肠道的含量排序，脑肠肽由多到少依次为血管活性肠肽（VIP）、强啡肽、胆囊收缩素（CCK）、降钙素基因相关肽（CG，RP）、神经肽 Y（NPY）、生长抑素（SS）、P 物质、胃泌素等。由于神经肽在胃肠组织与中枢呈双重分布，因此，它应是研究脾胃与脑神关系现代科学内涵的切入点。

（四）脾胃转枢对五脏藏神调节的实验研究

从中医理论而言，任何一种神志病都不只简单地涉及一个脏，而往往影响多脏。为了验证脾胃在五脏藏神中具有“枢轴”的重要作用，我们在临床经验基础上，首先选用草果知母汤加减作为调理脾胃复方，结合西医学研究方法，观察分析了该方对某些相关疾病的影响。该调理脾胃复方源于《温病条辨·下焦篇》，方中以草果和知母为治病的主要成分（君药），该书自注云：“草果温太阴独胜之寒，知母泻阳明独胜之热”，说明该方以调理脾胃阴阳寒热作用为主，可以应用于本项研究。调理脾胃复方的组成，作者曾有报道，此不赘述。

1. 调理脾胃复方对癫痫动物模型抗痫作用的基础药理研究

癫痫属于中医学中的神志病。我们通过抗惊厥作用、行为观察、急性毒性反应等实验观察到，调理脾胃复方不仅具有肯定的抗痫作用，其抗痫疗效与苯巴比妥相似[13]，对癫痫大发作疗效优于小发作，并与氯硝西泮有协同对抗癫痫小发作的作用。而且该方能加快正常小鼠学习速度、提高学习记忆成绩，对癫痫易感大鼠发作导致的记忆获得障碍、重现障碍有明显的翻转作用。表明调理脾胃复方有一定的益智作用，这种益智作用与其抗痫性无相关关系。该复方无明显毒副作用。

2. 调理脾胃复方对癫痫动物模型神经肽类递质的影响研究

采用放免法检测到，PTZ点燃大鼠脑内L ENK、B-EP、SS含量显著高于正常对照组，DYNAl-13、SP、AVP含量降低，调理脾胃复方可降低PTZ点燃大鼠脑内具有兴奋作用的L-ENK、B-EP、SS含量，并使DYNAl-13、SP、AVP含量升高。采用原位杂交和膜上印迹杂交结合图像分析法检测到，调理脾胃复方对PTZ点燃大鼠脑内SS及神经肽前体PCCK、PENK基因表达有显著调节作用，表现为具有抑制作用的PC-CKmRNA表达增加；具有兴奋作用的SSmRNA、PENKmR-NA表达明显减少[14,15,16,17]。

3. 调理脾胃复方对癫痫动物模型氨基酸类递质的影响研究

采用氨基酸自动分析仪检测到，PTZ点燃大鼠脑内氨基酸类神经递质GABA、Gly、Tau、Glu、Asp、Ser、Thr、Ala含量明显降低，调理脾胃复方可提高海马中GABA、Gly，Glu、Asp、Ser、Ala含量。采用原位杂交法检测到，调理脾胃复方对PTZ点燃大鼠脑内NMDA受体的基因表达有显著调节作用[18,19]。

4. 调理脾胃复方对癫痫动物模型信使类物质的影响研究

采用高效液相色谱分析法及放免法检测到，PTZ点燃大鼠脑内环核甘酸cAmP、cGMP、单胺类神经递质5-HT、DA、NE含量显著高于正常对照组，调理脾胃复方可影响PTZ点燃大鼠脑内信使系统，使cAMP、cGMP有下降趋势，单胺类神经递质5-HT、DA、NE显著降低。采用原位杂交、免疫组化结合图像分析法检测到，PTZ点燃大鼠脑C-fos、C JunmR-NA和fos、Jun蛋白表达均显著增加，调理脾胃复方可使C-fos、C-JunmRNA和fos，Jun蛋白表达显著降低[20,21]。

5. 调理脾胃复方对癫痫动物模型免疫功能的影响研究

采用比色分析法、同位素^3H掺入法及光镜下细胞形态学观察法检测到，调理脾胃复方可增强癫痫动物模型腹腔巨噬细胞（MΦ）吞噬能力，提高白细胞介素-2的生物学活性，使T淋巴细胞对刀豆蛋白A的增殖能力增强，但不影响体液免疫功能。对癫痫发作导致的大鼠红细胞C_3b受体花环率及红细胞免疫复合物花环率的降低，有明显的翻转作用。

6. 以调理脾胃复方化裁的化呆醒神汤对血管性痴呆动物模型的影响研究

行为学研究表明，化呆醒神汤可改善血管性痴呆动物模型学习记忆能力、缩短动物模型游泳时间、延长逃避潜伏期、减少错误次数。光镜、电镜观察表明，化呆醒神汤可明显减轻血管性痴呆动物模型海马CAi区神经元的损伤，增加海马区CAi、额叶皮质内AchE阳性纤维数量。放免法和高效液相色谱分析法检测到，化呆醒神汤对血管性痴呆动物模型海马、皮层内AVP、SS、NE含量及皮层DA含量有明显上调作用；还可显著降低该模型大脑皮层耗氧量，提高皮层内SOD活力，并减少海马、皮层MDA含量[22,23]。

调理脾胃复方对癫痫、血管性痴呆动物模型影响的实验研究表明，调理脾胃法有显著抗痫作用，并有益智功能。表明调理脾胃可通过降低大脑皮层耗氧量，调整动物模型中枢氨基酸类递质、神经肽类递质、信使物质含量及相关基因表达，以及对免疫功能的调节等途径，调节影响中枢神经系统活动。提示脾胃与中枢神经系统活动之间存在着密切的内在联系，其机制有待于进一步深入探讨。

（五）结　　论

本研究提出并初步论证了脾胃在五脏藏神中具有“枢轴”的作用。该命题及以往我们发表的论文，引起了学术界重视，并已见到其他专家用草果知母汤抗癫痫的实验研究课题。该研究虽然有很好的前景，但目前的工作从实验角度而言尚很局限，就理论而言更远未完善，必须进行全面、深入研究，尤望读者诸君指正。

参考文献

［1］翟双庆．脏腑与神关系理论的研究：［学位论文］．北京：北京中医药大学，2000

［2］翟双庆．试论心主神志活动观念的形成．北京中医药大学学报，2001，24（1）：13～16

［3］田　虹，周汉建，戈　兰．功能性消化不良患者焦虑和抑郁调查分析．广东医学，1999，（11）：858～859

［4］Haug TT，Wilhelmsen I，Ursin H. et，al. What are the real problems for patients with functional dyspepsia. Scand J Gastroenteral，1995，30：97～100

［5］Walker EA，Roy-Byml pp，kalon WJ，Irritable bowel syn- dromo and psychiatric illness. Am J Psychiatry，1990，147：566～572

［6］潘小平，李瑜元，沙卫红．抗抑郁药治疗功能性消化不良的临床研究．中华消化杂志，1999，（3）：162～163

［7］Tanum L，Malt UF，A new pharmacological treatment of function gastroenteral disorder. Scand gastroenterol，1996，31：318～325

［8］Gershon MD. The Second Brain. Harper Collins，New York，1998. 2

[9] 陈元方．胃肠激素概述．中华消化杂志，1996，(1)：45
[10] 杨贵波．胃肠黏膜神经内分泌免疫网络研究进展．上海免疫学杂志，1996，(4)：253
[11] 周　吕．肠神经系统脑肠肽．中华消化杂志，1996，(5)：287
[12] 陈元方．北京国际脑肠肽会议综合报道．中华消化杂志，1989，(3)：171
[13] 贺　娟，赵明瑞，王洪图．草果知母汤抗癫痫模型的药效学实验研究．北京中医药大学学报，1997，20 (2)：37～38
[14] 钱会南，王洪图，齐治家，等．调理脾胃复方对PTZ点燃大鼠神经肽含量的作用．中国中医基础医学杂志，1998，4 (4)：22～24
[15] 钱会南，王洪图，齐治家，等。调理脾胃复方对PTZ点燃大鼠PENKmRNA、PCCKmRNA表达的影响．中国中医药科技杂志，1998，(6)：345～346
[16] 钱会南，王洪图，齐治家，等．调理脾胃复方对PTZ点燃癫痫模型阿片肽含量的影响．北京中医药大学学报，1999，22 (1)：15～17
[17] 赵明瑞，贺　娟，王洪图，等．草果知母汤对PTZ点燃癫痫模型生长抑素mRNA的影响．北京中医药大学学报，1998，21 (4)：34～35
[18] 贺　娟，梁　怡，钱会南，等．草果知母汤在阻断点燃模型形成过程中对NMDA受体及其mRNA的影响．北京中医药大学学报，2001，24 (1)：34～35
[19] 贺　娟，梁　怡，王洪图．草果知母汤对点燃癫痫模型大鼠NMDA受体基因表达的影响．中国中西医结合杂志，1999，19 (10)：617～618
[20] 张丽萍，贺　娟，翟双庆，等．草果知母汤在阻断PTZ点燃模型形成过程中对大鼠脑内c-fosc-junmRNA表达的影响．中国中西医结合杂志，2000，20 (8)：606～607

[21] 张丽萍，贺娟，王洪图，等．调理脾胃复方对戊四唑致痫大鼠脑内Fos.Jun癌蛋白表达的影响．山东中医药大学学报，2001，15（1）：1～3

[22] 张　力，王洪图．化呆醒神汤对大鼠血管性痴呆模型SS、AVP含量及SSmRNA表达的影响．中国中西医结合杂志，2001，21（8）：608～610

[23] 张　力，王洪图．化呆醒神汤对血管性痴呆模型病理变化及胆碱能纤维的影响．北京中医药大学学报，2001，24（3）：23～25

十二、体窍所应及脏热腑寒说

筋骨脉肌皮“五体”以及咽喉舌肛胞诸窍，分别与不同脏腑相应，其有病各涉有关脏腑，《内经》论述颇详，后世医家亦多有发挥。一般说来，常以脏病属虚寒、腑病属实热之论，居主导地位。但在南北朝至隋代的医学著作中，虽宗《内经》之旨，但对体窍与脏腑相应关系以及其病所属脏腑虚实寒热之说，却别具一格，尤其是以脏病为热、腑病为寒更有特点。该学术观点可从唐·孙思邈《备急千金要方》和王焘《外台秘要》（以下分别简称《千金》、《外台》）反映出来。

（一）文献依据

《千金》、《外台》中均辑录了《集验方》与《删繁方》二书的论述与方剂。考《集验方》乃南北朝名医姚僧垣（公元499～583年）所撰，宋·嘉祐年间（公元1056～1063年）高保衡、孙奇、林亿等曾据以校《千金》，靖康（公元1126年）之后其书遂佚。《删繁方》为谢士泰所作，谢与姚僧垣是同时代人，其生卒时间未详，《中国医籍考》谓“谢氏士泰〈删繁方〉，〈隋志〉十三卷，佚”。《集验方》、《删繁方》虽然早已亡佚，但从《外台》和《千金》里尚可窥其大略，尤其是对《删繁方》反映得更为明显。现将有关记载摘录如下：

1. 皮：“《删繁》论曰：夫五脏六腑者，内应骨髓，外合皮毛肤肉。若病从外生，则皮毛肤肉关格强急；若病从内发，则骨髓疼痛。然阴阳表里，外皮内髓，其病源不可不详之也。皮虚者寒，皮实者热，凡皮虚实之应，主于肺、大肠。其病发于皮毛，热则应脏，寒即应腑。《千金》同，出第三卷中”（见

《外台・卷十・皮虚实》。《千金・卷十八・皮虚实》记载相同，但未标明出自《删繁》）。

2. 脉："凡脉虚者，好惊跳不定，脉实者洪满。凡脉虚实之应，主心、小肠。若其腑脏有病，从热生则应脏，寒则应腑也"（见《千金・卷十三・脉虚实》）。

3. 肉："夫肉虚者，坐不安席，身危变动；肉实者，安坐不动，喘气。肉虚实之应，主于脾。若其腑脏有病，从肉生，热则应脏，寒则应腑"（见《千金・卷十五・肉虚实》）。

4. 髓："《删繁》论曰：髓虚者，脑痛不安；髓实者，勇悍。凡髓虚实之应，主于肝胆。若其腑脏有病，从髓生，热则应脏，寒则应腑。《千金》同，出第三卷中"（见《外台・卷十六・髓虚实》。《千金・卷十二・髓虚实》记载同，但未标明《删繁》）。

"《集验》温胆汤疗大病后虚烦不得眠，此胆寒故也，宜服此汤方"（见《外台・卷十七》，《千金・卷十二・胆虚实》记载同，未标明《集验》）。

5. 骨："论曰：骨虚者，酸痛不安，好卧；骨实者，苦烦热。凡骨虚实之应，主于肾、膀胱。若其腑脏有病，从骨生，热则应脏，寒则应腑"（见《千金・卷十九・骨虚实》，仅指出"论曰"，亦未标明出处，但文字体例与学术特点与前数条相同，可推断为《删繁方》或《集验方》之"论"）。

6. 咽："《千金》论曰：咽门者，应五脏六腑，往还神气，阴阳通塞之道也。喉咙、胞囊、舌者，并津液调五味之气也，不可不研乎。咽门者，肝胆之候也……主通五脏六腑津液神气，应十二时。若脏热，咽门则闭而气塞；若腑寒，咽门则破而声嘶，母姜酒主之。热则通之，寒则补之，若寒热调和，不生病矣。《删繁》同，出第十二卷中"（见《外台・卷十六・咽门论并伤破声嘶》。《千金・卷六下・喉病》记载基本相同，未标明《删繁》）。

7. 喉咙："喉咙者，脾胃之候也……若脏热，喉则肿塞气不通，乌翣膏主之，方在第六卷中；若腑寒，喉则耿耿如物，常欲窒，痒痹涎梃涶。热则开之，寒即通之，不热不寒依脏调之"（见《千金·卷十六·喉咙》，未标明出处）。

8. 舌："《删繁》：舌者主心、小肠候也……若脏热，则生疮，唇揭赤色；若腑寒，则舌本缩，而口噤唇青。寒宜补之，热宜泻之，不寒不热依腑脏调之"（见《外台·二十二卷。舌论》。《千金·卷十四·舌论》记载同，但未标明出自《删繁》）。

9. 肛门："《删繁》论曰；肛者，主大便道，肺、大肠合也，号为通事令史……若脏伤热，即肛闭塞，大便不通，或肿缩入生疮；若腑伤寒，则肛寒大便洞泻，肛门凸出良久乃入。热则通之，寒则补之，不虚不实依经调之"（见《外台·二十六卷，脱肛》。《千金·卷十八·肛门论》记载基本相同，未标明"删繁"二字）。

10. 胞囊："论曰；胞囊者，肾、膀胱候也，贮津液并尿。若脏中热病者，胞涩小便不通，尿黄赤；若腑有寒病，则胞滑小便数而多白。若至夜则尿偏甚者，夜则内阴气生。故热则泻之，寒则补之，不寒不热依经调之，则病不生矣"（见《千金·卷二十·胞囊论》。虽未标明出自何"论"，但从文字体例及学术特点，可推断为《删繁》或《集验》之论）。

（二）分析与评论

从上述集自《千金》与《外台》的有关体窍所主及脏腑寒热之论，初步可以得出以下几点认识；

1. 从内容看，"体"并未包括"筋"，而"窍"仅及咽、喉、舌、肛、胞囊，其余耳、目、口、鼻诸窍之病，并未从"脏热腑寒"分证，因而其"体系"似未完整。其原因，可能是由于《千金》、《外台》在选辑药方时参考书目众多，为了服从其编写体例的需要，不能收录《集验方》、《删繁方》二书的全部学术观点与内容。虽然如此，却已能够反映出二书的“脏热腑寒”分证观点，并且可以推断，该学术观点在南北朝至隋代较为盛行，至唐代尚颇受重视，自唐以后始渐被忽略。

2. 从上述所录资料可以看出，《删繁方》与《集验方》所论，反映了《内经》以五脏为中心的藏象学说特点，其论述也与《内经》理论基本一致。如皮应肺与大肠，脉应心与小肠，肉应脾脏，骨应肾与膀胱，咽应肝与胆。但喉应脾与胃，尤其是髓应肝与胆，与《内经》有异，《素问》的《阴阳应象大论》、《五运行大论》、《痿论》、《逆调论》等篇，皆谓肾主骨髓、肾不生则髓不能满。

关于体窍病的临床表现及其虚实寒热的证候划分，与《内经》所论亦一脉相承。如“髓虚者脑痛不安，髓实者勇悍”，与《灵枢·海论》所说髓海有余、不足的记载相符；其脏中有热“尿黄赤”，腑有寒“小便数而多白”，则与《素问·评热病论》：“小便黄者，少腹中有热也”，《素问，至真要大论》：“水液澄澈清冷，皆属于寒”相符。

3. “热应脏，寒应腑”是一种独立的中医辨证模式，其虽可包括在脏腑辨证之中，但又因其特殊性而独立存在。此种辨证模式及其理论渊源，《内经》中并无明确反映；《伤寒论》之六经辨证，则将实证、热证多归之于阳经，与六腑相应，将虚证、寒证多归之于阴经，与五脏相应，因而与“热应脏，寒应腑”截然不同；后世医论，虽宗《内经》脏腑虚实寒热并见，但亦皆以“八纲辨证”为辨证总纲，八纲中又以阴阳两纲为统领，而成阳统表、实、热证，阴统里、虚、寒证。而脏属阴，腑属阳，其认识方法亦与“热应脏，寒应腑”大不相同。由于自唐代以后中医学术界忽略或遗忘了“热应脏，寒应腑”之论，但却继承了该理论指导下具体治病方法与方剂，因而造成某些认识上的歧误。例如治疗大病后（髓虚）的虚烦不得眠，从“热应脏，寒应腑”分析，髓虚寒应在胆，故《集验方》设温胆汤治之，理法方药顺理成章，疗效显著。《千金》、《外台》录之，其方沿用至今，为临床家所称道。然而对“温胆”命名之本意，由于不明“髓虚寒应腑”之理，却其说不一。或谓温胆汤之“温”，是温和之意，非寒温之温；或谓名为温胆，实际是清胆；或谓胆为少阳之气，治宜和解，温胆汤是和解剂；或谓温胆汤和胃祛痰，痰消胃和，胆气自温；或谓温胆汤能降胃气，胃气降胆逆自除等，皆脱离“寒应腑”之原意而有强解之嫌。

4. 自《内经》以降，中医学术不断发展，对疾病的辨证方法、辨证模式亦不断丰富，其“热应脏，寒应腑”说，是中医理论中的瑰宝之一，值得深入研究、继承与发扬。

十三、抵当汤（丸）证的病位及药物作用机理探讨

抵当汤（丸）首见于《伤寒论》，分列该书第124、125、126、237、257条中，是治疗太阳、阳明蓄血证的方剂。但后世对蓄血的具体部位，尤其是太阳蓄血的部位，众说纷纭。笔者认为太阳蓄血证的病位在于下焦小肠，而对该方药物治疗作用机理的认识，则过于粗略，尤应详加剖析。现对这两个问题作一探讨。

（一）抵当汤（丸）证病位探讨

1. 太阳蓄血证的病位

对太阳蓄血具体病位的争论，由来已久，其分歧的产生，主要集中在对《伤寒论》关于太阳蓄血证条文的不同理解。其条文是：

太阳病，六七日表证仍在，脉微而沉，反不结胸，其人发狂者，以热在下焦，少腹当硬满，小便自利者，下血乃愈。所以然者，以太阳随经，瘀热在里故也。抵当汤主之。（124条）

太阳病身黄，脉沉结，少腹硬，小便不利者，为无血也。小便自利，其人如狂者，血证谛也。抵当汤主之。（125条）

伤寒有热，少腹满，应小便不利，今反利者，为有血也，当下之，不可余药，宜抵当丸。（126条）

以上三条，涉及的病位有“太阳随经，瘀热在里”、“热在

下焦”、“身黄”、“少腹”硬或满。其中，对里和下焦的认识，又是分歧的重点，尤其是“下焦”的具体所指，则为关键。换言之，明确此“下焦”便是明确此太阳蓄血到底在何脏、何腑。

“太阳随经，瘀热在里”，指太阳病不解，热邪随太阳之经而人于太阳腑。里，就是太阳腑，也就是“热在下焦”之下焦。至于少腹当属下焦，从无异议。

下焦为三焦之一部，其所包括的部位在学术界公认为：脐以下的部位为下焦，包括小肠、大肠、肾、膀胱[1]。在这里，肾和大肠显然不能称作“太阳之腑”。那么，抵当汤证的部位就应考虑属于手太阳小肠或足太阳膀胱。这也正是历来争论的焦点。

（1）血蓄膀胱说及其存在的问题：由于《伤寒论》有“太阳病不解，热结膀胱，其人如狂，血自下，下者愈”（106条）之语。以及五苓散太阳蓄水证，其水在膀胱等原因，所以自金代成无己《注解伤寒论》云：“太阳经也，膀胱腑也，……热结在膀胱也”之后，多数医家皆宗此说。但此说存在若干难以解释的问题：首先，《伤寒论》明确指出该证“小便自利”，可以反映出膀胱功能正常而无病。或解谓此瘀在血不在气，故不妨碍气化。其实瘀血有形，阻塞脉道，焉能无碍气机？且原文中并没说蓄血的部位就在膀胱，其“热结膀胱”，并不等于“血结膀胱”[2]。其次，《伤寒论》对该证治法，亦明确提出“当下之”。而“下”法主要用于通下肠道，使实邪从魄门排出，这在《伤寒论》中多次见到。如：下之、当下之、急下之、下之愈、下之则愈等，都是指泻下大便而非泻下膀胱；其三，如果是血蓄膀胱，治疗时也应配合使用利膀胱之药，以助排出实邪。但抵当汤中并无一味利尿药，反而俱为通泻大便之药。另外，有学者认为蓄血证虽然条文中有“热结膀胱”（106条）之说，但那只是与124条“热在下焦”相类似的一种提法，实际都是部位概念，而不是膀胱本身，所以仲景明言病人“小便自利”，为膀胱无病的佐证[3]。可见，血蓄膀胱之说难以成立。

（2）血蓄小肠说及有关问题：小肠为手太阳之腑，经病不解邪气可随经入小肠。小肠位居下焦，热与血结，故成太阳蓄血之证。正如清·胡嗣超《伤寒杂病论·太阳上篇》所说：“太阳之邪日久不解，随经之瘀热先自卫而后营，由足经而至手，则血蓄于小肠之里矣。”不过，血蓄小肠的观点，也必须合理解释《伤寒论》106条“太阳病不解，热在膀胱，其人如狂，血自下，下者愈”中“热结膀胱”所指部位。对此，近年不少专家认为此“膀胱”是指小肠，如刘渡舟教授认为：“膀胱与小肠同属太阳，如胃与大肠同属阳明之义同。‘热结膀胱’和‘胃中有燥屎五、六枚’的提法都是以足代手的意思，故热结膀胱，可以体会为热在小肠[4]。”于理可通。

因此，笔者认为太阳蓄血证的病位在小肠的观点，能较好地解释《伤寒论》有关条文，应从其说。

2. 阳明蓄血证的病位

阳明蓄血证的具体病位，从《伤寒论》原文中可比较明确看到：

阳明证，其人喜忘者，必有蓄血，所以然者，本有久瘀血，故令喜忘，屎虽硬，大便反易，其色必黑者，宜抵当汤下之。(237条)

病人无表里证，发热七八日，虽脉浮数者，可下之。假令已下，脉数不解，合热则消谷善饥，至六七日，不大便者，有瘀血，宜抵当汤。(257条)

大肠与胃分别主手、足阳明二经，故阳明病其在里者，当在大肠与胃两腑，其热与血结，则成阳明蓄血之证。对该证的具体病位的认识，历来亦无大分歧。

综上所述，《伤寒论》抵当汤证的病位在胃、小肠、大肠三腑。

3. 胃肠三腑相关及其蓄血证的易发性

血液运行全身，无处不到，但张仲景在六经病证中唯提出太阳、阳明蓄血，而病位及于胃、小肠、大肠三腑。正如同膀胱腑最易出现蓄水证一样，说明该三腑在伤寒热病过程中，最易出现蓄血证候。而这正是由于三腑的生理、病理特点所决定。同时，三腑之蓄血，均可用抵当汤（丸）一方治疗，则反映三者之间存在更多的共性。

从解剖形态方面看，三腑同为腔状结构，上下一贯相通，这不仅是其生理功能相互协调、病理相互影响的基础，也是对其疾病治法可以相同的前提之一。从经脉方面看，三经联系密切，经气相合。《灵枢·经脉》云：手太阳小肠经"抵胃"；《灵枢·本输》指出手太阳小肠经、手阳明大肠经之经气，合于足阳明胃经之上下巨虚穴，并因而称"大肠、小肠皆属于胃。"在生理功能方面，三腑都对血、津液的生化输布有重要作用。胃为气血生化之源；小肠出化物，取汁为津液；大肠吸收水份（成津液）使糟粕变化成形以传导之。若病则津液血皆伤，故《灵枢·经脉》云："胃足阳明之脉，……是主血所生病者"；"小肠手太阳之脉，……是主液所生病者。"；"大肠手阳明之脉，……是主津液所生病者。"况且《灵枢·痈疽》说："肠胃受谷……津液和调，变化而赤为血。"是津液为血的组成部分无疑。可见，三腑"所生"之病必多属于血，若遇热邪，更伤其津而血易结，正属常理。

此外，从阴阳性质来看，三者皆为阳，其病多实，所谓"阳道实"。又胃与大肠为燥腑、小肠为火腑，邪气传入三腑多化燥、化火，因此伤津耗液，其血必瘀。故《伤寒论》云："太阳随经，瘀热在里"、"热在下焦"。

(二)抵当汤(丸)药物作用机理探讨

1. 方药组成配伍与功效

抵当汤与抵当丸的药物组成相同，唯各药分量比例及服用方法不一，其区别在于丸药力缓，其适应证较轻；汤剂力峻，其病势重。其汤方(原制)如下：

水蛭(熬)虻虫(熬、去翅足)各30个

桃仁(去皮、尖)20个 大黄(酒洗)3两

水蛭味咸、苦，性平；虻虫味苦，性寒。二药俱入肝经。成无已《注解伤寒论》云："苦走血，咸胜血，虻虫、水蛭之咸苦以除蓄血。"当以水蛭为君，虻虫为臣，两药相协，专攻久新之蓄血，除瘀热互结之坚积。桃仁味苦、甘，性平，入心、肝、大肠经；大黄味苦，性寒，入脾、胃、大肠、肝、心经。成无已谓："甘缓结，苦泄热，桃仁、大黄之苦，以下热结。"桃仁甘润，能破瘀润燥，为佐；大黄泻热通腑，并能导邪从大肠排除，为使。全方共奏破瘀泻热之功，使血脉通利、腑气和降，周身气机调畅。

2. 对药物作用机理的一般分析

《伤寒论》抵当汤(丸)主治之蓄血证，症见：如狂、发狂、喜忘、少腹硬或满、身黄、消谷善饥、大便黑硬、脉微沉结等。

历代医家对抵当汤(丸)消除上述诸症的基本解释是：心藏神而主血脉，血热互结不能养心，神失所养，故见如狂、发狂、喜忘等"神"志异常。此方行瘀破积泻热，使血脉通畅，故上述如狂诸症自除；血脉流畅，瘀去热清，则脉象必趋和缓，其沉微结象安能尚存；屎硬是燥热所结，便黑则是瘀血与屎相混，但因血性濡，故临床所见屎虽硬而大便反易，有别于

但燥热而无血瘀者。抵当汤（丸）使热泻瘀去，故其黑硬自消；此身黄非脾胃或肝胆湿热郁滞所致，若属肝胆或脾胃湿热，必兼见小便不利而尿黄，此则身黄而小便自利，是瘀血所致，故用该方逐瘀后，身黄即退；消谷善饥是胃热之证，张锡驹《伤寒直解·卷四》谓："合，聚也。热聚则有余于胃，故消谷善饥。"胃热清。磨谷正常，则不过消其谷，而当饥则饥；少腹满硬，是邪热结于肠中的表现，抵当汤除胃肠中之瘀血积滞，邪去正复，腹中自和。当然抵当汤（丸）并不仅仅适用于《伤寒论》太阳、阳明蓄血证，其余多种瘀热互结者，亦可用之。如《金匮要略·妇人杂病脉证并治第二十二》所载"妇人经水不利下，抵当汤主之"即是其例。近年出版有关期刊、专著中载用抵当汤加减所治病种尤多，如急慢性肝炎有神志异常者、严重的流行性出血热[5]、菌痢、肠伤寒、精神分裂、癫痫、子宫肌瘤、闭经、子宫内膜异位[6]等。诸适应证的总病机，均不外瘀热互结。

3. 对治疗神志异常机理的再认识

（1）抵当汤（丸）治疗神志异常：抵当汤（丸）适应证中，有一组特殊症状，即神志异常。其太阳、阳明蓄血症见如狂、发狂、喜忘；后世乃至今天的大量临床实验，发现抵当汤（或加味）适应证中有更多神志异常症状，如神志模糊、昏迷、抽搐等。印会河《中医内科新论》载用抵当汤治疗 1 例外伤性癫痫[7]；《黄帝医术临证切要》用抵当汤加味治愈 1 例 17 岁癫痫患者，除有发作性昏仆、抽搐外，平素亦有喜忘、如狂[8]。笔者亲自参与治疗 1 例高中 2 年级男生，因头部外伤后发癫痫，虽无如狂、喜忘，但昏仆、抽搐发作频繁。服化学抗癫痫药物影响学习效率，服止痉、化痰中药效不显。改用抵当汤加味，连服 3 月余，病情缓解，续用调脾胃化痰浊之剂，2 年病愈。现已顺利完成大学学业。古今验案，甚多，不赘举。

（2）逐瘀血养心神之释的缺陷：若以心藏神，主血脉，血瘀神失所养分析抵当汤（丸）治疗上述神志异常的机理，虽无错误，但却显得过于粗略而缺乏针对性。首先，若以此说，则无论身体任何部位瘀血，都可出现神志异常；同样，凡是对瘀血引起的神志异常的治疗，都以抵当汤为首选。但临床所见，精神分裂中的瘀血证，有的需用“癫狂梦醒汤”而疗效显著。其次，《内经》虽有五脏皆藏神的理论，但毕竟以心统五神，因而神志异常不能不涉及心脏。但《伤寒论》抵当汤所治者，其病位却在胃、小肠、大肠三腑。而且方中君臣二药俱不入心经，何以主治心神之病？再者，即使说抵当汤能入心脏，但头部外伤所致神志异常之病，其病位确已在“脑”。若以中医之心包含现代医学脑的主要功能在内论之，但从现代中药药理研究成果中看到，抵当汤中四味药，未发现能透过血脑屏障者，又何以能治“脑”病？

（3）对抵当汤治疗神志异常机理的看法：笔者认为引入王洪图教授提出的“脾胃是五脏藏神的关键”的观点，可以较好地认识抵当汤治疗神志异常的机理。该观点提出脾胃（大肠、小肠皆属于胃）是五脏气机升降出入的枢纽，脾胃功能直接或间接地影响全身，当然也影响着五脏所藏之神[9]。因此，胃、小肠、大肠蓄血，气机失调，会出现神志异常症状，用抵当汤（丸）治疗自会效果显著；即使病位不在胃肠，而出现神志异常，同样可以通过治疗脾胃而使相关脏腑的气机得到调整，而逐渐治愈疾病。所以抵当汤中之药不入脑，而能治脑之病；即使不入心，也可治心神之病。

参考文献

[1] 吴敦序．中医基础理论．上海：上海科学技术出版社，1995.77

[2] 江淑安．太阳蓄血不在膀胱．湖北中医杂志，1982，33

(2)：40

[3] 顾武军．《伤寒论》太阳病篇若干问题评述（续 2）．南京中医药大学学报，2001，17（3）：134～137

[4] 刘渡舟，聂惠民，付世垣．伤寒挈要．北京：人民卫生出版社，1983.66

[5] 赵英霖．伤寒蓄血与现代临床．甘肃中医学院学报，2001，18（2）：7～9

[6] 何新慧．伤寒经纬．上海：上海中医药大学出版社，2001.49，80

[7] 印会河．中医内科新论．山西：山西人民出版社，1983.236

[8] 王洪图，詹海洪．黄帝医术临证切要．北京：华夏出版社，1993.218～221

[9] 王洪图，贺娟，翟双庆，等．脾胃转枢对五脏藏神调节的研究述评．北京中医药大学学报，2002，25（2）：1～4

十四、脏热腑寒说及温胆汤用法

（一）温胆汤命名

温胆汤是中医临床常用方剂之一，该方被收录在唐代孙思邈《备急千金要方》和王焘编撰的《外台秘要》中。《外台秘要》标明其方源于《集验方》，且云“出第五卷中”。考《集验方》乃南北朝名医姚僧垣（公元499～583年）所撰。原方由生姜、半夏、橘皮、竹茹、枳实、炙甘草，六味药物组成。甘草性平，竹茹性微寒，其余四味皆为温性药物。有关温胆汤命名含义，王玉川教授曾在《北京中医药大学学报》1994年2期发文论证，并提出在南北朝时代对于皮肉骨髓脉之病，盛行着“脏热腑寒”的辨证理论，与今天我们所熟知的脏病多虚寒、腑病多实热的理论不同。

既然腑为寒证，胆为腑故证寒，治寒以温，故名“温胆汤”。《千金》、《外台》并云：“大病后，虚烦不得眠，此胆寒故也，”宜服此温胆汤。今天的方剂著作及有关论文，对温胆汤命名的分析和认识，多不符《集验方》之原意。沿着王玉川教授的提示，本人重又查阅《千金》和《外台》二书，发现该两书收录的方剂及相关论述中，有关“脏寒腑热”的论述在十条以上，不仅涉及皮肉骨髓脉之病，还用于咽、喉、舌、胞、肛门诸窍之病，而这些论述均引自《集验方》和《删繁方》。《删繁方》的作者谢士泰，与姚僧垣是同时代的医家，这就使我们较明确地看到这样一个事实：在南北朝时代，用“脏热腑寒”去辨证，应该是医学的重要流派的辨证方法。以温胆汤而言，其理可通，其方有较好的疗效，因而说这个“脏热腑寒”的理论不单在医学史上有一定价值，而且也有不小的应用价值，应该加以深入研究。对五体、官窍病用“脏热腑寒”辨证的具体内容，在《黄帝内经研究大成》一书中写有专论，此不赘述。

《集验方》用温胆汤所治之证为“大病后，虚烦不得眠，此胆寒故也”，即虚寒证，得之大病之后。而胆虚寒之证是和脑髓密切相关的，如《外台》第十六卷中引文“《删繁》论曰：髓虚者，脑痛不安，髓实者，勇悍。凡髓虚实之病，主于肝胆。若其腑脏有病从髓生，热则应脏，寒则应腑”。可以看出胆、髓、脑之间的关系。至宋·陈言《三因极一病证方论》（简称《三因方》）将该方加以化裁，加入茯苓、大枣两味药，仍叫做温胆汤，其主治为“虚烦证”和“惊悸证”，云：“主治心胆虚怯，触事易惊，梦寐不祥，或异象感惑，遂致心惊胆摄，气郁生涎，涎与气抟，变生诸证。或短气悸乏，或复自汗，四肢浮肿，饮食无味，心虚烦闷，坐卧不安”。凡心胆虚怯之证皆可服用此方，而并不限于“大病后”，其基本病机则是“气郁生涎，涎与气抟”。可见，《三因方》所说病机是“郁”，而《集验方》所指为“虚”；《三因方》谓病涉心胆，《集验方》谓病涉胆、髓、脑。需要提请注意的是，心与脑髓的关系，如果排除两书中温胆汤药物略有不同外，那么“心”在一定意义上说与“脑髓”的概念与内涵是一致的。在中医学术界对心与脑的问题有过长期的争论，尤其是心藏神与脑主神的纷争。对此，王玉川教授在上述提到的论文里说：西医可以把风心病、冠心病、高血压、脑血栓形成、脑卒中之类的病统称之为心血管病，中医学为什么不可以有“心主神明”、“心主血脉”之论呢？从临床实际观察就不难发现脑、心、血脉三者之间的关系。

（二）温胆汤的化裁与临床应用

谈到对温胆汤的化裁，《三因方》已经对《集验方》的温胆汤做了一些化裁，如上所述增加了茯苓、大枣两味药，从而使该方的适用范围明显扩大了。明代和清代医家又总结出不少加减化裁之法，如心虚神怯加人参、烦热者加黄连、痰滞者加胆星等。加黄连者名为黄连温胆汤，加柴胡、黄芩者又名柴芩温胆汤，《证治准绳》去竹茹加枣仁、五味子、远志、熟地黄、人参名为十味温胆汤。加减化裁使该方适应证增加了许多。即以近10年杂志报道文章而言，应用温胆汤于临床的报道文章达60余篇，其所治病证，除“虚烦不眠”之外，尚有：嗜卧多眠、夜游症、眨眼症、斜视、梅核气、神经衰弱、眩晕、耳鸣、高血压、偏正头痛（含神经性头痛、血管性头痛）、中风（含脑卒中、脑出血、脑血栓形成、脑栓塞）、癫狂（精神分裂）、癫痫、风心病、心绞痛、惊悸、肠溃疡、慢性肝炎、早期肝硬化、尿毒症、慢性淋巴结炎、慢性咽炎、哮喘、妇女更年期综合征、脏躁、带下、闭经、妊娠恶阻、小儿惊风、小儿厌食等病症。此外，还有用治头部损伤、腹部损伤、肋骨骨折、四肢骨折者。中西医内、外、妇、儿各科病证合计不下30多种，涉及多个脏腑组织系统，而主要治疗对象则是精神神经性疾病、心脑血管疾病、消化系统性疾病。

温胆汤及其化裁方剂主治病证十分广泛，在临床上如何抓住其关键症状呢？怎样进行加减？我们的体会，其适应证应具备两组症状：一是惊悸（胆怯）、健忘、头晕、头痛等精神神经性症状；二是消化系统的症状，如食欲差、恶心、腹胀满、大便不调（或溏、或秘）等。其脉弦或弦滑、其舌苔多薄腻。不论什么病，若属温胆汤证均应见有上述两组症状之一，甚至两者兼见，否则不宜使用本方。这也就是“异病同治”原则的实际运用。其实，何止于上述所列30余种病症可以用温胆汤治疗，以我本人经验用该方尚治疗过胆囊炎、过敏性鼻炎（《内经》谓胆移热于脑为鼻渊）、斑秃（神经性）、阳痿（性神经衰弱）等病证。（本书医案篇“肝病时憎女子”条下举验

(2) 为治阳痿例)。

关于加减法，仅就个人体会略作介绍。首先笔者习惯用法是加柴胡 8 克、黄芩 12 克，而陈皮改为青陈皮各 6 克，名柴芩温胆汤。方中加用柴、芩二味药，确实偏于“凉”性了。可能是因为笔者所接触的病人多有热；或许是人们的体质古今变化，今人较古人多热，此仅推测而言：一般不用大枣、生姜，减去了性“温”的药物数量。这种加减是“基本”加减。在此基础上，治疗不同的病证，另有少量药物加味。

失眠：柴芩温胆原方用之，以目前临床观之，即使不辨证也有半数病人有效：其心烦懊侬者，加栀子豉。多梦纷云者，加龙骨；头疼者加川芎、白芷。

斑秃：加桃仁、红花、川芎活血药物，大约 15 天后生出细黄或白色毛发，改用补血药物，以四物汤为主，或于柴芩温胆汤中加当归、生地、桑椹子等，10 余日后其发转黑。

抑郁症、躁郁症：原方加入郁金。

阳痿：原方加芍药、蜈蚣。蜈蚣为“中枢神经”药，此方可用于“性神经衰弱”。

胆囊息肉：加乌梅、夏枯草。

神经性呕吐：加生牡蛎、夏枯草、炒栀子。

心悸或冠心病：加杏仁、生苡仁，含有茯苓杏仁甘草汤方在内。所谓“胆心综合征”用之最宜。

妇女更年期：去柴胡，加青蒿，含有蒿芩清胆汤方义，尚可加女贞子、旱莲草补肾阴。一般地说更年期综合征多属本虚标实之证，故应标本兼顾治之。

癫痫：原方重用半夏至 18～20 克，加桃仁、红花。此方原由刘渡舟教授所传，笔者应用过 2 例病人，效果尚可。不过，较调理脾胃化痰开窍之方的疗效为弱。王洪图教授研制的“利脑明冲剂”抗痫作用不亚于常用西药，无毒副作用是其优点。

儿童多动症、抽动秽语综合征、儿童痉挛症：儿童多动症用西药治疗，采用“兴奋剂”，而后两病则用“镇静剂”。中药治疗，皆可以温胆汤为主方。加用钩藤、炒栀子、菊花等清肝止痉类药物。

夜卧惊呼：“肝在声为”呼，肝胆互为表里，肝病治胆，加当归、龙牡之类，养肝安魂。见本书医案篇“肝在声为呼”条下。

十五、谈谈燥邪的阴阳属性

“阴阳者，天地之道也，万物之纲纪”[1]。世间一切事物，都可以用阴阳加以归类，用阴阳加以认识，自然界的风寒暑湿燥火六气，也不能例外。所谓六淫邪气，是六气淫胜，两者虽有邪正之分，而其阴阳属性却无两样。笔者所见到的中医传统文献，对于燥邪属“阴”的这一性质，从未有过疑问。至20世纪50年代末，才有人说“凉燥属阴”、“温燥属阳”；60～70年代撰写出版的书籍，对燥邪的阴阳性质多避而不谈；80年代以来，才提出讨论，某教科书公开表示燥为阳邪[2]。据不完全统计，80年代以来发表的有关文章，约30篇，其中五篇认为燥邪属阴，多数人认为燥邪属阳。持阳邪论者多认为“凉燥证”并不存在。之所以发生分歧，除燥邪致病的特点之外，关键在于参与讨论者是以中医理论体系看问题，还是从局部看问题所致。试陈浅见于下，以就正于同道。

（一）事物的阴阳五行归类

阴阳五行学说，将阴阳与五行有机地结合在一起，贯穿在中医学的各个方面，它既代表医学中的具体内容，又起着认识论的作用。对事物的归类，属于后者。《素问·天元纪大论》云：“寒暑燥湿风火，天之阴阳也，三阴三阳上奉之。木火土金水火，地之阴阳也，生长化收藏下应之”。将六气与阴阳五行的关系及其生化作用，进行了总的概括。历代文献，都用类比的方法，对事物的阴阳属性进行归纳，如下表所示：

木	东	温	春	风	生	肝……
火	南	热	夏	火（暑）	长	心……

土	中	湿	长夏	湿	化	脾……
金	西	凉	秋	燥	收	肺……
水	北	寒	冬	寒	藏	肾……

这一归类，不仅古人有此认识，解放以来国家统一编写的中医院校教材，也都做过类似的描述，应该说是中医界公认，也是符合中医理论体系的。在这个表格中，横排的每一列事物，都属于同一类别。其中哪一列属阳，哪一列属阴，是十分明显的。请看“金”类，包括西方、秋季、燥气、清凉、收敛、肺脏……显然与其他任何一类都不同。“左右者，阴阳之道路”[1]，左为东，阳气升起之方，属阳；右为西，阳气下降之方，属阴，秋凉气爽，有收敛之性，也属于阴。春生夏长，秋收冬藏，生长属阳，收藏属阴，这一人所共知的事实，是无须讨论的。不难看出，燥气属于阴类，它的本性为凉，如同风为春季之气，其性温一样，不容怀疑。至于六气（六淫）在不同的情况下，受到各种因素的影响，而发生转化，其阴阳属性当然会随之而改变。但是，寒邪化热，已不再是寒，湿邪化寒，已不同于湿了。不能认为化成之“热”属于寒，化成之“寒”还属于湿的性质。因此，尽管六气（六淫）可以千变万化，但永远脱离不了上表中所在的位置。所以前贤曾反复指出，“所谓六气，风寒暑湿燥火也。分其阴阳……暑统风火，阳也；寒统燥湿，阴也”[3]，“风火暑三者为阳邪……湿燥寒三者为阴邪”[4]。

基于上表被中医界公认这一事实，若要将其中一项迁移位置，就必须对该表进行全面修正，否则必不能自圆其说。当然提出燥为阳邪的同志，也已注意到了这一点，于是有人明确表示，秋气本性为热，燥与热同属于阳，进一步认为凉燥证是不存在的。但是尽人皆知的事实是秋风送爽，称为“秋凉”，而所谓“秋老虎”，仅是暑热之气尚未尽退，“燥”气没有主持气候罢了，绝非燥气本性所致。况且，把秋凉改成秋热的同志，尚未能把西方、收气也说成是阳，也未能说明西方、收气不与秋季，燥气是同类。单独“金”类，尚不能讲通，更谈不到对全表进行修正了。

（二）六气之间的生克制化

中医理论中的六气生克制化关系，仍是用五行生克关系来表述的。五行之数虽“五”，但火分为二，即火与暑，五运六气中分相火、君火，这样便将六气与阴阳、五行协调起来。在文献中，火又常与热相提并论。六气相生关系是春风而夏暑热，而长夏湿，而秋燥，而冬寒，又复为春风。当然在传统理论中，关于土湿的位置有不同的表述方法，因其不影响对燥气性质的讨论，所以这里仍用“湿（土）生燥（金）”来表示。六气相互制胜的关系是：“风胜湿”、“湿胜寒”、“寒胜热”、“热胜燥”“燥胜风”[1]，这一相胜关系，也是被历代医家，包括当代中医同道所接受的。

持燥为阳邪论的同志提出，湿与燥对立，湿既为阴，燥当为阳；火令物燥，所以火与燥性质相同。诚然，湿即不燥，燥必不湿，这是自然现象，就此推论，燥湿对立，而对立的双方，必有阴阳可分，近乎有理。然而，从上述六气相互制约的关系中看到，制约湿的是风，制约燥的是火；就燥与湿的性质来看，湿性沉静，燥性收敛，本性并不对立，而在六气总体之中，无论沉静与收敛，两者都属于阴。若根据燥与湿现象上的对立而划分阴阳，在局部看来似乎可行，在六气相关的整体中却讲不通。即使在生活体验中，相反的现象其阴阳性质未必不同，相同或相助长的现象，其阴阳性质也未必一样，犹如天寒遇风，人们会感到更寒，而风与寒的阴阳性质恰相反；热天有风，人们会感到稍凉爽，但风与热阴阳性质却相同。至于火热，固然可以使物干燥，但使物干燥的尚赖风气；况且，火热之所以使物干燥，其中还有一个不可忽略的过程。

喻昌所说："水流湿，火就燥，各从其类"[5]，以及刘完素所说：燥"性异于寒湿，反同于风热火"[6]，是燥为阳论者的重要理论依据，如何看待两位前贤的议论呢？喻氏认为《素问·阴阳应象大论》和《素问·生气通天论》中的"秋伤于湿"，当作"秋伤于燥"，尤其是根据燥与湿在致病特点上截然不同，治法迥异，因而说燥湿有霄壤之别，情同水火，并且创制治疗燥证的有效方剂，这无疑是对医学学术的贡献。在临床实践中，确实存在火热之邪伤人阴精，而致燥，以及燥邪伤津而致热的证候。但是，这中间存在一个病理转化过程，在这里，燥与火热两者是因与果的关系，它并不能说明火的本性是燥，也不能说明燥的本性是火热。"燥胜则干"是直接的，之后才有可能因为伤津而化热。尽管这种因果关系转化多么常见，转化的进程多么迅速，以致若不经喻昌等前贤倡导，医生们多有忽略，而误将已化热之邪仍按凉性去治。但是，"燥"终究不是火热，其本性之"凉"也并不因其容易化热，而变得"温"起来。如同寒邪侵犯人体，也会转化为热一样。进一步说，风寒化热，可能不如燥邪伤津化热那样多见和迅速，但是这个多与少、快与慢，仅是"量"的差别，问题的实质则是相同的。刘完素倡"六气化火"说，创"寒凉派"，自成一家，无疑对医学学术贡献卓著，其关于燥邪致病，"异于寒湿，反同于风火热"之说，也不过是强调燥邪易于化火这一特点而已。"反"字的使用，正说明了燥虽为阴邪，而其病理变化却往往出现和阳邪致病相同的结果。

对于"水流湿，火就燥"，还应从六气相互承制方面来理解。即寒水之气，需要有湿土之气来制约它；燥金之气，需要有火热之气来制约它，反映水与土、金与火的制约关系，这是五运六气学说的重要内容之一。这一点，喻氏在《秋燥论》中是公开讲明的，他在联系到初冬反有温气时说："何至十月而反温耶？凉已反温，失时之序，天道不几顿乎？不知十月之温，不从凉转，正从燥生，盖金位之下，火气承之”。“亢则害，承乃制”[7]，这是六气变化的常规。燥金之下，火气承之；火气之下，水气承之；水气之下，土气承之；土气之下，木气承之；木气之下，金气承之，都是客观规律。怎么能说火气承之，金气便与火气同类，又怎么能说由于水气承之，火气便与水气性质一样呢？不仅不是同类，相互承制之气的性质恰好相反！然而，正是由于承制关系，才使燥金之后可以出现火热，火热之后可以出现寒冷，这也是医生应该明白的道理。所谓“不知年之所加，气之胜衰，虚实之所起，不可以为工矣”[8]，不正是讲的这个问题吗？奈何有的同志撰文，援引喻氏“十月反温”一节时，漏掉了“金气之下，火气承之”之语，以致将火制约燥，误认为火与燥性质相同。

（三）刘、喻二贤认为燥邪属阴

持燥邪属阳论的同志，最喜欢这样引用金元四大家之一的刘完素的话，燥气“其性异于寒湿，而反同于火热也”[6]；也常引证清代喻昌的话，谓“燥之与湿有霄壤之别，各从其类，此胜彼负，两不相谋”，以及燥金“异于寒湿，同于火热”。据此，便认为燥与火热性质相同，因而指燥为阳邪。其实，刘、喻二贤所说“其性”，是指病证的性质，而非燥气的本性。即是说燥邪致病，容易伤津，阴津伤而致火热；或火热之邪伤人阴津，阴津伤而见燥证。两位前贤在论述当中，对于燥邪的性质一致认为当属于阴。为了说明这一点只需要多引证他们几句话，使其本意能够完整就可以了。刘氏云：“燥干者，今肺之本燥，金受热，化以成燥涩也。兼火热致金衰耗液而损血，郁而成燥者，由风能胜湿，热能耗液。故经云：风热火同阳也，寒湿燥同阴也。又燥湿小异也，金燥虽受秋阴，而其性异于寒湿，而反同于风火热也。”明确指出火热伤阴化燥；风能胜湿，湿去而燥；热能耗液，液耗而燥。从这一节文字看，刘氏十分肯定了“燥为阴邪”的性质。喻氏的论述与此相近：“燥金虽为秋令，虽属阴经，然异于寒湿，同于火热。火胜则金衰，火热胜则风炽，风能胜湿，热能耗液，转令阳实阴虚，故风火热之气。胜于水土而为燥也”[5]。不仅首先肯定了燥金“属于阴经”的性质，而且又对“异于寒湿，同于火热”的病变机理，作了进一步说明。即火能克金，火热胜又使风气亢盛，所谓风火相煽，之后风能胜湿，热又耗液，湿去、液耗，于是“转令”风、火、热的阳邪更胜，以致阴虚“而为燥”。可见火热之所以致燥，燥之所以同于火热，本身存在着一个阴阳相互制胜过程，其中因果转换关系是非常明显的，刘、喻等先辈对此也是讲述得十分清楚的。

当然，初秋之时，暑热之气未退尽。自然界仍然存在着阳气充实，万物盈盛的气象，但这正是“燥”气尚未能发挥作用的表现，一旦燥气主持时令之气候，便会使万物忽然改容。对此，喻氏云：“岂有新秋月华露湛，星润渊澄，天香遍野，万宝垂实，归之燥政？迨至山空月小，水落石出，天降繁霜，地凝白卤，一往坚急劲切之化，反谓凉生，不谓燥乎？”[5]这无异于是说，凉与燥怎能分开呢？初秋尚温，万宝垂实，当然不是燥的本性。可见，喻氏虽然重视了燥邪化火，以及火热化燥的过程，强调了燥证多异于寒湿，同于火热的特点，但并没有忽视“山空月小”、“天降繁霜，地凝白卤，一往急劲”等燥邪固有的性质。我们看到不仅古人有“凉燥”之说，今人也有“凉燥证”的病案报道。以理推之，喻昌也并未否定“凉燥证”的存在。

（四）其　他

提出燥为阳邪的同志，还有一个论据，即“燥”字从“火”旁，按常理来说，从“火”旁的字，当属火性。本人对文字学并无研究，不过，燥字之所以从“火”，或许从“火就燥”的客观现象而来，由于这种因果关系最常见，所以造字者为之。当然，也有人曾撰文说：“温”字从“水”，但温仍不是水的性质，尤其在中医学中，温与火同类，而水之性为寒。

至于阳邪既可伤人阴精，又可伤人阳气；阴邪既可伤人阳气，也能伤人阴精的问题，自无须多论。《内经》明言“寒伤形，热伤气”，中医同道都熟知“暑伤气”，以及《伤寒条辨》所谓“风则伤卫，寒则伤荣”等，均属阴邪伤人之阴，阳邪伤人之阳之类。然而误以燥邪属阳的根源之一，仍是燥邪伤阴引起的。一则认为伤人之阴者，必是阳邪；二则忽略了伤阴之后才化为火热这一过程，而误以为燥与火同气。

五运六气学说中，关于燥气性质以及燥气致病、生化方面的特点，在《内经》里记载有数十条，无一处不是说它“肃杀凋零”，“清劲”，“凉”，“雾露萧瑟”，“收敛”等性质，一律属于阴性。恕不在此逐条援引。

参考文献

[1]《素问·阴阳应象大论》

[2]《中医基础理论》，上海科技出版社，1984 年版，第 16 页

[3]《温热经纬·叶香岩外感温热篇》

[4]《温病条辨·上焦篇》

[5]《医门法律·秋燥论》

[6]《宣明论方·燥门》

[7]《素问·六微旨大论》

[8]《素问·六节藏象论》

十六、时辰与脏腑经脉关系之探讨

时辰与脏腑、经脉有着密切的关系，每一脏腑和经脉之气，都在一天中特定的时辰内，表现出相对的旺盛，从而影响人的生理和病理，也影响着对疾病的诊断和治疗。在祖国医学典籍中有关内容十分丰富，并常将时辰与脏腑、经脉的这种对应关系，称为配属。历代医家都有应用配属理论取得卓越疗效的案例，但是应该看到，医学文献中对于“配属”关系的记载不仅十分复杂，而且又颇多不一致，对“配属”的机理，尤其是同一脏腑而有不同时辰配属的原因，缺乏深刻的解释，给临床应用带来不便，也妨碍了该理论本身的发展。因此，有必要对其加以整理与研究。

（一）对时辰的认识

古代计时方法，主要是根据太阳之升落，天色之明晦，而将昼夜划分为不同的时段。早在殷商甲骨卜辞中，已有“旦”（清晨）、“夕”（傍晚）、“明”（黎明）、“日中”（中午）、“昃日”（下午）、“昏”（黄昏）等记载。随着人们对自然认识的深入，时段的名称也逐渐增加，《左传》有“十时”的说法，《淮南子》则分为十五时，这些划分法，其时段昼多而夜少，反映出人们白天活动多，而需要较精确的定时。至汉武帝太初元年施行“太初历”后，历法越趋精密，把纷乱的时段加以整理，分一昼夜为十二时段，定名为夜半、鸡鸣、平旦、日出、食时、隅中、日中、日昳、晡时、日入、黄昏、人定。这十二时段，以后便用十二地支来代表，即以夜半二十三时至一时为子时，一时至三时为丑时，依次每二小时为一阶段：以下分别是寅、卯、辰、巳，午、未、申、酉、戌、亥，计十二时辰，又称十二辰，合现代二十四小时。

在《黄帝内经》中，有按十二辰计时法，也有不按十二辰计时法。如《素问·生气通天论》分白昼为平旦、日中、日西三个时段；《灵枢·顺气一日分为四时》分昼夜为旦（朝）、昼（日中）、夕（日入）、夜（夜半）四个时段；《素问·金匮真言论》分为平旦、日中、黄昏、合夜、鸡鸣五个时段；《素问·脏气法时论》则分别为平旦、日中、日昳、下晡、夜半五个时段；《素问·标本病传论》和《灵枢·病传》分为十二个时段，即大晨、日出、早食、日中、日昳、晏食、下晡、晏晡、日入、人定、夜半、鸡鸣。可以看出，除旦、昼、夕、夜的四分法外，其他分法的各时段所表示的时间长短，显然是不相等的，即使四分法，由于四季昼与夜的长短不同，其四个时段也不等。如果按十二辰来计时，以子、午二时定夜半、日中，则要比上述计时法精确得多。在《内经》中，以十二辰计时法的，如《灵枢·卫气行》云："岁有十二月，日有十二辰，子午为经，卯酉为纬"。《灵枢·经别》和《灵枢·邪客》也有"十二辰"的记载。

正是由于《内经》有不同的时段划分方法，所以时段与脏腑经脉配属也不尽一致；而自张仲景至今的中医"时间医学"，虽然在临床方面比《内经》大为丰富，却也保留了不同计时法和不同配属的问题。

（二）时段与脏腑的配属

由于《内经》理论体系具有以五脏为中心的特点，所以有关时段与内脏的关系，也往往以五脏为代表。这里的五脏，实际是指五脏系统，它包括六腑、五体、诸窍等。因此，时段与脏腑虽然有不同的配属，但以五脏为中心的特点，却是一致的，其配属主要有以下几种。

1. 五时段配属五脏

将一昼夜分为五个时段，各配属一脏，其中有两种配属法。

（1）根据五脏所在部位及其功能特点，以上下腹背分别阴阳，并与昼夜阴阳时段相互联系而配属。如《素问·金匮真言论》云："平旦至日中，天之阳，阳中之阳也。日中至黄昏，天之阳，阳中之阴也。合夜至鸡鸣，天之阴，阴中之阴也。鸡鸣至平旦，天之阴，阴中之阳也。"所谓"合夜"，即"始夜"，天黑之始也。这种时段划分，除黄昏到始夜外，其他都是相连贯的，即合夜→鸡鸣→平旦→黄昏。由此可见，黄昏至合夜亦当为一个时段。这样就把一昼夜分为五个时段，恰好与五脏相配。该篇接着说："背为阳，阳中之阳，心也。背为阳，阳中之阴，肺也。腹为阴，阴中之阴，肾也。腹为阴，阴中之阳。肝也。腹为阴，阴中之至阴，脾也。"前四段分别与四脏相配甚明，鸡鸣至平旦配肝，平旦至日中配心，日中至黄昏配肺，合夜至鸡鸣配肾。脾为至阴，至者，到也，交也；从阳始交于阴，故称至阴。黄昏至合夜正属这样一个时段，故与脾相配。如此，则五脏与时段配属如下图所示。

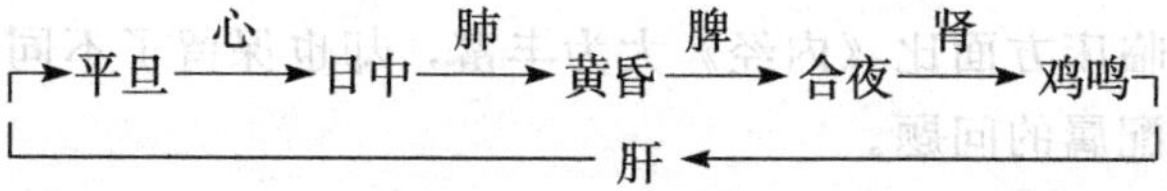

（2）根据五脏的五行属性，分别与五个时段相配属。如《素问·脏气法时论》以五脏配五季。为肝主春，心主夏，脾主长夏，肺主秋，肾主冬。对五脏与昼夜时段相配的关系，是从五脏病在各自相配的时段其病情好转而表现出来的。如"肝病者，平旦慧"，"心病者，日中慧"，"脾病者，日昳慧"，"肺病者，下晡慧"，"肾病者，夜半慧"。这样，它们的配属关系是：平旦（木）配肝，日中（火）配心，日昳（土）配脾，下晡（金）配肺，夜半（水）配肾。

此种配属法，是根据五行学说以五脏、五时、五行相关为标准，所以脾土在其所生肺金之前；而上述第一配属法，则主要是按照阴阳学说，以五脏上下腹背阴阳为标准，因此，上焦胸背之肺脏，在于腹中脾脏之前。余脏配属顺序相同。这一差异，除反映出阴阳学说与五行学说两者，虽然相互融合，但仍表露出结合并不十分紧密之外，更重要的是各自从不同的侧面，部分地反映出脾脏主时的特殊性，这一点，下文将进一步分析。

2. 四时段配属五脏

将一昼夜分为四个时段，分别配属肝、心、肺、肾四脏，而将脾脏分散于各时段。又因脾脏是分散于四时段全部还是各时段一部，而有两种说法。

(1) 脾脏分散于四时段全部，没有自己单独所配之时。《灵枢·顺气一日分为四时》篇云："以一日分为四时，朝则为春，日中为夏，日入为秋，夜半为冬。"根据《素问·脏气法时论》及《内经》其他多处记载，不难看出，朝配属肝，日中配属心，日入配属肺，夜半配属肾。《素问·玉机真脏论》说："脾为孤脏，中央土以灌四傍。"脾为后天之本，对其它四脏起滋养作用；春、夏、秋、冬四季亦皆赖土气之长养；四时脉象都当有胃气，说明人体一时一刻不可离开脾土，四脏亦须臾不可无土气。所以说脾脏没有单独所主之时，但四时段均有脾气。《灵枢·九宫八风》篇记载五行与九方八时相配时，土数五居中央，不主时令，而其他六方各主四十六日，两方各主四十五日，凡三百六十六日为一岁，也是认为脾不独主一时。一年如此，一日中分四时，亦如此。

(2) 脾脏分散于四时段之末，各寄配每段五分之一。如

《素问·太阴阳明论》云："脾不主时何也？岐伯曰：脾者，土也，治中央，常以四时长四脏，各十八日寄治，不得独主于时也。"人是一小天地，一昼夜亦是一年的缩影，在一昼夜中，说明脾脏分主四个时段末的各五分之一时间。因每季九十日，十八日则其五分之一，脾脏全年共占七十二日，与其余四脏所主之时的各七个二日，合为三百六十日整。

此种四时段配属五脏的方法，与上述五时段配属五脏的基本区别，在于脾脏不独主一个时段而分散于其他四时段之中。虽然如此，但是两类配属法的根本道理则是一致的，都是以"土以灌四傍"为根据的，不论脾主一时还是脾不主时，其中心意思都在于说明脾土具有生化之源、气机转运之输两重作用。

3. 十二辰配属五脏

在脾"不得独主于时"的基础上，后世逐渐形成了十二时辰与脏腑配属的认识，即寅卯（朝）与肝胆木气相配，巳午（日中）与心小肠火气相配，申酉（日入）与肺大肠金气相配，亥子（夜半）与肾膀胱水气相配，辰、戌、丑、未四个时辰与脾胃土气相配。前四个时段，分别主两个时辰，后者主四个时辰，凡十二时辰，合为一昼夜。如下表所示：

时辰	寅卯辰	巳午未	申酉戌	亥子丑
五行	木△	火△	金△	水△
脏腑	肝胆*	心小肠*	大肠肺*	肾膀胱*

△=土　*=脾胃

这种十二辰与脏腑配属的关系，与上述《灵枢·顺气一日分为四时》篇时段划分法一致，而更加精细；同时又补充入脾不主时的认识，但脾旺的时间，不是《素问·太阴阳明论》指出的占一年或一昼夜的五分之一，而是占三分之一。这一配属关系，为目前临床所常用。

4. 对时脏配属机理的认识

(1)“人与天地相参也，与日月相应也”，亦即“天人相应”是中医学对时辰与脏腑配属机理的基本认识。天体不停息地运动，对包括人类在内的生物界具有广泛而深刻的影响。这种影响，以具有明显节律性的太阳、月亮和地球的运动最为突出。动植物以及人类，在有节律运动变化的环境中发生和演化，也正是在适应这种环境争取生存的漫长过程中，形成了同步于太阳、月亮和地球运动的几种不同节律周期。而以《内经》为渊源的中医学，将人体主要生命活动归纳为肝、心、脾、肺、肾五脏功能活动系统，并且由于“天人相应”的关系，此五个系统也必然是“开放”的。因此，一年中四季寒热温凉阴阳升降的变化，人体也有不同的功能系统与之相通应。春季温暖，阳气生发，属五行木气，人体中肝为少阳，性主生发，故肝气通于春。所以《素问·阴阳应象大论》说：东方（春）生风，在地为木，在脏为肝。同样，其余各系统也如此，即夏气属火热，通于心；秋气属燥金，通于肺；冬气属寒水，通于肾；土气为五行之母，阴阳皆在，故脾应四季。一日中也有相似的阴阳变化，根据《灵枢·顺气一日分为四时》的论述，则朝（寅卯）配属肝，日中（巳午）配属心，日入（申酉）配属肺，夜半（亥子）配属肾，若再以辰戌丑未配属脾，则十二辰分别配属五脏系统。

时辰与脏腑的配属关系，其主要表现形式是：在五脏系统中，各脏在其配属之时辰，生理功能相对旺盛。如果当旺不旺，或者旺而太过，都是病理状态。既可表现为本脏病情变化，也可影响到相关之脏，尤其是所克之脏。

(2) 关于脾脏所配属的时辰，前人有不同说法，值得讨论。一说脾应“日昳”，相当于“未”时，二说脾应“黄昏至合夜”，近于“戌”时；另一说脾脏配属辰戌丑未四时。前面我们已谈过，引起第一、第二两说的差异，在于一者根据阴阳学说，一者本于五行学说，但是两者又都从不同侧面反映了脾脏配属问题。然而，由于“脾为孤脏，中央土以灌四傍”，其功能强大而特殊，非其他脏所能比，因此其配属时间，也较广泛。前两种说法仅是各自部分地反映出脾脏主时的规律，但并不全面，而第三种则是在前面两说的基础上加以发展，补充了丑、辰二时，从而全面地揭示出脾脏与时辰的配属关系。事实上，脾脏在人体生命活动中，不独是气血生化之源，而且还是全身气机转运的“枢轴”，若中土气机不利，则心肝肺肾四脏气机皆因之滞塞，因而成为辨别各种病症缓急的最“急”者。所以《内经》在讨论“标本缓急”论治时，唯独提出“中满”和“大小不利”为“先治”，相对而言，其他各种病症，都可“后治”。就此而论，脾脏配属时辰也应当长于其他各脏。因此，可以认为脾主四时，古全天三分之一，似较“寄旺”四时之末而占五分之一为合理。历代以及当今医家的实践，也多应用脾旺辰戌丑未的理论。

（三）时辰与十二经的关系

古人在天有十二月、地有十二水、日有十二时（辰）、人有十二经的“天人相应”思想指导下，逐渐发现了十二经脉的先后顺序及其与十二时辰的配属关系。

1. 十二经脉交接顺序

《灵枢》的《经脉》和《营气》等篇记载了十二经脉流注交接次序。如《营气》篇关于营血流注过程的记载，说明十二经脉交接的先后顺序是从肺经始，而大肠经，而胃经，而脾经，而心经，而小肠经，而膀胱经，而肾经，而心包络经，而三焦经，而胆经，而肝经，复从肝经注入肺经，周而复始，循环无端，日夜运行五十周。

经脉之所以有自手太阴至手阳明……至足厥阴，复至手太阴有序交接，是由十二经脉之间阴阳表里及相互联络的特定结构所决定的。但营血的流注为何从手太阴经开始，而肺为十二经之首呢？其原因有二：首先，由于阴阳互根，营行脉中属阴，卫行脉外为阳，阳气需赖阴精的主持与滋养，所以卫气虽日行于阳，夜行于阴各二十五周，但肾主藏阴精，故每同必交会于足少阴肾经一次，即《灵枢·邪客》所谓“常从足少阴之分”；而营血属阴，阴血必赖气之统帅和推动，肺主气，故其运行每周必从手太阴肺经开始。其次，营血的化生，虽然始于中焦，但水谷精微之气须“上注于肺脉，乃化而为血”（《灵枢·营卫生会篇》），所以营血的运行亦必从肺始。

与五脏是指五个功能活动系统一样，这里的十二经，也是指包括了经别、经筋、络脉和皮部等在内的十二经生理功能活动系统。

2. 十二辰与十二经配属

在认识到十二经脉流注交接次序后，医学家在实践中，尤其是针灸实践中，进一步观察到某经疾病，在特定的时辰里施用治疗，较其他时辰疗效显著，进而发现了时辰与经脉的关系。即以寅时配属肺经始，各经配属如下图：

→寅	→卯	→辰	→巳	→午	→未
手太阴	手阳明	足阳明	足太阴	手少阴	手太阳
丑←	子←	亥←	戌←	酉←	申
足厥阴	足少阳	手少阳	手厥阴	足少阴	足太阳

可以看到，其配属次序正是《灵枢·营气》等篇记载的营气在十二经中流注的次序。

“寅”时与手太阴配属是这一理论的关键。由于手太阴为十二经之首，而“寅”是一天之中阳气初生之时，《灵枢·阴阳系日月》云：“寅者，正月之生阳也。”《史记·律书》亦云：

"寅言万物始生。"在十二月中，寅属正月，为生阳之气，同样一昼夜中寅主生阳，为十二辰之首。故寅配属手太阴经，其余各经便自然成有序排列。

3. 时辰与经脉配属的机理

古今医家，在解释时辰与经脉配属时，皆根据《经脉》、《营气》等篇关于营气在十二经流注的记载，认为营气、卫气或经气流注到某经，使某经气血旺盛之时，便是其所配属的时辰。这一解释有欠妥之处。

首先，《灵枢》的《卫气行》和《营卫生会》等篇，明确记载了营气、卫气运行规律是日夜运行于身五十周，而时辰与经脉配属关系则是一昼夜一周。因此，这种时脉配属关系，不可能建立在营气和卫气按时流注某经的基础上；气血随营气运行于脉，其循环度数，似也应该是"一日一夜五十周于身"，若从"营为血之气"说，则更可以肯定地说血气运行度数，日夜五十周。因此，气血流注同样不可能是时脉配属的基础。

其次，《灵枢·脉度》篇详细记载了十二经（六对）各自的不同长度，而时辰与十二经配属是等时的，即每经一个时辰。若以营卫气血流注该经看待时辰与经脉关系，则在较长经脉中之流行速度应快于较短的经脉。但目前尚无营卫气血运动每周都是变速的充足证据。

再者，关于"经气"流注，《内经》很强调从四肢末端向心性流行的特点。《灵枢·九针十二原》云："所出为井，所溜为荥，所注为俞，所行为经，所入为合。"这即指出经气自足至膝、自手至肘渐行渐盛，而向内深入于脏腑的流注过程。《内经》中并无时辰与经气流注相关的记载，而后世医家所依据的《营气》等篇所论十二经流注，经文明确地说"此营气之所行"，可知非是"经气"之所行也。

我们认为，时辰与经脉配属的实质，是每值某经所配属之时，则该经功能活动相对旺盛，自身敏感性增加。因而，能对针灸等治疗效果产生影响。这一配属和时辰与脏腑配属同一道理，是人类在长期生存并适应这个具有明显节律变化的环境中所形成的。

（四）时辰与“六经”的关系

1. “六经”配属时辰

《伤寒论》提出六经病各有“欲解”之时辰，即“太阳病欲解时，从巳至未上。”“阳明病欲解时，从申至戌上。”“少阳病欲解时，从寅至辰上。”“太阴病欲解时，从亥至丑上。”“少阴病欲解时，从子至寅上。”“厥阴病欲解时，从丑至卯上。”说明“六经”与时辰有特定的关系，但是由于各经之病的欲解时，都涉及三个时辰，因而对各“经”与时辰的具体配属，有多种解释，约之有三。

（1）以每经各配两个时辰，六经合为十二辰，共一昼夜。该说认为：子丑配少阴、寅卯配厥阴、辰巳配少阳、午未配太阳、申酉配阳明、戌亥配太阴。由于此配属明显与经文不符，所以尽管倡导者认为只有这样不“死于句下”，才是经文的“微言奥旨”，但仍未被医界广泛接受。

（2）以每经各配属三个时辰，即：子丑寅配少阴、丑寅卯配厥阴、寅卯辰配少阳、巳午未配太阳、申酉戌配阳明、亥子丑配太阴。此说虽被历代不少医家接受，但因太阴、少阴，厥阴及少阳四经配时重复，另两经则无复重，其重复看又有一时与二时不同。因而缺乏统一性与规律性，亦未完善。

（3）找出各经欲解的“中心时”，如“从巳至未上”，以午时为中心，则太阳病欲解时早不过巳，晚不过未。如此，卯配少阳、午配太阳、酉配阳明、子配太阴、丑配少阴、寅配厥阴。这种解释与经文记载相符，我们认为是正确的。

2. 六经病欲解时的机理

“六经”与时辰的配属理论，可以说明某经在其所配属的时辰，其功能活动相对旺盛，而利于该经之病的自行恢复，若施用针药等治疗，则利于发挥疗效。这一点，似乎在中医界已取得了一致认识。但是，对于各经病之所以有一个相应的时辰，见解不仅不统一，而且至今尚缺乏满意的解释。其各种解释的基本缺欠，是对“六经”不能用“同一”标准，因而说理无力。例如具有较大学术价值的《注解伤寒论》，在注解阳明病时，用欲解于“本气当旺”为标准，阳明属土，而“土旺于申酉戌”；但注释少阴病时，却以阴阳相互制约为标准，云“阳生于子”，“阴得阳则解”。近年来，有人发现前贤注释欠妥，力求用同一标准解释“六经”，但在具体运用时，标准的含义又被置换了，所以实质上仍是标准不一。例如有人用“阳气”盛衰为标准，在解释三阳病时，认为人与天地之阳气相应，日出阳升，所以少阳病之郁火易于舒发；日午阳盛，所以太阳表寒之邪易解；“阳明病本属阳热过亢，其解于阳虚之时。”此“阳明病”解于阳虚之时，看似与太少二阳病欲解时道理一致，但若以“阳热过亢”，则当解于一天阳气最虚之时（夜半），而不当解于“日入”之时。对三阴病欲解时的分析是，太阴病是“肠胃虚寒”，有子时初生（微弱）之阳便可“欲解”；少阴病是“全身性”阳衰，较之太阴之寒尤甚，所以待“阳生之后逐渐伸张”之丑时方能“欲解”。若以这一标准推论，则“厥阴病”很难有合适的“欲解时”，因为厥阴为阴尽阳生，绝无太少二阴经之寒甚，如此应该配以阳气更少的时辰，但事实正好相反，厥阴病却“欲解”于较子、丑阳气更旺的“寅”时。由于应用这一“标准”遇到了困难，所以在解释厥阴病时，改用了“表里关系”，提出“厥阴与少阳本气相同”的说法，使“阳气”盛衰的标准，未能坚持始终。

我们认为，时辰与“六经”的配属，同样是以《内经》“天人相应”和昼夜阴阳消长的理论为依据的。《伤寒论》“六经”命名，即含各经阴阳多少之意。在三阳中，太阳的阳气最盛，少阳的阳气最少，阳明介于两者之间；三阴中，太阴的阴气最盛，少阴的阴气稍盛，而厥阴则是阴阳交换之经，因而阴气最少。昼为阳，故与“三阳经”相配，“阳气者，一日而主外，平旦人气生，日中而阳气隆，日西而阳气已虚”，故卯时配属人身之少阳；午时配属人身之太阳；酉时阳气虽虚，但仍盛于卯，故与阳明相配。夜为阴，故与“三阴经”相配。夜半子时，自然界阴气正盛，阳气潜萌于下，故与人身之太阴相应，丑时阳气虽渐长，但阴气尚盛，故与少阴相应；寅时阳气渐长，阴气将尽而未尽，故与厥阴相应。“六经”与时辰相应如此，因而各经在其所配属的时辰内，功能相对旺盛，这便是“欲解”的内在依据。

中医学的时辰与脏腑经脉配属理论，不仅具有指导临床的实践性，而且由于它是记载人体生命节律的内容之一，因而具有较重要的科学研究价值。

十七、五脏与睡眠关系的探识

睡眠本是属于人的生理过程，不在心理活动范畴之内，故在现代心理学并不单独讨论睡眠问题。但中国传统医学十分重视睡眠，把失眠、嗜睡、多梦等睡眠异常活动列入神志疾患范畴中，认为睡眠也是人的神志活动的表现之一，我们在这里从古今名医的医案调查统计中，希望探索出五脏与睡眠的关系。

（一）中医学对睡眠的认识

中医学对睡眠有其独到的认识，这一点在中医最早的医学典籍《内经》中都有反映，首先，从“天人合一”理论认为人与自然界是一个有机统一的整体，而自然界之阴阳有昼夜晨昏的日节律变化，人体的阳气，也随之有消长出入的日节律运动，如《灵枢·顺气一日分为四时》曰：“春生，夏长，秋收，冬藏，是气之常也，人亦应之，以一日分为四时，朝则为春，日中为夏，日入为秋，夜半为冬。”由此也产生了人的寤寐活动，如《灵枢·口问》所云：“阳气尽，阴气盛，则目瞑；阴气尽而阳气盛，则寤矣。”《灵枢·营卫生会》也云：“如是无已，与天地同纪”。其次，认为卫气运行于阳与阴，是导致寤寐的基本原因，如《灵枢·口问》所云：“卫气昼日行于阳，夜半则行于阴，阴者主夜，夜者卧；阳者主上，阴者主下；故阴气积于下，阳气未尽，阳引而上，阴引而下，阴阳相引，故数欠。”故在《灵枢·营卫生会》又云：“营在脉中，卫在脉外，营周不休，五十度而复大会，阴阳相贯，如环无端，卫气行于阴二十五度，行于阳二十五度，分为昼夜，故气至阳而起，至阴而止。”而对嗜睡与失眠亦用卫气运行来阐明，如

《灵枢·大惑论》云：“夫卫气者，昼日常行于阳，夜行于阴，故阳气尽则卧，阴气尽则寤。故肠胃大，则卫气行留久；皮肤湿，分肉不解，则行迟。留于阴也久，其气不清，则欲瞑，故多卧矣。其肠胃小，皮肤滑以缓，分肉解利，卫气之留于阳也久，故少瞑焉。”“邪气留于上焦，上焦闭而不通，已食若饮汤，卫气留久于阴而不行，故卒然多卧焉。”等。第三，认为睡眠由神主宰。《灵枢·本神》：“随神往来者谓之魂”，神安则魂藏能寐；神不安则魂不安藏，则会出现不寐、多梦、梦游、梦语等多种睡眠障碍，故张介宾《景岳全书·杂证谟》云：“盖寐本乎阴，神其主也。神安则寐，神不安则不寐”。总之，睡眠与卫气关系尤为密切，也是神志活动的一部分，值得我们进一步研究探讨。

（二）以阴阳、脏腑、经络论睡眠

从脏腑与睡眠的关系而言，中医学更多地强调了心、肝、脾、胃、肠、胆。由上述中医学对睡眠的认识，我们知道中医学主要是用卫气行于阳（阳经）则寤，行于阴（五脏）则寐来论述睡眠的。王洪图先生据《灵枢·卫气行》及《灵枢·邪客》将与睡眠有关的卫气循行路线归纳如下表：

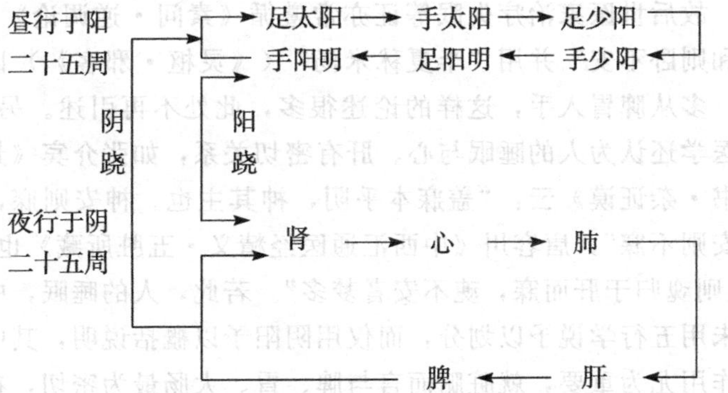

卫气从阳入阴则入寐，从阴出阳则醒寤，而卫气自阳经入于五脏之前的“大门口”正是手、足阳明经，即胃与大肠，因此，这两经不和最易影响卫气的顺利入阴，从而导致人的睡眠异常；而卫气自阴（五脏）出阳经之前的关键正是足太阴（脾），脾脏功能失常，则容易影响卫气之出阳，由此导致人的嗜睡。因此，就脏腑而言，影响睡眠的关键当责之于脾、胃、大肠。脾主运化、胃主腐熟、大肠主传导，从功能而言，三者均属消化传导水谷之重要脏腑，且胃为足阳明、大肠为手阳明，两阳明之间又有密切关系，故中医学也常将三者合而论之，如《素问·六节藏象论》称之为“脾胃大肠小肠三焦膀胱者，仓廪之本，营之居也，名曰器，能化糟粕，转味而入出者也，……，此至阴之类，通于土气”，即认为三者均为土脏；《伤寒论·辨阳明病脉证并治》将胃与大肠称之为“胃家”，将大便秘结等症称之为“胃中干燥”（203 条）、“有燥屎在胃中”（217 条），“胃中必有燥屎”（215 条）等，进而认为大小承气汤等是治疗胃的重要方剂，具有“和胃气”（208 条）之功，甚至还专设“调胃承气汤”（207 条），可见，其将大肠已经列入胃中。《内经》将睡眠的关键责之于脾、胃、大肠，正是因为他们属于土脏，具有斡旋人体气机升降出入，为五脏枢纽之功，故后世医家治疗失眠等证亦常遵循《素问·逆调论》“胃不和则卧不安”并用“半夏秫米汤”（《灵枢·邪客》）以疗之，多从脾胃入手，这样的论述很多，此处不再引述。另外，中医学还认为人的睡眠与心、肝有密切关系，如张介宾《景岳全书·杂证谟》云：“盖寐本乎阴，神其主也。神安则寐，神不安则不寐”，唐容川《中西汇通医经精义·五脏所藏》也云：“夜则魂归于肝而寐，魂不安者梦多”。若此，人的睡眠，中医学未用五行学说予以划分，而仅用阴阳予以概括说明，其中卫气作用尤为重要，就脏腑而言与脾、胃、大肠最为密切，在神志活动里与心神、肝魂关系甚是密切。

（三）五脏与睡眠关系的考察

为了分析五脏与睡眠的关系，我们从临床病案角度进行了考察，着重研究了古今名医对睡眠异常所进行的治疗与方药组成。

1. 病案来源

以《名医类案》、《续名医类案》、《二续名医类案》（鲁兆麟主编，辽宁科学技术出版社，1996 年 9 月第 1 版）、《中国现代名医医案精华》（董建华主编，北京出版社，1990 年 7 月第 1 版）所有涉及睡眠失常症状的病案为基础统计。

2. 筛选分类

原计划将每一个症状单列，将治疗该症状所用的中药（即该症状所在病案的治疗药物）进行统计，并按其药物归经与脏腑相对应，以便了解古今医家对脏腑与睡眠失常关系的认识及其运用情况。由于所调查的古今医案对睡眠失常症状描述较为简单与模糊，用语多不一致，即使一类症状的描述也不统一，而相同用语的症状表述则十分散见，出现率极低，不便于统计。鉴于上述情况，我们只好以病案明确记载的症状为依据，并将相关症状进行归类如下：①不寐类：包括入睡困难、醒后难眠、多梦、梦语、梦游等症状。②嗜睡类：包括喜卧、多睡、难醒等症状。

根据上述所规定的症状，我们筛选出符合规定的病例共 115 例。

3. 统计方法

我们根据上述 115 份病例，各类症状用药规律及治疗中五行五脏系统出现的频率的统计，按以下方法进行：A. 将各类症状所用中药（按单味药统计）全部列出，每一诊按 1 个病案处理即记数 1 次，复诊者（按 2 个病案计）出现同一种药物则计数 2 次，依此类推。统计其出现的次数，再将出现次数占该类症状病例数20%以上者重新列表，由多到少依次排列，作为以下统计的基础。B. 据《简明中医辞典》（《中医辞典》编辑委员会编. 北京：人民卫生出版社，1980）列出每味药物所归之脏腑（即归经）。其中菖蒲《简明中医辞典》未载归经，则据《常用中药学》（成都中医学院编. 上海：上海科技出版社，1964）补入。C. 根据药物出现的次数统计药物所归入脏腑出现的次数，有的药物入2个脏腑或3个脏腑，则每个脏腑均单独计数。统计出各脏腑在某一类症状治疗中出现的频率，此频率计算以某一脏腑出现的次数占所有脏腑出现次数的百分比来表示。由于五行五脏代表了人体五大功能活动系统，故脏与腑相合即按系统统计该系统出现的频率，以重新列表表示，其中由于大肠和脾胃的特殊关系，我们将大肠和脾胃系统合并而论。D. 统计药物出现次数时，发现甘草出现的次数较多，而甘草1药，中医学家常认为其为使药，并不用作特殊治疗，故此次统计将甘草删除，当然其所入的脏腑也不再计数。E、由于嗜睡类仅有10例，样本太少，故仅列出主要治疗药物出现的次数，而未作五脏系统出现频率的统计。

4. 统计结果

按照上述方法，进行统计，各类症状用药规律及治疗中五行五脏系统出现的频率的统计结果见表1、表2。

表1（A）：治疗不寐类症状（共105例）药物出现次数及归经表

药物	远志	酸枣仁	茯神	半夏	陈皮	当归	茯苓	人参	生地	白芍	白术	菖蒲	竹茹	黄连	郁金	栀子
出现次数	48	39	38	38	36	36	35	34	32	27	26	25	24	24	23	21
归经	心肺脾	心肝胆	心脾	脾胃	脾肺	心肝脾	心脾肾	脾肺	心肝肾	肝脾	脾胃	心肝	肺胃	心胃大肠	心肝肺	心肝肺胃

表 1（B）：治疗不寐类症状五脏系统出现频率统计表

五脏系统	心系统	肝系统		脾系统			肺系统	肾系统	总计
		肝	胆	脾	胃	大肠			
出现次数	321	203	39	270	133	24	186	115	1291
		242		427					
出现频率（%）	24.86	18.75		33.08			14.41	8.90	100

注：利用两个样本率差别的统计意义检验（《医学统计方法》．上海医科大学出版社，1993 年 2 月第 1 版，1998 年 5 月第 4 次印，148 页）

①第一位脾系统与第二位心系统比较：$u=4.61$ 即 $u>2.58$ $p<0.01$ 两者有显著差别；

②第二位心系统与第三位肝系统比较：$u=3.76$ 即 $u>2.58$ $p<0.01$ 两者有显著差别；

③第三位肝系统与第四位肺系统比较：$u=2.97$ 即 $u>2.58$ $p<0.01$ 两者有显著差别；

表 2：治疗嗜睡类症状（共 10 例）药物出现次数及归经表

药物	陈皮	半夏	茯神	郁金	远志	白术	人参	栀子	茯苓	白芍	丹皮	木香	白矾	胆星	竹茹	黄连	龙齿	白薇	丹参	当归
出现次数	5	4	4	4	4	4	4	4	3	3	3	3	3	3	2	2	2	2	2	2
归经	脾肺	脾胃	心脾	心肝脾	心肺肾	脾胃	脾肺	心肝脾胃	心脾肾	肝脾	心肝肾	肝脾胃	肺脾胃	心肝肺	肺胃	心胃大肠	心肝	肝胃	心肝	心肝脾

5. 结果分析

从以上不寐类症状治疗的统计结果中，我们可以看出，脾胃系统出现的频率最高，占据第一位，心系统次之，肝系统再次之，最后是肺与肾。前两位脾胃与心系统为主，且与第三位肝系统之间有显著差异，说明调治脾胃与心是古今医家治疗不寐采用的主要手段。而肝列第三位，且与后两位肺、肾比较有明显差异，说明不寐与肝也有密切关系。这一结果与我们前面所述的睡眠与脾胃、心、肝关系密切正相吻合。嗜睡一症，虽然样本少未作频率统计，但从其治疗药物出现的次数来看，仍以入脾胃系统、心系统的治疗药物为主，也可以说明脾胃、心与嗜睡有一定的密切关系。

（四）有关五脏与睡眠关系的讨论

从上述内容来看，睡眠为自然界动物所共有的现象，从其过程而言无外乎寤、寐两个阶段，用阴阳阐释尚可完全。临床上造成睡眠失常的病因有很多，有先天不足、脏腑虚损、七情变化、外邪侵入等等，例如在《外台秘要》中就有“伤寒不得眠”、“虚劳虚烦不得眠”、“病后不得眠”的划分，在《素问·方盛衰论》中也有五脏气虚多梦的记载。但是究其根本原因，睡眠异常都与人体的脾胃系统、心系统、肝系统有着密切的关系。脾胃为五脏六腑之大源，化生水谷精微濡养全身，在营卫生成和运行方面的作用举足轻重，所以和睡眠关系尤为重要，从古至今，医家在治疗睡眠失常中多从调理脾胃系统入手，也是情理之中，值得一提的是，在睡眠方面，大家都注重脾、胃、大肠等“土脏”的共同作用，也是其特色之一，值得我们研究。心主神明又主血脉，不仅在神志活动中起关键作用，在睡眠中更是起主导作用；至于肝系统，由于肝藏魂，而魂“随神往来者谓之魂”（《灵枢·本神》）、“夜则魂归于肝而寐”（《中西汇通医经精义·五脏所藏》），魂和神关系密切，在睡眠中起协同作用。总而言之，人的睡眠和脾胃、心、肝等脏腑关系尤为密切，这为我们在临床上治疗睡眠异常提供了一些思路。

医案篇

一、病因临证发挥

（一）病因指要

《素问·至真要大论》云：“必伏其所主，而先其所因。”张介宾《类经》注谓：“伏其所主者，制病之本也。先其所因者，求病之由也。”言治疗方法固然有多种，或从本治、或从标治，或正治、或反治，但无论采用哪种治法，都必须制服疾病的根本证候，而要想认清其根本证候，就必须先弄明白引起疾病的原因。也就是说只有明确病因，才能认准证候，也才能据以确定适当的治疗方法。可见病因理论在诊治疾病中十分重要。

1. 《内经》对病因的分类

合理的分类是《内经》病因理论已臻成熟的重要标志。根据侵犯人体的途径、引起疾病的性质和部位，《内经》将各种致病原因分为阴阳两大类别，如《素问·调经论》说：“邪之生也，或生于阴，或生于阳。其生于阳者，得之风雨寒暑；其生于阴者，得之饮食居处、阴阳喜怒。”邪，泛指一切致病因素。前面阴、阳指人体内外表里不同部位。后述阴阳，多指男女性生活。凡从外受首先引起体表之病的原因便为“阳邪”，而引起疾病之初便在于里的各种原因，便为“阴邪”。

风雨寒暑，泛指气候突变，可归纳为风、寒、暑、湿、燥、火六气淫胜，称为“六淫”。这些因素自外而来，首先侵犯肌表，多发生“表证”，“恶寒发热”是其症状特点。若人体正气虚弱，邪气则可由表而渐次传入于里。阴邪自体内而生，包括饮食不当，先伤肠胃；喜、怒、忧、思、悲、恐、惊等情志过激，伤害五脏之气，《素问·阴阳应象大论》所谓：喜伤心、怒伤肝、思伤脾、忧伤肺、恐伤肾之类；劳倦太过，伤脾肺之气；房事不节，损伤肝肾。总之，阴邪伤人，开始即引起脏腑气机紊乱和脏气受损，其与阳邪致病先伤肌表形成明显对照，故《阴阳应象大论》云：“喜怒伤气，寒暑伤形。”至于六淫致病各有特点，阴阳喜怒各有所伤，《内经》亦有详论，如“风胜则动，热胜则肿、燥胜则干、寒胜则浮、湿胜则濡泻”以及寒则气收、炅则气热、怒则气上、喜则气缓、悲则气消、思则气结、恐则气下、惊则气乱；饮食自倍，肠胃乃伤；强力入房则伤肾等，可为临床治病、养生保健提供依据，此不赘言。

2. 病因的相对性

风寒暑湿燥火为天之常气，喜怒悲忧恐是人之常情，“饮食男女，人之大欲存焉”，这些是人类生存不可缺少的物质和条件，本不引起疾病。它们之所以成为引起疾病的基本原因，关键在于“过度”，或寒暑过度而为淫邪，或情志过激而脏腑逆乱，或饮食、房事失节而内伤，均是因超越人体生理所能适应的“限度”而生病，正如《素问·经脉别论》所说：“生病起于过用。”

超过“限度”便是病因，但“限度”却是相对的，它与人们的“个体差异”密切相关，在一定意义上说，人体正气的强弱、体质的阴阳、身体的状态，决定了这个“限度”。例如一般的气候变化对于多数人来说不引起生病，因而属六气正常范围，但少数人却可因此而生病，此时的六气对生病的人来说，则成了六淫之邪。即使是发生“流行性感冒”，也还是有人不患病，而患病人之中，也有轻重不同，正如《灵枢·五变篇》所说：“一时遇风，同时得病，其病各异。”所以然者，正是由于人体的正气强弱及体质差异所致。

人在患病之后，由于邪气与人体体质的阴阳性质相反，邪气的性质可以随人的体质而发生改变，即所谓“从化”。例如寒邪侵犯太阳经为太阳病，但若该患者阳气相对偏盛，则可传变为阳明热证，邪气从阳而化为热；湿邪犯人，其人阳偏盛，则可化为湿热甚至化燥，若其人阴偏盛，则成为寒湿。当邪气性质发生改变时，治疗方法必须随之而变，不可再根据原始病因的性质去治疗。不仅外淫有“从化”，内伤病亦有邪气性质以及疾病性质改变的情况，例如肝郁气滞证，可以发展为气郁化火证，进而变化为火热伤阴证，病之始因虽为气滞，但变为三个不同证候，治法则大相径庭了。

3. 审因论治与辨证论治

不同的病因引起不同性质的疾病，因而审察病因，采用不同的治疗方法，即所谓“审因论治”。但如前所说，病因是相对的、是可以变化的，因而临证时，不仅要了解引起疾病的原始病因，尤其要注意审察现实的病因，而现实病因则需从患者的临床表现加以分析。这一分析的过程，正是辨证的过程，因此说“审因论治”是辨证论治的一个方面。

有些疾病的证候表现，与原始病因没有明显的关系，这种情况更需要仔细审察其现实“病因”性质，并据以确定治疗方法。例如本书“湿热不攘为拘为痿”条下病例，为一头部外伤患者，肢体拘痿不能行动，但其现实表现为湿热邪气阻滞，因而用三妙散加味治疗获效。假若过分强调原始外伤病因，而用活血祛瘀或补肾养肝等法，则不会收到满意疗效。可见，“审因”重点在于从患者临床表现中审察病因。

（二）临证发挥

1. 风者善行而数变

《素问·风论》云：“风者善行而数变。”指出风邪致病的特点之一，是变化多样而迅速。因此治疗外风引起之病，应抓紧时机不宜延误，以防其“变”。

【临证应用】

举验（1）罗某，女，60岁，1979年冬季诊治。患牛皮癣数年，反复发作，奇痒难忍。就诊时头面四肢均有红色斑状癣，或散在，或连成片，并有抓破血痕。自诉略有缓解后，脱落白色皮屑甚多。食欲正常，大便偏干，2日一行。脉弦细略数，舌红略瘦，苔薄黄。

证属血虚受风，治以养血凉血散风。

紫草10克　丹参15克　赤白芍各10克　丹皮12克　连翘12克　金银花12克　蝉衣6克　蛇蜕4克　焦三仙各10克　荆芥6克　防风6克　五味子10克　全瓜蒌15克

6剂，水煎服。

1989年12月10日再诊：自诉服上方6剂后，牛皮癣即愈，近10年未发。近月来由于心情紧张，睡眠欠佳，又有发作。手臂及小腿处皮肤均有少量红色斑点散在。脉弦细，舌红瘦，苔薄白，大便调。

再以前方进退。

蝉衣6克　荆芥10克　胡黄连8克　紫草10克　赤芍10克　白僵蚕10克　丹参15克　银花12克　五味子10克　连翘12克　蜈蚣3条　生甘草6克

6剂，水煎服。

1990年1月17日再诊：药后基本痊愈，偶有皮肤出现红点作痒。

再以上方6剂，隔日1剂。病愈。

举验（2） 曹某，女，38岁。1987年11月22日初诊。"荨麻疹"反复发作数年，头身皮肤瘙痒起丘疹，以腰部最甚。某医院作"过敏试验"检查，对螨、灰尘等多种物质过敏。服扑尔敏有效，但因服该药出现困倦，影响工作和学习而停药，痒疹即作。欲服中药治疗。脉弦细，舌质略红，苔薄白。口干，纳可，大便调。

此风邪外袭之证，治以养血散风。

丹参15克　丹皮12克　金银花12克　连翘12克　紫草10克　五味子10克　蝉衣6克　防风5克　焦三仙各10克　杏仁10克　桔梗10克　天花粉12克　生甘草6克

10剂，水煎服，每日1剂。

12月20日再诊：服药后发作明显减轻，已不必服扑尔敏。但近日月事适至，荨麻疹又有发作。月经周期正常，无痛经，色略暗。详细询问，始知其病发作与月经周期有比较明显的关系。脉弦细，舌苔薄白。

治以疏肝养血，佐以散风。

柴胡8克　当归12克　赤白芍各10克　茯苓12克　丹皮12克　炒白术10克　桃仁10克　泽兰10克　薄荷4克（后下）　蝉衣6克　荆芥6克　炒栀子10克　生姜3片

6剂。水煎服。先服3剂，下次月经前5天开始再服，每日1剂。

随访1年未发作。

举验（3） 徐×，女，34岁，内蒙人，1987年11月25日诊治。患者于半月前因劝阻别人打架，被人隔棉衣在上臂咬了一口，当晚发现局部皮肤出现大片紫暗。又注意到自此每天刷牙时，牙龈均有出血，数日后遂到医院就医。经化验血小板4万，诊为急性原发性血小板减少，当即收住院。使用西药止血及大剂量激素治疗，效果不佳，且血小板日少，出血现象日重，每天需输200～400毫升血液，才能维持。遂发出“病危通知书”。家属征得医院同意，乃邀王教授往诊。其时，患者面色苍白微有黄色，九窍及皮下均出血，鼻孔用药棉堵塞，眼睛亦显红色，口角挂有黑色血痂。头痛而胀，心悸。舌质淡，苔薄白，脉浮弦数。血液化验：血小板1.5万。

阅其住院病历，除用西药外，亦不间断地服用凉血止血中药，取犀角地黄（犀角改用羚羊角）方意，加有棕榈炭、蒲黄炭等。

证属三焦郁热，外受风邪。治以散风清热，调畅三焦气机。用升降散（汤）加味。

片姜黄10克　蝉衣6克　生大黄3克　白僵蚕10克　苏叶10克　青皮8克

2剂，水煎分3次温服。西药照用，维持原剂量。停用其他中药。

11月28日再诊：九窍及皮下出血明显减少，头痛胀渐轻，昨日未输血，脉象渐缓。

上方加白茅根12克。3剂，煎服法同前。

12月2日三诊：出血基本停止，鼻孔已不必堵塞，数日未输血。血小板5万。病情平稳。效不更方。

继用上方，6剂。逐渐减西药。1月后血象正常，病愈出院。

两年后，1990年1月13日其家属自内蒙来电话称：该患者数日前因患感冒，咳嗽发热（体温达38.5℃），又见周身皮下有出血点，住院治疗。院方同意中西药并用。乃求一处方。

依据外感风热，邪郁营分，而用祛邪和营之法为治。

蝉衣6克　白僵蚕10克　生大黄1克　前胡6克　川贝母6克　片姜黄6克　芦根20克　淡豆豉10克　炒栀子6克　白茅根20克

4剂，水煎服。

1990年1月22日来电话：病情平稳，血小板近于正常值。

【发　挥】

风性善行，故其发病迅速之极，而且常常是飘忽不定，时发时止，临床表现变化多端。《风论》所谓“风者，百病之长，至其变化，乃为他病也。无常方，然致有风气也。”尽管其变化为他病，而且“无常方”，即没有一定的部位，但毕竟“致有风气”之因可以察知，并非不可捉摸。

前2例举验，虽然一为“牛皮癣”，一为“荨麻疹”，但都有风邪致病发止无时的特点，而且以瘙痒为主要症状之一。《灵枢·终始篇》云：“痛者阴也，”“痒者阳也”。阴指寒邪、血脉，寒令血脉凝涩不通，故为疼痛之症；阳指风热之邪、皮表络脉，风热在表，扰乱络脉不能畅达，故表现为“瘙痒”之证。所以治疗风邪在血络之病，必多用凉血养血之药，亦属于“治风先治血，血行风自灭”之例。因此，两个举验虽为不同疾病，但均用养血散风之基本方法而获愈。方中或用五味子、或用天花粉，是恐散之太过伤阴，故用以为佐。加用焦三仙、全瓜蒌，在于调畅肠胃，使里热从消化道排出，亦考虑到“食物过敏”因素。举验2发病又与月经周期有关，盖女子月事与肝血关系最为密切。患者肝气疏泄略有不畅，肝血略显不足，故每至经期，易感风邪而病复发。于是用逍遥散为主，重在疏肝养血和血，而获效。

举验（3）医院诊为“急性原发性血小板减少”，而单纯用西药无效，邀为诊治。九窍出血，名为“大衄”，历来多认为属“不治”之症，西医统计也认为绝大多数死亡。传统医学文献多载该病之因为“内热”，而有虚实之分，或谓气虚不能统摄所致。持外邪为致病之因者很少，惟见唐容川《血证论》云：“大衄者，九窍出血之名也。此非疫疠，即中大毒，人身止此九窍，而九窍皆乱，危亡之证，法在不治。”经详细了解病情，揣其发病的直接诱因为被“咬伤”，因此认为虽以内热为本，但亦有风邪外袭伤及血脉为标。对此病因、病机的认识，可由其在第二次发病时，先有“感冒”的过程，得到进一步证实。因此，取升降散为主方，加减作汤剂施用。方中加散风之苏叶、理气之青皮、凉血止血之白茅根，而获出奇的效果。以此法治病，王教授亦称是从师所得，而原方升降散，则出自《伤寒温疫条辨》一书。书中谓此方治“表里三焦大热”之证，言片姜黄、生大黄主降，蝉衣、僵蚕主升，使人身气机升降，清除热邪。但我们看到蝉衣、僵蚕亦有散风之功，故用来既清表里三焦大热，又散风邪。

用此方加减，王教授亦曾治一慢性原发性血小板减少的年轻妇女，该患者已病 4 年，在服用激素情况下，血小板仅 4 万。用上方加减，血小板逐渐增加，而渐减激素。半年后停用西药，血小板增至 13 万，次年顺产一婴，母子无恙，数年未复发。当然，出血之病以热证为多（虽分虚实），确是客观存在，只是不能一律看待。又有“血小板减少”一病，中医辨证当分寒热虚实，在经在脏，而分别施治，绝非升降散一方，而可以包治该病。

2. 劳汗当风寒薄为皶痤

《素问·生气通天论》云：“劳汗当风，寒薄为皶，郁乃痤。”皶，同齇，生于鼻，红赤痛痒，俗谓酒糟鼻。痤，即痤疮，多生于面部，形如豆，常见于青年人。因劳而阳气动，玄府开而汗出，卒受寒邪外束，卫气闭郁，久而化热，生成皶与痤。

【临证应用】

举验 琚某，女，31 岁，1988 年 12 月 16 日诊。面部生痤疮多年，久治未愈，疼痒不舒。就诊时戴一大口罩，以防风寒及面容不雅。观之，以鼻为中心，涉及两颧、上下口唇四周，遍生红赤痤疮，小者如绿豆、大者如豌豆，有渗出液。曾到某医院诊治，给以白色软膏外涂，瘙痒略有缓解，但病势不退。心烦，面赤，带下量多而黏，大便调。舌红苔薄黄腻，脉濡略数。

病由外邪侵袭，卫气内郁化热所致，治以疏风清热凉血。

荆芥 6 克　香白芷 5 克　炒栀子 10 克　防风 5 克　薄荷 4 克　川芎 10 克　黄芩 15 克　赤芍药 12 克　粉丹皮 12 克　荷叶 8 克　炒苍术 10 克　车前子（包）10 克　生甘草 6 克

5 剂，水煎服，每日 1 剂。忌食辛辣油腻及酸味饮食。

12 月 22 日诊：痤疮明显减轻，来诊时未戴口罩，痛痒亦减，仍带下多，脉舌同前。

上方加浙贝 10 克、当归 10 克、苦参 10 克，7 剂，服法及忌口如前。

服后痤疮消失，带下正常，别无不适而愈。

【发　挥】

皶与痤均属卫气被风寒外束，内郁于皮肤而成。既由外邪束表而来，治疗亦应疏散风寒之邪；病由卫气被郁而热，故治疗之法，重在清热；郁热阻滞营气不行，而生皶、痤之红肿或痛，故应凉血活血；病由汗出被郁而发，有湿气在表，亦当祛湿。本例用荆、防、芷散其风寒，栀、芩、薄等清其郁结之热；丹皮、赤芍凉血；苍术、车前子祛湿。复诊加入药味，正是《金匮要略》治妇人小便难之当归贝母苦参丸成分；因其“小便难”与本例带下多的病机一致，均属血虚而有湿热，故选用之获效。

唐·王冰注解为皶、为痤句经文时指出，此病的产生与皮下脂液凝聚有关，谓：“时月寒凉，形劳汗发，凄风外薄，肤腠寒居，脂液遂凝，蓄于玄府，依空渗涸；皶刺长于皮中，……俗曰粉刺，解表已。”“痤谓色赤郁愤，内蕴血脓……此阳气内郁所为，待软而攻之，大甚焫出之。”

又有面部色素沉着，黑斑如云，虽并非外邪引起，但亦多与痰湿郁热有关，同样可用宣郁化浊之法治疗，药如川芎、白芷、苍术、炒山栀、杏仁、浙贝之类，可以选用。若在女子而有月事不调者，则应在调经的同时，配合宣郁之药。

3. 劳风咳青黄涕

《素问·评热病论》云：“劳风法在肺下，其为病也，使人强上冥视，唾出若涕，恶风而振寒”，“咳出青黄涕，其状如脓，大如弹丸”。其病因肾气本虚，复劳汗出受风，外邪袭肺而为病。太阳经气不利故项背强、目视不明；邪留肺中，津液不得布散而为痰浊，因有风邪故表虚恶风寒。

【临证应用】

举验 田某，女，27岁，1990年10月24日初诊。喘咳5年，屡经诊治，或诊为“过敏性哮喘”，或诊为“喘息性气管炎”，曾用消炎药及强的松治疗。现服氨茶碱，必要时用止喘喷雾剂。现症气喘咳嗽，痰黏稠量多色白兼有青黄，成块如脓状，有咸腥味，有时带血丝。咳剧时遗尿，咳声重浊。大便有黏液，不成形，日二三次，小便量少。脉弦滑，舌暗红，苔薄白腻，满布舌上。

证属肾虚肺实，痰湿壅阻，宜先治其标，宣肺利大肠，用千金苇茎汤加味。

芦根15克　生苡仁15克　桃仁10克　杏仁10克　冬瓜子12克　鱼腥草15克　前胡12克　炙麻黄5克　桑皮叶各10克　泽兰10克　天花粉12克　生甘草6克　炙杷叶10克　净地龙12克

6剂，水煎服，每日1剂。

10月31日二诊：咳嗽喘息均明显减轻，近日未使用氨茶碱及喷雾剂止喘。痰中腥味已除，咽痒，大便成形，无黏液，小溲较前通畅。咳时仍遗尿。

上方加减，配合益肾之品。

北沙参12克　芦根12克　桃杏仁各10克　炙麻黄5克　桔梗10克　天花粉12克　鱼腥草12克　肉桂1克　菟丝子12克　桑皮叶各10克　地龙12克　生甘草6克

10剂，每日1剂，水煎服。嘱其预防感冒，勿过劳累。

【发　挥】

"劳风"咳出青黄色痰，其状如脓，大如弹丸，确属痰热内壅之证。又见"恶风振寒"表明有表证存在，此病可见于西医支气管扩张急性感染阶段，属《金匮要略》"肺痈"范畴，后者云："何以知此为肺痈……风中于卫，呼气不入；热过于营，吸而不出。风伤皮毛，热伤血脉。风舍于肺，其人则咳，口干喘满，咽燥不渴，多唾浊沫，时时振寒"，所述症状与《内经》"劳风"相近。

临床治疗痰盛咳喘之病，见其痰有腥臭味者，便可选用千金苇茎汤为主，加减施治。该例本虚标实，因其痰盛，乃先治其标，而以苇茎汤为主治之。数剂后标症明显缓解，乃渐加肉桂、菟丝子等益肾之药。若补之过早，恐碍邪气排出。治疗虽然有效，但若欲此病痊愈，尚须较长时间的调养。

又《内经》无“痰”字，凡“痰”皆统称之为“涕”。故劳风之病谓“咳出青黄涕”，《素问·宣明五气篇》谓肺之液为“涕”。《素问·咳论》谓咳“皆聚于胃，关于肺，使人多涕唾。”诸篇所言之“涕”，皆包括痰与涕两个方面。

4. 风水（肾风）

《素问·水热穴论》云：“勇而劳甚则肾汗出，肾汗出逢于风，内不得入于脏腑，外不得越于皮肤，客于玄府，行于皮里，传为胕肿。本之于肾，名曰风水。”《评热病论》又因“风水”本之于肾，而谓“名曰肾风。”《灵枢·论疾诊尺篇》描述其症状为“目窠上微肿，如新卧起状，其颈脉动，时咳，按其手足上，窅而不起者，风水肤胀也。”

【临床应用】

举验（1） 李某，女，26岁，1989年10月20日诊。患者4个月以来全身浮肿，头面为甚，有汗。心情抑郁，常感悲苦，睡眠不实多梦，精神不能集中，学习与工作颇感困难。月经尚调，大便偏干，小便正常。舌质略红，苔薄白，脉弦。按其头面及下肢，呈1～2度可凹性水肿。尿常规及内分泌检查，均属阴性。

证属肝胆郁热为本，风水为患是标。拟先治其标，用发散风邪，去水清热法。方选越婢汤加味。

净麻黄10克　生石膏30克　杏仁10克　生甘草6克　郁李仁12克　大枣12枚

3剂，水煎温服。服药后温覆，取微汗。

再诊：药后水肿全消。改用柴芩温胆汤加味，以调肝胆郁热。治疗月余，疾病痊愈，学习与工作已无困难。

举验（2） 侯某，男，12岁。1986年5月诊治。患儿于2月前因周身浮肿、少尿，就近到内蒙某盟医院诊治。诊断为“急性肾小球肾炎”，用西药口服及输液治疗。症情虽有缓解，但浮肿及尿检查均未能恢复如常，遂来北京医治。就诊时，查其咽部微红，舌质红略暗，舌苔薄黄。周身轻度浮肿，下肢为明显。有汗，腰不痛。血压146/100毫米汞柱；尿检：蛋白＋＋＋，红细胞＋＋，白细胞＋。

此为内有郁热，外受风邪之“肾风”病。治以清热散风行水，佐以和血。方用越婢汤合麻黄连轺赤小豆汤加减。

麻黄粉1克（冲服） 桑白皮12克 生苡仁12克 杏仁10克 连翘12克 赤小豆12克 生石膏20克 丹皮10克 红花10克 生甘草4克 大枣12枚

4剂，水煎温服。

4日后再诊：服上方1剂后夜间排尿约1000毫升，次日浮肿即消。无不适。血压120/90毫米汞柱。脉渐缓，舌苔薄白。尿常规：蛋白＋＋，红白细胞少许。

家属要求带药回内蒙。乃用上方加倍量，共研为末，沏水代茶饮。每日用2次药，每次4克。另每天服1丸六味地黄丸，早晚分服。服药3周，复查。

1年余后，其家属来京告知，患儿如法服药20余日，再查时血压、尿常规已无异常，临床症状尽去。现已上学读书。

举验（3） 杜某，男，35岁，1985年12月27日诊。自诉于1985年10月末发病，浮肿，腰困重，头晕。经山西省某医院诊断为“急性肾小球肾炎”，住院治疗。曾用青霉素、双氢克尿塞、苯丙酸诺龙、肾必安等药，效果不佳，遂来京诊治。现症浮肿，尿少，腰困重，头晕。脉沉弦，舌质暗红，苔薄黄。尿检：蛋白＋＋，红白细胞＋。血压140/100毫米汞柱。

此属肾风之病，治以清热散邪，宣发郁热。方选麻黄连轺赤小豆汤加减。

麻黄粉1克（冲服） 金银花12克 连翘12克 桔梗10克 天花粉12克 赤小豆12克 桑叶10克 炙杷叶10克 生苡仁12克 白花蛇舌草12克 杏仁10克

水煎服4剂，每日1剂。忌食无鳞鱼、虾、动物肝脏及一切辛辣发热之物。

1986年1月4日二诊：服药1剂，当夜排尿约2000毫升，次日浮肿即消。仍有腰困重、头晕。尿检：蛋白＋＋＋，红白细胞各少许。血压140/100毫米汞柱。

上方再进4剂。服法忌禁如前。

1987年1月10日三诊：腰困重减轻，服药后半小时，仍有头晕。尿检：蛋白＋＋，红白细胞各少许。130/100毫米汞柱。

上方加夏枯草12克，4剂。服法同前。

1月15日四诊：腰困重明显减轻，头晕已去，无浮肿。尿检：蛋白＋，红细胞3～6。血压：120/90毫米汞柱。

原方去桔梗，加益母草12克。

因时近“春节”，在我处门诊治疗不便。患者伯父为某医院院长，建议病人住院治疗。半月后患者曾从医院来我处，云住院期间服用中药补肾剂，尿蛋白又升为＋＋＋，再求我开方与所住医院中药同服。遂与一方，未能随访。

【发　挥】

《内经》所称“风水”或“肾风”之病，其主要症状是“浮肿”，而其病因病机，常由于“勇而劳甚则肾汗出”，玄府开，阳气动而内热，外受风邪。肾乃水脏，风扰水动，而为肾风水肿之病。然而，由于肺主皮毛，外邪侵入人体，多从皮毛而入，故该病亦常见有“感冒”在先，水肿继之的表现。治疗时，急当散风清热为主，兼用利肺气之法。以上所举验案，均用了越婢汤，该方出自《金匮要略》，书云：“风水恶风，一身悉肿，脉浮不渴，续自汗出，无大热，越婢汤主之。”方中以麻黄配生姜宣散水湿，配石膏清肺胃之郁热，配甘草、大枣补中益气，土健则水可制。

举验（1）患者本有轻度“抑郁症”，而后生“水肿”，拟先治其标，遂予越婢汤方加味治之。所加杏仁、郁李仁是标本兼顾之意，因风水病涉于肺，杏仁利肺气则可治标；既利肺气，则可“佐金平木”，而治肝胆气郁“抑郁”之本。郁李仁者，顾名思义，知其有“解郁”治本之功，而该药又有润便、行水治标之效。在临床实践中，屡见中、青年妇女周身浮肿、身倦乏力，而别无其他症状，应用西医各种检查手段，常无阳性发现者。此类病症，除有属于脾虚不能制水，即“诸湿肿满，皆属于脾”之外，以属“风水”者为多。用越婢汤数剂，其肿可消，有的可数年不复发。即使本属脾虚，但兼夹水邪之证，亦可先用该方消其肿，再以健脾益气方药缓图其本。而健脾益气药的剂量，一般不宜过大，以防“致邪”。

后2例，在其发病之初均为“急性肾小球肾炎”，但辗转至本人接治时，恐已属“亚急性期”。因其仍有“风水”证候存在，故而用宣散风水，清热祛邪之法为治，疗效尚属满意。方中用麻黄连轺赤小豆汤，清热而祛水湿，此方见于《伤寒论》，原为治湿热黄疸而设，与越婢汤方相合，使清热祛水湿之力增强。我们用此方治疗“肾性水肿”时，其中麻黄习用粉末冲服，这样药量虽小，而宣肺利尿之力却强于入煎剂。方中银花、连翘（代连轺），善于宣散风热邪气，从西医观点来看，急性肾小球肾炎属于链球菌感染所诱发的免疫性疾病，而其感染灶以咽部炎症最多见。咽部的急性炎症，再兼发热恶风等症，正符合中医辨证的“风热证”，而银花和连翘则是治疗风热表证的首选药物。白花蛇舌草、生苡仁亦有清热解毒、祛除湿邪之功，我们常用之来治疗“肾炎”而未见明显虚象的证候。

当然，“肾炎”一病情况很复杂，以中医辨证有表里虚实寒热之分，除有上述属风水者外，常见的有肺气失宣、瘀血、脾肾虚等证候类型。临床应以辨证准确为治疗的唯一依据，不能以固定成见，专一使用某方而欲通治所有“肾病”，否则必然造成不良后果。举验（3）杜氏案，经过我们治疗后已见功效，奈何他医滥施补剂，正与越婢汤、麻黄连轺赤小豆汤方意相反，以致病情转甚，未能随访随治，殊为遗憾。

5. 犯大寒头痛

《素问·奇病论》云：“人有病头痛以数岁不已，此安得之，名为何病？岐伯曰：当有所犯大寒，内至骨髓，髓者以脑为主，脑逆故令头痛，齿亦痛，病名曰厥逆。”外受大寒之邪，深入脑髓，因而头痛甚剧。

【临证应用】

举验（1） 王某，男，34岁，1977年1月诊治。天气严寒，夜降大雪，晨起到院中扫雪，约10分钟，即感眼前冒金花，视物不清，旋即头剧痛。遂卧床并服止痛片无效，半小时后痛势越甚，邀余诊治。患者平素身体健康，无头痛史，脉沉，舌苔薄白。

此寒邪外中之证，急以散风寒之法治疗，予川芎茶调散（汤）加减。

川芎12克　荆芥10克　防风6克　白芷5克　羌活10克　薄荷4克（后下）　大枣7枚　生姜5片　细辛3克

1剂，水煎立饮，饮后覆被取微汗。

20分钟后微汗出，头痛止。病愈。

举验（2） 王某，男，50岁，1990年12月15日诊治。左目至头痛半年余，每天晨起遇凉风疼痛尤甚，有跳动感。舌胖苔薄白，脉细略数。某医院检查诊断：双目轻度白内障、左颈动脉痉挛。治疗无效。

证属风寒外袭，久郁微见化热之象。治以散风寒，通经脉。予川芎茶调散（汤）加味。

川芎12克　荆芥10克　北细辛3克　香白芷6克　羌活10克　紫丹参12克　霜桑叶10克　大枣7枚　生姜3片　薄荷4克（后下）　防风5克

3剂，每日1剂，水煎服。

12月19日复诊：服上方2剂头痛即止。转诉经检查血液黏稠度过高，要求服中药。乃予化痰浊、行瘀血之方，三子养亲汤加味。

苏子10克　白芥子6克　炒莱菔子10克　槟榔10克　大腹皮10克　水红花子10克　丹参15克　杏仁泥10克　焦三仙各10克　砂仁6克

20剂，水煎服，每日1剂。

此系王教授外出期间诊治，滞留半月内患者头痛病未发。其血黏度是否降低未详。

举验（3） 格文桑，女，61岁，1991年8月5日诊。此系王教授暑期在内蒙集宁市经治。患者头痛40年，或左或右，时轻时重，近年痛势加重。头痛重时伴有恶心呕吐，四肢厥冷。平素胃脘不舒，吞酸厌食，恶闻食臭，只喜闻酒气，二便尚调。舌苔薄黄，脉濡滑。西医诊断为“血管扩张性头痛”。

先以舒肝和胃之法调其中焦，方用柴芩温胆汤合左金丸加减。

川水黄连5克　黄芩12克　吴茱萸5克　北柴胡8克　炒栀子10克　姜半夏10克　淡竹茹8克　香白芷5克　伏龙肝50克　青陈皮各6克　焦三仙各10克

4剂，水煎温服，每日1剂。

8月10日二诊：胃脘不适及泛酸减轻，食欲略有好转，余症同前。

继用上方3剂。

8月13日三诊：恶心、吞酸及胃脘不适大有减轻；食欲渐佳。头痛依然，苔薄白，脉弦滑。

改进通经散寒之法，用川芎茶调（汤）加减。

川芎 10 克　北细辛 3 克　荆芥 6 克　白芷 5 克　薄荷 4 克（后下）　大枣 7 枚　赤芍 12 克　石菖蒲 15 克　桂枝 6 克　生姜 3 片　绿茶一小撮　生甘草 6 克

每日 1 剂，水煎分温再服，共 4 剂。

8 月 17 日四诊：头痛明显减轻，脉弦，苔薄白。再以前方加减。

川芎 10 克　北细辛 3 克　荆芥 6 克　白芷 5 克　薄荷 4 克（后下）　大枣 7 枚　柴胡 8 克　炒栀子 10 克　黄芩 10 克　生姜 3 片　绿茶一小撮

4 剂，煎服法同前。

服后病愈。

【发　挥】

寒邪性主收引，易伤人阳气，感之则常致血脉凝涩而现剧烈头痛，当急用温通散寒之法治疗。

举验（1）患者于温暖环境之中突然外出，寒邪侵袭发病，头痛虽剧，但病证尚轻浅，因而以川芎茶调散加减 1 剂而愈。以西医观点分析，似属因寒冷刺激引起血管痉挛所致。

举验（2）病因与西医诊断均很明确，即寒冷引起颈动脉痉挛，但服用中西药物均无疗效，推测其所服中药可能是活血化瘀之类。所以无效的原因，在于温通散寒之力不足。血得寒则凝，得热则行，是以欲通其经必先散其寒。此患者虽见“略数”之脉，兼有化热之象，用药应少佐辛凉疏散之桑叶、薄荷，但毕竟以细辛、荆芥、川芎、白芷、羌活等温散之品为主。待其寒邪散去之后，再调其虚实诸证，此亦属于“急则治其标，缓则治其本”之例。

举验（3）患者身居严寒地区，头痛已 40 有年，但因尚有胃脘不适之疾，依其脉证，先治中焦，亦符合仲景先治新病、后乃治其固疾之论。然该例头痛西医确诊为“血管扩张性”，亦以川芎茶调散为主治愈。于此可知，此方既能治血管痉挛性头痛，又可治血管扩张性头痛。其实，以我们临证所见，有不少中药方剂，对人体功能具有“双向调节”作用。

6. 暑热伤气

《素问·阴阳应象大论》曰：“热伤气”。《素问·刺志论》云：“气虚身热，得之伤暑”。暑邪与热邪能伤害人体的气。而夏季多暑热也最易耗伤人体之气，又使人多汗，以致津气两伤。

举验（1） 时某某，男 17 岁，河北人。2005 年 6 月 27 日诊。患者两天来头晕、乏力，口渴喜饮，气短汗出，恶心，体温 38.5℃，小便短赤，大便溏泄。

此为感受暑热邪气，暑伤津气兼夹湿邪之证。予王孟英《温热经纬》清暑益气汤加减，清暑益气阴，化湿健脾。

石斛 12 克　生石膏 30 克　知母 10 克　竹叶 4 克　西洋参 10 克　黄连 5 克　荷叶 12 克　麦冬 12 克　生甘草 10 克　藿香 10 克　生姜 3 片　陈皮 10 克　茯苓 12 克　半夏曲 12 克

2 剂。水煎服，每日 1 剂。病愈。

举验（2） 赵某某，男，4 岁，天津人。2005 年 7 月 11 日诊。患者 4 天前突发高热，体温 38.5℃～39.5℃。到当地医院治疗，化验 WBC：3300，予抗病毒及抗生素静脉输液，无效。到北京某儿童医院，仍给予上述同类药物治疗，无效。医院建议住院观察治疗。家属不想住院，遂来我处诊治。就诊时患儿高热，头痛，呕吐，咽痛，不思饮食。微汗出，项不硬，大便通。指纹紫过气关，舌红苔中部薄白腻。

诊为暑热为患。予王氏清暑益气汤加减，清暑益气，宣发郁热。

西洋参6克　麦冬6克　竹叶3克　滑石8克　生石膏20克　知母6克　荷叶6克　荆芥4克　防风4克　炒栀子5克　银花10克　锦灯笼6克　生甘草4克

3剂。水煎服，每4～5小时服1次。当晚10时第1次服药，至次晨4时，体温降至37℃。3剂药服完，2天病愈。

【发　挥】

暑为阳邪，性炎上，侵犯人体多表现为身热、心烦、面赤等阳热症状；暑性升散，易上扰心神及头目，出现头晕痛、目眩、心胸烦闷；并现腠理开泄而多汗。《素问·举痛论》曰："炅则气泄。"汗出过多，不仅伤津而且耗气，故临床除见口渴喜饮、尿赤短少等伤津之症外，往往可见气短、乏力。《素问·刺志论》曰："气虚身热，得之伤暑"。暑季气候炎热，热蒸湿动，故暑邪致病多夹湿邪为患。

王氏清暑益气汤是王孟英针对夏月暑邪伤人，导致身热汗出，口渴心烦，体倦少气，脉虚等气津两伤而创立的方剂。如其著作《温热经纬·卷四·三十八》中所说："此脉此证，自宜清暑益气以为治，……以（此方）清暑热而益元气，无不应手而取效也。"本方由西洋参、石斛、麦冬、黄连、竹叶、荷梗、知母、甘草、粳米、西瓜翠衣组成。方中西洋参益气生津，养阴清热，对于治疗感受暑热邪气，高热汗出而导致的气津两伤之证，有奇特的疗效，故为君药；配合西瓜翠衣、荷梗清热解暑；石斛、麦冬养阴生津；黄连、知母清热泻火；竹叶清热除烦；甘草、粳米益胃和中。

举验（1）患者感受暑热邪气，故见气短乏力，口渴汗出。因患者是年轻人，体格健硕，当暑热邪气与体内正气相搏，则可出现高热之症；同时又有大便溏泄脾虚兼夹湿邪之象。因此治疗时，于王氏清暑益气汤中去西瓜翠衣。加入清热泄火的石膏，和胃止呕利湿的陈皮、生姜、茯苓、半夏曲及芳香醒脾化湿的藿香。使暑热得祛，气阴得复，脾健胃和而病愈。

举验（2）中因小儿为稚阳之体，又感受暑热之气，故有高热。而前医只见化验白细胞低及高热就认为是病毒（而患者颈项不硬，无脑膜刺激征，则排除了病毒性脑炎可能性）或有炎症，予抗病毒及消炎药物治疗，不知此为中暑，故而无效。此患儿感受暑热，因此治疗用药时，重用清热之品，兼以宣化郁热。于清暑益气汤方中去石斛、黄连、西瓜翠衣。以滑石配伍甘草，清热止呕；滑石配石膏对于暑热证热重于暑者有良效；又用栀子清热除烦；锦灯笼、银花利咽喉，而清热解毒；荆芥、防风宣散郁热，使热邪从表而解。虽然其证急重，但诊断准确，用药得当，故而速效。

7. 痛者阴，痒者阳

《灵枢·终始》篇云："病痛者阴也，痛而以手按之不得者阴也，深刺之。病在上者阳也，病在下者阴也。痒者阳也，浅刺之。"从此经文针刺浅深看来，"痒"者病位浅而属阳，"痛"者病位深而属阴。针刺与用药之理相同。

【临证应用】

举验（1） 刘某，女，47岁，1987年6月10日诊。左下肢疼痛2年余，入夜则痛尤甚，难以入睡，且自觉该下肢怕凉。午后足胫部浮肿。经某医院检查：左下肢血流偏低。其两下肢肤色及皮温度无明显差异。脉左弦、右涩，舌质红暗有瘀斑，苔薄白。

血行瘀滞，不通则痛，故有此证。

治以活血通经。

蒲公英20克　紫花地丁15克　桃仁12克　土茯苓20克　广地龙12克　红花10克　川牛膝12克　鸡血藤15克　丹参15克　制乳没各10克　茯苓15克　赤芍12克　熟附片8克

北细辛3克　独活8克

6剂，水煎温服，每日1剂。

6月17日二诊：药后下肢疼痛明显减轻，夜间已能入睡。怕凉亦减，午后下肢未见浮肿。脉弦缓，右寸弱，舌暗苔薄白。

前方加减。

炙黄芪25克　蒲公英20克　地丁20克　连翘12克　金银花12克　全当归15克　丹参15克　广地龙12克　路路通10克　红花12克　川牛膝12克　北细辛5克　独活10克　云茯苓12克　熟附片12克

6剂，煎服法同前。

药后诸症悉除。

举验（2） 赵某，女，38岁，1987年4月29日初诊。半年来头皮瘙痒难忍，每日洗浴仍不可止。伴有心烦急躁、口干苦、腹胀、睡眠不实。大便干，六七日一行。观其头发茂密，无头屑及过多油脂。脉弦细，舌红苔薄黄略腻。

此乃胃家实、肝血虚，阳邪为患之证。

治宜调畅中焦、养血散风。方用升降散加味。

蝉衣6克　白僵蚕10克　片姜黄6克　生大黄3克（后下）　焦三仙各8克　粉丹皮10克　紫丹参15克　赤芍药12克　紫草10克　春砂仁5克　清半夏10克　桔梗10克　浙贝母粉2克（冲服）　花粉12克　生甘草8克

6剂，水煎温服，每日1剂。忌食辛辣、油腻及无鳞鱼等发热之物。

药后头痒全消，食欲改善。病愈。

【发　挥】

举验（1）下肢疼痛属于血行瘀滞的证候是很明显的，如舌暗有瘀斑、脉涩等，参考原检查血流偏低，亦当属不通而痛之象。又其左脉弦，则是疼痛的脉象表现。治法以活血通经为主，而诸证悉除，正是《素问·举痛论》“通则不痛”之理。方中之所以用蒲公英及紫花地丁等清热解毒类药物，是因其舌质虽暗，但仍偏红，恐其内蕴毒热之故。然而血得温则行，遇寒则凝，是以又用熟附子温阳、细辛通经。用茯苓、独活者，意在使药行于下肢，令浊气渗利而出。其余诸药皆为活血通经之品，俾血和经通而痛除。我们用此类方药治疗下肢静脉炎，亦每获良效。此病例为门诊患者，近期疗效显著，但不曾长期随访，亦未知其下肢血流变化情况。然而其证属阴，病在血脉之中却是无疑的。

举验（2）舌红、脉弦细、心烦、口苦诸症，显系肝血不足而有热之象，故用丹皮、赤芍、紫草、丹参养血凉血，兼达皮表等药。选用升降散者，用其调畅气机，而僵蚕、蝉衣功可散风而兼止痒，生大黄泻下而通畅阳明。砂仁、半夏、焦三仙调中焦之滞，以治腹胀、纳差、舌苔略腻之症。天花粉则清凉入胃，以缓其热，又制约半夏、砂仁之燥烈。又取浙贝母、桔梗，意在调肺，因肺主皮毛而主人身之上部，此亦遵《终始篇》：“从腰以上者，手太阴、阳明皆主之”之旨。

“痛”与“痒”的分证，虽均有寒热虚实之别，但概括言之则痛以实证、寒证为多，而痒以热证、虚证常见，且痒之部位多居于表。是以《素问·举痛论》中所列14种疼痛，除一种属热之外，其余皆属寒气所致。又《灵枢·经脉篇》关于任脉为病亦云：“实则腹皮痛，虚则痒搔。”以痛者为实，痒者为虚。《灵枢·刺节真邪篇》谓：“虚邪之中人也……搏于脉中，则为血闭不通，则为痛……搏于皮肤之间，其气外发，腠理开，毫毛摇，气往来行，则为痒。”亦以邪在皮肤之间部位浅表，且“往来行”者而见痒症。

8. 阳明司天咳血白

《素问·至真要大论》云：“阳明司天，清复内余，则咳衄嗌塞，心膈中热，咳不止而白血出者死。”张介宾注云：“卯酉年阳明司天，以燥金之客，而加于木火之主……肺伤极则白血出，盖血竭于肺，乃为白涎白液，涎液虽白，实血所化，故曰白血出者死。”阳明司天则燥气过胜，火热乘之，更伤肺阴，故咳而白色涎液出，谓之“白血”。即使不在卯酉之年，燥咳亦为常见之证。

【临证应用】

举验 阎某，女，22岁，1984年夏季诊治。此年暑期王教授外出，途经某地在朋友家暂住，其处阎氏女子久咳不已，并求为之诊治。患者自去年秋季感冒后咳嗽不除，久用青霉素及中药治疗无效。视其所服中药处方，皆为辛温止咳化痰之品。其咳声尖锐，语音嘶哑，痰少难出，时咯出白色泡沫。面白颧红，形体瘦削，伴有五心烦热，饮食减少，大便偏干。舌红而瘦，脉弦细数。月事量少，渐错后期。

此为肺阴大伤，将及肾脏之证。急用养阴润肺治法。选清燥救肺汤加减。

北沙参15克　麦门冬12克　杏仁10克　炙杷叶10克
桑白皮12克　桑叶10克　胡麻仁10克　阿胶10克（烊冲）
玉竹10克　生地黄12克　炙甘草10克　玄参12克

水煎服，每日1剂，连服5剂，有效再服5剂。

处方后王教授即离开该地，事后得知患者药后病情明显减轻，并在2月内完全康复。

【发　挥】

因燥邪引起的咳嗽多发生在秋季，因此时气候清凉干燥，又与肺气相通之故。《内经》有：“燥淫于内，治以苦温”之说，是从火能克金的角度讨论问题。但“燥”邪致病，最易伤阴而化火热，所以临床所见燥咳，多已不宜再用苦温发散之法。明·喻昌根据实践体会撰《秋燥论》一文，提倡以甘凉养阴之法以治燥证，制有清燥救肺汤等方，于干咳无痰舌红少苔之证用之疗效甚著。

即使咳嗽之病已无外邪，如所谓慢性支气管炎，亦常见有咳嗽少痰，或咯白沫痰者，多属肺阴虚或肺肾阴虚之证，若兼见舌红脉细则更是阴虚无疑，当用养阴之法治疗，断不可见其痰色“白”，而误认为是寒证，反用温散之品。若误用之，必如该例青年女子，久病更伤阴精。所以《内经》特指此类痰涎色白为“白血”，以警后人。

又燥咳的辨认，除舌苔脉象及痰涎多少等情况外，因其津液受伤，故咳声尖锐，与痰湿咳嗽声音重浊呈明显对照；其语声亦因久咳少津而嘶哑，乃“金破不鸣”之象，亦与风寒咳嗽偶然引起之语音不出有所区别。

9. 因于湿首如裹

《素问·生气通天论》云：“因于湿，首如裹。”言人体中阳气不足，因而感受湿邪，使清阳之气更受阻碍，不能上升于头，出现头重而胀甚至昏蒙，如以物包裹之状。

【临证应用】

举验（1） 郭某，男，24岁，大学生，1974年诊。患者自诉3年来头昏困重，嗜睡。每天早晨因沉睡而听不到起床铃声，上课时亦伏案而酣睡不醒。因身为学习班长，遂自己极力控制，但不能自持。曾服用健脾益气、活血化瘀等中药无效。询其起病经过，谓数年前服兵役时，曾在南方某地驻军，每天晨起操练后均到清水溪洗浴，约半年后渐感头身困重。复员上大学后，症状加剧。尚有后背发凉，如以冷水喷洒样感觉。脉象缓，舌苔薄白。食欲正常。大便调。

证属湿邪困表，治以解表祛湿。方用羌活胜湿汤加味。

羌活 10 克　独活 10 克　蔓荆子 12 克　川芎 10 克　防风 6 克　生苍术 10 克　藁本 10 克　荷叶 8 克　生甘草 6 克　葛根 12 克

4 剂，水煎服，每日 1 剂。

药后诸证悉除，能正常学习和工作。

举验（2） 李某，女，38 岁，1988 年 7 月 30 日诊。4 年来头重如裹，周身乏力，胸脘痞满不舒，食欲不振。日渐加重，已有半年不能工作。来诊时，由其母及妹扶持左右才能勉强行走，上一层楼需休息一二次。面色黄而浊，形体略瘦，精神疲惫，病情由其母代诉。舌苔薄黄，脉象濡细。大便不爽，或一日或二日一解。

证属中焦湿热，治以清热化湿。方选三仁汤加减。

杏仁 10 克　白蔻仁 8 克　生苡仁 15 克　半夏 10 克　滑石块 12 克　厚朴 8 克　木通 8 克　淡竹叶 4 克　荷叶 8 克　羌活 8 克　皂角子 10 克　晚蚕砂 10 克（包）

4 剂，水煎温服，每日 1 剂。

8 月 4 日再诊：药后头身困重明显减轻，上楼时不必别人携扶。自述病情好转，精神较初诊时振作。大便已爽。

前方去皂角子、晚蚕砂，4 剂。

服后病愈。

【发　挥】

湿浊之邪，其性属阴，最易阻隔阳气，使之不能畅达。不论其中于表、客于里、伤于下等不同部位，均可出现重滞不爽之类的症状。如大便不爽、带下黏浊、肢体困重等，其中“首如裹”是其典型症状，所以《生气通天论》把它特别提出。当然，“首如裹”仅是湿邪困阻阳气，使清气不能上升温养而表现出的一个症状，不能误解为“湿气伤于头”。《阴阳应象大论》云：“阳气者，精则养神”，说明人之精明聪敏，需赖阳气的温养，今湿邪困遏，清阳不升，是以头重昏蒙。

举验（1）男大学生，其湿邪伤表的病因十分清楚，即当操练之后，玄孔开张之时，每以清凉溪水洗浴，致伤表阳，湿邪留连。所幸其年轻体壮，邪气终未入里。后背“洒洒恶寒”，也是阳气被伤，邪客肌表的反映。前医用健脾益气之药治疗，是病轻而药重；用活血化瘀法，药亦难达病所，故无效。笔者用羌活胜湿汤为主方散其表湿，所以收效显著。其中加荷叶、葛根，不仅可以达邪，且能通畅经脉，振奋阳气，苍术生用，可祛表湿，与炒用去里湿者不同。还需提及的是，一般来说外感病的病程短，但该例则已3年，这是由湿邪缠绵的性质所决定的，而非风寒暑热外感可比。其实，我们用羌活胜湿汤尚治愈过5年表湿证的病人。所以说判断是否属于表证，不必机械地依据病程之长短。

举验（2）虽亦有头身困重，但尚有胸脘痞满、食欲不振、大便不爽等症状，显系中焦气机不畅所致。又周身乏力，几致无力行动，看似正气大虚，其实仍以湿邪阻滞为基本病机。《阴阳应象大论》云：“清阳实四肢”。此例湿阻中焦，既影响水谷精微的化生，又阻隔清阳之气的布达，于是疲乏至极。待湿邪去，阳气达，四肢自然轻健。因此三仁汤加减4剂，患者便能行走。临床见有乏力不支者，均当详辨其虚实，勿违《五常政大论》“无盛盛，无虚虚，而遗人夭殃”，“无致邪，无伤正，绝人长命”之训。此外，本方中除芳香开散之品外，用滑石、苡仁、木通、竹叶等，使邪从小便去；皂角子、晚蚕砂利大肠湿浊，使邪从大便出；羌活可达表散湿。总之，治疗实邪为患，需使邪有去路，才能收到满意的疗效。此又绝非仅指治疗湿病而然。

10. 风湿为痹

《素问·痹论》云：“风寒湿三气杂至，合而为痹也。其风气胜者为行痹，寒气胜者为痛痹，湿气胜者为著痹也。”痹者，闭也。经脉气血因邪气阻滞，闭而不通为患也。因邪气各有偏甚，而有三痹之分。

【临证应用】

举验（1） 李某，男，25岁，1977年诊。患者下肢沉重，举步艰难，兼有双膝微痛，病已半年。询其所因，谓地震后睡卧湿地2月，即现上症。化验血沉及抗链“O”均无阳性发现。查其下肢无浮肿，舌边尖深红，苔薄白，脉濡缓。

此属著痹之证，治以清热祛湿。

苍术10克　黄柏10克　川牛膝12克　萆薢10克　滑石12克　生苡仁15克　木通6克　独活6克　车前子10克（包）　赤小豆12克　络石藤12克

5剂，水煎温服，每日1剂。

再诊：下肢沉重减轻，膝痛未作。上方再进5剂。

病愈。

举验（2） 韩某，男，20岁，1989年12月2日初诊。腰及左髋部位疼痛，串及左下肢，不能独立行走，卧床亦转侧不利，站立时疼痛阵阵加剧，病已2月余。无明显诱发因素。按之髂骨端处痛甚，膝关节无压痛，不红肿，肤色无改变。脉濡数，舌红苔黄腻。来诊时，需其母搀扶才能行步。

化验室检查，血沉每小时60毫米。

此属湿热为痹，兼夹风邪。治以祛湿热、通经脉，佐以散风。

苍术10克　黄柏10克　川牛膝12克　萆薢10克　滑石10克　生苡仁12克　木通8克　独活8克　乌蛇肉12克

4剂，水煎温服，每日1剂。忌食辛辣油腻。

辅以气功治疗，其法如下：

令病人面南站立，尽量自然放松。不需闭目，以免晕眩。

医者站其身后，用两剑指距其身体约5厘米导足太阳膀胱经，反复3次。再以手掌距其身5厘米循左侧腰、髋，做揉按之状，渐揉渐移动手掌，至髋下则变做剑指，循经导向小趾外侧端，反复数次。再以剑指点按左肾俞、环跳及阿是穴。气功治疗总约需10分钟，治疗毕。

疼痛当即缓解，虽未全除，但已能自己行走，从二层楼下到一层，再返回，无须搀扶。

12月5日再诊：疼痛明显减轻，夜卧转侧较便利，自己行走已无困难。舌红，苔薄黄略腻。

上方加木瓜12克、伸筋草10克。

7剂，水煎温服，每日1剂。

气功治疗1次，如前法。

12月12日三诊：肢体疼痛已除，苔薄黄。化验检查，血沉每小时6毫米。

病愈。再以二妙丸，半量服用，以防止复发。

【发 挥】

《痹论》所谓行痹、痛痹、著痹，只言因致病邪气的性质不同，而症状各有偏重。其实一般所说痹证，均有疼痛或顽麻不仁的表现。《素问·举痛论》谓：邪气“客于脉外则血少，客于脉中则气不通，故卒然而痛。”痹证以闭而不通为主要病机，所以会因肌肤失于气血温养而不仁，经脉气血闭塞不通而为痛。当然，各种邪气有偏重，因而症情互有区别。风气善行，是以其痛游走不定；寒性凝敛，使气血闭塞严重，因而痛甚；湿性重浊，阻塞气机，所以导致肢体沉重疼痛或酸楚。但还应看到，临床所见肢体疼痛、游走、沉重为主症的痹证，其致病之因，并非仅有风、寒、湿三气，因热者亦颇不少。读《痹论》“风寒湿三气杂至合而为痹”之说，切勿拘执，作茧自缚。数年前到我国北部某专区市讲学，所遇经久不愈的痹证，竟以湿热证为多，使用清热祛湿法治疗，每获良效。寻找原因，始知当地医生善用麻、姜、乌、附之类散风寒、通经脉之药治疗该病，而多忽略祛湿热一法，以致凡属风寒湿痹大多治愈，或疗效尚可，而久治不效者，正属湿热为患。显然这种情况并不能得出“北方多湿热痹证”的结论。其实，治疗湿热痹证的成方，或成方加减而适用的并不少，如木防己汤、白虎苍术汤之类即是。

举验（1）以湿为主，兼夹热邪，有明显感受外湿的环境条件，其病症状表现在下肢，正符合《素问·太阴阳明论》：“伤于湿者下先受之”的理论。方中加用独活、络石藤，一则取其“风能胜湿”，一则用其通络除邪。

举验（2）除有湿热并重的表现外，尚有自腰串及下肢疼痛的特点，是兼夹风邪无疑。所以又加乌蛇肉散风止痛，木瓜、伸筋草去湿通络；因该例患者痛甚难忍，故辅以气功疗法，以尽速缓解之。其法重在通经脉，由于痛自腰至下肢，属足太阳膀胱经循行部位，所以主要治法在于导该经气血，使之通畅。又选治腰腿痛常用的两穴位，其中肾俞本属膀胱经，而环跳穴是属足少阳胆经，除局部取穴意义外，尚包含有少阳属风木，用以散风止痛的用意。同时，据《灵枢·经筋》“以痛为俞”，即后世所称“阿是穴”，点按髋部压痛明显处。这样治疗之后，其经脉气血逐渐恢复畅通，通则不痛，所以有“立竿见影”之效。同时也再次说明，应用气功疗法治病，必须以中医理论为指导，而严格遵守辨证论治的原则。

11. 湿胜则濡泻

《阴阳应象大论》云：“湿胜则濡泻”，主要是指外湿侵入人体，引起脾胃升降失常，大肠传导失职，而出现腹泻之病。

【临证应用】

举验（1） 祁某，男，32岁，1989年3月20日初诊。患者腹泻5年，每日大便少则三四次，多则八九次。泻下物稀溏，时有白色泡沫夹杂其中。便前少腹疼痛，便后肛门不舒，略有后重感。每食油腻则病势加重，吃素食病略减轻。经某医院检查，诊为"慢性结肠炎"。曾服用中、西药物治疗，或全无效果，或仅取效一时，停药后复作。观其形体尚盛壮，但面色污垢，舌质略暗而红，苔薄白腻。脉濡缓。食欲尚可。

证属大肠湿热，治以清热祛湿。

苍术12克 黄柏10克 生苡仁15克 黄芩12克 葛根15克 冬瓜子12克 木香6克 桔梗10克 马齿苋15克 败酱草15克

4剂，水煎温服，每日1剂。

3月25日复诊：药后大便较爽，日三四行，便前腹痛已不明显。脉舌同前。

原方再服15剂。

痊愈，随访月余未发。

举验（2） 李某，男，40岁，1984年诊。患者腹泻10余年，大便每日7～10次。每次泻下量少而黏滞，夹有黏液。经某医院检查，诊为"滴虫性结肠炎"屡服中西药物，效果不佳。患者形体高大，约1.80米，但颇削瘦。自称青年时喜爱运动，体重达80千克。近年精神疲惫，体重约65千克。食欲一般，面色污浊而萎黄，舌苔薄黄腻，脉缓。

证属大肠湿热，治以清热祛湿。

黄连10克 黄芩12克 白头翁10克 秦皮10克 黄柏10克 败酱草15克 桔梗10克 槟榔10克 马齿苋15克 生苡米15克 木香6克 冬瓜子12克 焦三仙各6克

10剂，水煎温服，每日1剂。忌食油腻及辛辣食物。

复诊：服药后大便日 2～3 次，无不适。大便镜检阴性。再以前方加减为治。

苍术 10 克　白术 10 克　生苡米 15 克　茯苓 15 克　麦冬 10 克　冬瓜子 10 克　桔梗10 克　黄芩12 克　马齿苋 15 克　焦三仙各 6 克

6剂，水煎温服，每日 1剂。

病愈。

【发　挥】

湿邪最易伤及脾、胃、大肠，而引起腹泻之病，《内经》称之为“濡泻”。此类泄泻的特点是排便不爽，泻下物黏滞或夹有泡沫、黏液，与火热所致的“暴注下迫”证不同。因湿邪缠绵，故一般病程较长，若以治火热腹泻的方法常不能取得满意疗效；若因病久而用补脾涩肠类药物，虽可取效一时，停药后病必更为加重。王教授自谓青年时治此病，曾以攻下为主，用木香槟榔丸为主方，作汤剂施用，效果虽比一般止利清热以及固涩法略优，但仍不能彻底治愈。因其病本在于湿邪内阻，是以攻下法不能尽去其病。后观摩中医名家治此类证，以清热祛湿为法，效果颇佳，及更加理解《内经》“湿胜则濡泻”之意。遂习用之，并随证加减用药，治愈多例。此证以湿热邪气为主，虽然患者久病多有虚象，一般亦不必用补药，以防“致邪”。待邪去则正气自复。举验（2）在病情基本平稳，化验已正常的情况下，亦只在原方意基础上，仅加用白术、茯苓二味，健脾祛湿而不留邪。方中除清热祛湿之药外，用木香者，在于行气，用桔梗者，取开肺气以利大肠之意。

又湿胜虽多见“濡泻”，但大肠湿热的患者亦偶有以便秘为主症者。1989 年王教授赴某地讲学，曾遇一位内科医生，其便秘多年，二三日一解，形如羊粪。但有便前腹痛，大便中夹有黏液，舌苔薄白而腻。仍以上方方意而加生大黄 5 克，4

剂后大便通畅，腹痛减轻。复用原方去大黄继服之。10剂后，诸症悉除。

12. 湿热不攘为拘为痿

《素问·生气通天论》云："湿热不攘，大筋软短，小筋弛长，软短为拘，弛长为痿。"言湿热之邪阻滞筋脉。气血不能通达濡润，致使筋失所养，或为软短而拘急，或为松弛而痿缓不用，从而表现为肢体运动障碍之类疾患。

【临证应用】

举验 张某，男，42岁，1974年11月诊。患者头部外伤手术后半年余，左侧肢体活动不便，尤以下肢为甚。自足至膝，内翻屈曲不能伸直、无力，来诊时需由两人左右架扶。观其体质尚属壮实，头部受伤处颅骨尚未修补，有一鸭蛋大软组织。脉濡数，舌质红，苔黄而厚腻，大便不爽。

证属湿热阻滞，治以清热祛湿之法。

苍术10克　黄柏10克　生苡仁12克　萆薢10克　木通10克　川牛膝12克　独活8克　车前子9克（包）

水煎温服，每日1剂。

服上方9剂后，舌苔略退，左下肢已略能自动屈伸。上方再加鸡血藤15克，水煎服，每日1剂。

又服15剂，肢体屈伸较为自如，手持木杖已能自己行走。

上方连服40余剂，能丢弃手杖自己散步、做简单的保健操。行动虽不如常人灵便，但生活自理已无困难。

【发　挥】

对于外伤所致的疾患，一般常用活血祛瘀通脉的方法治疗，这可以说是"常法"，但不可绝对看待。我们从上例患者的舌、脉及症状分析，未见到明显的瘀血表现，却有舌红、苔黄腻、脉濡数等湿热之象。察其湿热之由，非为外感所致，而是因外伤后气机失调，湿热从内产生。其症状恰属下肢外侧之筋脉弛长无力而为“痿”，内侧之筋脉软短而为“拘”。下肢甚于上肢者，正是《太阴阳明论》所谓：“伤于湿者，下先受之”的表现。证候既定，治法当然应该清热祛湿。其方乃三妙散加味，是上世纪70年代王教授随访名师所得，原方有滑石而无独活，名“八妙”，用来治疗湿热身重痹痛而邪在经脉者效果颇佳。临床中亦可随证略施加减。此例患者，湿热太甚，但恐苦燥渗利之药仍不能奏效，故加一味独活。一则该药善走下肢与羌活行于上者不同，二则取《阴阳应象大论》“风胜湿”之意，以加强祛湿之力。方与证应，是以见效。又该证患者，毕竟因外伤所致，故后又加用鸡血藤养血而通经脉，收到显著效果。

通过上述病例的诊治，我们可以明显地看到两个问题：①《生气通天论》：“大筋软短，小筋弛长”的“大”、“小”，只是一个相对用语，即湿热之邪，阻滞筋脉，可以使筋脉为病，或软短、或弛长。而不宜机械地按照字面意思理解为软短的只是大筋、弛长的必定是小筋。因为该患者下肢外侧筋长，而内侧之筋拘短，似乎不能说外侧筋小、里侧筋大；②《内经》病因理论中，虽然重视直接致病因素的性质，但尤其强调根据病人的临床表现来认识病因，也就是“审证求因”。所谓的直接致病因子，在“病因”中只占相对重要的位置。本例病人，其直接致病的原因，确属头部外伤，但从临床表现上看，则属湿热证候，用清热祛湿法治疗收到满意疗效，即是佐证。

13. 劳倦热渴则伤肾

《素问·痿论》云：“有所远行劳倦，逢大热而渴，渴则阳气内伐，内伐则热涉于肾。肾者，水脏也，今水不胜火，则骨枯而髓虚，故足不任身，发为骨痿。”言骨痿病的发生在于肾热伤精，而肾热可由远行劳倦、逢大热而渴得来。远行劳倦则伤精耗液，“阳气者烦劳则张，”阳亢阴虚当引水自救，若渴而无水则阳热之气内伐肾精。精亏骨失所养，而发骨痿之病。

【临证应用】

举验（1） 牛某，男，46岁，1976年夏季诊治。此为带领学生到北京某煤矿区医院实习所治，患者于4年前的夏天自矿山返回农村探亲，由于久未回乡，携带物品颇多。当下火车后，因交通不便，只能步行10余里，身负重物，头顶骄阳，大热而渴无水可饮。此后便发干咳少痰，而尤为痛苦的是“口咸”不解，虽饮食、菜肴清淡或至无盐饮食，仍感甚咸难以下咽。脉细，舌苔薄白。

此为热邪伤阴，金水不能相滋之证。治宜清热养阴，以清燥救肺汤加减。

北沙参15克　玄参15克　胡麻仁10克　阿胶珠10克　杏仁10克　麦门冬12克　霜桑叶10克　当归12克　熟地黄12克　云茯苓12克　女贞子10克　旱莲草10克

连服10剂，每日10剂，水煎频饮。口咸及干咳皆去而病愈。

举验（2） 景某，男，4岁，1973年诊治。1年来发现患儿左下肢行动不便，呈跛行状，易跌跤。经查该下肢肌肉较健侧瘦削，下肢伸直所见，左侧足跟较右侧短1.5厘米。询问发病原因，家长亦谓不知。

证属骨痿，当强筋骨、益肾气治之。

予加味金刚丸，每次服1丸，日服3次。1个月后检查，两下肢发育基本相同，行路不跛，上学读书后一切体育活动均能正常参加，未见任何下肢不利表现。

【发　挥】

“远行劳倦，逢大热而渴”而耗伤肾精，因而导致阴精亏虚的病证。前例壮年男子，虽未发生“骨痿”之病，但阴伤的病因与症状却十分明显，“咸”为水之味，其病在肾无疑；干咳日久，是肺阴亦虚之征，因而用养阴以滋肺肾之方而病获痊愈。

后例小儿为“骨痿”之病，痿病之因亦由热生，初病多在于肺，久之可及脾、肾二脏。金刚丸方，原见于刘完素《素问病机气宜保命集》，主治肾虚骨痿之病。加味金刚丸则在原方基础上研制，见《赵锡武医疗经验集》，治疗脊髓灰白质炎恢复期（俗谓小儿麻痹），因据知该药现无生产，故将制法、服法录于后：

杜仲、肉苁蓉、巴戟天、天麻、僵蚕、全蝎、木瓜、淮牛膝，乌贼骨各30克，菟丝子15克，精制马钱子60克。炼蜜为丸，丸重3克，每服1～2丸，日服3次。若出现牙关紧、指趾抽动等马钱子中毒症状，应停药，可饮冷水缓解中毒症状。

14. 因而强力肾伤骨坏

《素问·生气通天论》云：“因而强力，肾气乃伤，高骨乃坏。”言当人阳气不足时，再勉强用力，伤及肾气，致腰间高骨受损坏。关于“强力”，历来有“强力入房”与“强用气力”两说。入房太甚而伤肾，肾主骨，腰为肾之府，故可伤及腰间之骨；而强用力气，如持重物、强转身躯等亦可伤肾气，而损坏高骨。是以两说均可通。今从第二说释之。

【临证应用】

举验（1） 杨某，男，37岁，商店售货员，1991年2月27日诊治。春节前因工作繁忙，进出货物甚多，一日因搬一箱啤酒用力不当，后则出现腰痛不可以俯仰，右下肢从髋至足酸麻疼痛。腰、骶椎X光照像未见异常。

检查：以双拇指交叉，循按患者腰、骶椎之两侧发现，其第四腰椎棘突向右侧微有突出，且有明显压痛。

诊为“腰椎小关节紊乱”。治宜推拿疗法。

其法：令患者坐一方凳上，全身放松；助手在患者左前方，按住其两腿，勿使移动。

医生站在患者右侧偏后位置，以左手拇指按定其脊突压痛处，右臂从患者腋下伸过，手掌抚其项部，并以右手臂带动患者前俯后仰数次，以使其背部肌肉及脊椎各关节灵活；以右手臂带动患者上身向其右侧旋转，旋至极点时再着力向右上方提拉，以使脊椎间松弛；同时左手拇指借势推按其突出之脊突。此时，可听到其腰痛处发出一声微响。

治疗结束，当即腰腿疼痛消除，嘱其数日内勿过劳累。

举验（2） 苏某，女，23岁，1991年3月25日诊治。5年前在外地乘自行车后坐，由人带骑约2小时，因旋转身躯握定车座，下车后左下肢麻木无知，活动后虽有缓解，但始终左下肢感觉迟钝、发麻。患者身体一般情况尚好。

此与前例病证相同，仅是病位有左右之别。治疗亦同前法，而方向相反。

一次治疗后，麻木明显减轻，下肢感觉较前灵敏。因其病程已久，如法又治2次，手法力量渐轻。病愈。

【发　挥】

因勉强用力而伤腰间高骨病甚多，以往曾因X光照像无所发现，而不认为是骨关节疾病，常以“劳损”、“寒湿痹证”对待，以致竟有数年乃至数十年不愈者。

前2例均属“小关节紊乱”，如果认证准确，治之不难，王教授自谓并不熟悉推拿正骨之术，但经朋友一二次指点，便亦如法治愈数名患者。

至于因强用气力导致“椎间盘出突症”者，其腰腿疼痛之势甚重，且有X光诊断辅助，一般不会误诊。此病亦属正骨、推拿适应证，其治疗基本原理，亦不外令患者放松，牵引使脊椎间隙松缓，然后以手法推入已脱出之椎间盘，则其痛可立止。

于此可知，“因而强力，肾气乃伤，高骨乃坏”，确是包括体力用之不当而病在内，且较之“强力入房”而骨坏者更为多见。

15. 恐伤肾

《素问·阴阳应象大论》云：“恐伤肾”，《金匮真言论》云：“北方黑色，入通于肾，开窍于二阴”。七情与五脏的相应关系十分复杂，不可一概而论，但一般说来，惊恐过度常易伤及肾脏，而导致阳痿、二便失调之类的疾病。

【临证应用】

举验（1） 冯某，男，约40岁，河北省遵化县某村电工。1971年王教授在医疗队期间经治。患者自诉阳痿3年，得之惊恐，缘由修理农田灌井抽水马达，该马达发生故障，而放置在地平面下1.5米处。修理时，先把竖在地面上的电闸关掉，然后下到马达处，坐在转动带上修理。待即将修好准备离开而尚未离开之际，一农民因见土地急需灌溉，在不知井口下有人修理电机的情况下，冒然合闸。此时突然马达轰鸣，将该电工从转动带上抛起，险些落入深井，因而卒惊大恐。事后即患阳痿不举，数年未愈。

观其形体略胖，舌质淡而暗，苔薄白，脉象沉迟。

证属肾气受伤，治当补益肾气，以金匮肾气丸为汤剂加味。

因病例未能保存，原方各药取常规用法，又因当时山萸肉缺，而以五味子、菟丝子代之；复加木通 4～6 克、蜈蚣 2～3 条。

以上方加减调治 20 余日而痊愈。

举验（2） 张某，男，41 岁，北京某住宅公司工人，1990 年 12 月 28 日初诊，主诉二便频数 3 周。大便每日 3～4 次，量少，无黏液、无腹痛，仅便意不能止；小便昼 7～8 次，夜 3～4 次，尿检无阳性发现。腰酸痛，睡眠不安，乏力，饮水不多。X 光腰部照相，腰骶无异常。

询其得病过程，谓其同事中最近有 3 人患尿毒症，病情危重。因而恐惧自己也有肾炎，虽赴医院检查无病，但恐惧心理不能解除。听传说吃煮梨可以治肾炎，于是自煮梨汤，饮量较多，后即出现上症。舌红、苔薄白腻，脉弦细数。

腰为肾之府，腰酸痛、二便频其病在肾可知，舌红脉细数乃阴分不足而兼热象，舌苔腻是湿郁之征。治先拟益肾清热祛湿之法。

女贞子 10 克　旱莲草 10 克　玄参 12 克　生地黄 10 克　生苡仁 15 克　猪苓 15 克　生龙骨 30 克　木通 6 克　炒枳壳 10 克　琥珀粉 1 克（冲服）

2 剂，水煎服，每日 1 剂。并告之以其病极微，调摄自愈，以解除其精神负担。

12 月 30 日再诊：28 日服药后夜尿仅 1 次，29 日昼小溲仍频为 6～7 次，大便二行。自 29 日晚至就诊（上午九时许）仅小便 1 次，大便尚未解。腰疼减轻。舌苔薄白，脉弦细。仍用上方加减。

女贞子 10 克　旱莲草 10 克　玄参 12 克　川续断 15 克　菟丝子 10 克　生地黄 12 克　生龙骨 20 克　萆薢 12 克　丹参 12 克

3 剂，水煎温服，每日 1 剂。

病愈。

【发 挥】

《素问·举痛论》云："惊则气乱"、"恐则气下"。由于惊恐过激，使气机紊乱、精气退却而不能正常通畅布达致病。肾藏精，主生殖功能。前例因惊恐肾气受伤，而阳事不举，故用金匮肾气丸为主治之而愈。其病虽属虚证，但由于气机不畅日久，亦夹瘀滞，是以其舌质虽淡而兼暗，所以用木通祛瘀滞以利阳气通达；加用蜈蚣者，因此物善于行散，亦有助于散瘀而行阳，又现代药理研究其属"中枢神经"用药范畴，而惊恐所致阳痿，病与"中枢神经"不无关系，是以用之。现代临床，亦常用此药配于益肾壮阳剂中，用来治疗阳痿之病。

后例虽亦在壮年，肾本无病，但由于对医学所知肤浅，以致同事中有人患尿毒症，而心理负担极重，恐惧异常，惶然无措。恐则伤肾，肾开窍于二阴，因而出现二便频频之症。初诊时因有郁热湿浊，故虽用补肾之药，但却以清利湿热之品为多，亦含有"通因通用"之意。用枳壳以升提其下沉之气，生龙骨、琥珀以安其神魂，同时辅以劝慰，以收其惮荡之神气。服药 2 剂后，郁热、湿浊已退，故再诊时偏用补药 3 剂病痊。

16. 饮食不节

《灵枢·小针解》云："寒温不适，饮食不节，而病生于肠胃。"《素问·上古天真论》将"饮食有节"作为养生保健的重要方面，而《素问·痹论》则从病因的角度指出："饮食自倍，肠胃乃伤"。

【临证应用】

验案（1） 高某某，男，41 岁。2004 年 9 月 2 日诊。患者自述，本人为汽车司机，平素多是坐姿工作，很少运动，且嗜食肥甘厚味，长此以往则出现头晕，汗出多，视物模糊等症状。观其形体肥胖（身高167cm，体重87.5kg）。血压：150/90毫米汞柱。舌淡暗苔白水滑，脉弦细弱。大便调。

痰湿阻滞，壅塞清阳。治以化痰利湿健脾。

苍术10克　黄柏6克　川牛膝12克　生苡仁12克　生石决12克　白芥子10克　苏子10克　炒莱菔子10克　炒杜仲10克　青陈皮各6克　柴胡8克　清半夏12克　枳实10克　竹茹8克　川贝10克　玄参12克　赤芍12克　炙甘草6克

6剂。水煎服，每日1剂。嘱其应减少高脂肪、高胆固醇食物的摄取，并增加体育运动。

9月9日二诊。谓汗出减少。舌暗淡苔薄白，脉弦细缓。上方加减。

浙贝12克　制香附10克　赤白芍各10克　柴胡8克　枳壳10克　白芥子10克　苏子10克　炒莱菔子10克　黄芩12克　生石决12克　决明子12克　竹茹8克　茯苓12克　杏仁10克　生苡仁12克　苍术10克　炙甘草6克

6剂。水煎服，每日1剂。

9月16日三诊。患者汗已止，且体重下降5kg，视力好转，头晕减轻。血压：120/80毫米汞柱。

以上方为基础，为其配制水丸，结合体育锻炼，继续调治。

验案（2） 郭某某，男，30岁，2004年5月9日初诊。左肩臂至无名指、左小腿胫骨处疼痛，活动受限，右胫骨处麻木，病已15天。易出汗，左半身偏多，汗出后疼痛略缓。头昏蒙，目赤作胀，周身乏力。曾到某医院检查：X光胸片"肺纹理增重"，类风湿因子（-），尿酸547（参考值150～420），总胆固醇3.39（参考值3.4～5.2）。胃镜所见：1.反流性食管炎；2.食管裂孔疝；3.浅表性胃炎。治疗效不显，改投我处诊治。

就诊时患者需由他人扶持，除上述症状外，见其面色晦暗污浊，舌质红暗，舌苔薄黄。脉左濡细，右弦滑数。食欲尚可，大便调。血压118/90毫米汞柱。询其起病经过，缘于减肥不当所致。患者平素经商长期精神较紧张，体育运动极少，食多肥甘又常饮酒，形体肥胖（身高165cm，体重80kg）。希望减肥，遂参加某“运动减肥中心”。每天参加较剧烈的体育运动，不吃正常饮食，每餐吃1～2个苹果。7天减体重15千克，效果明显，但出现上述病证。

此系饮食失调，生冷之物助湿而伤脾胃，气机转输不利，故见诸症。治以化湿健脾，方用三仁汤加减。

杏仁10克　生苡仁12克　白蔻仁10克　厚朴8克　滑石12克　清半夏15克　竹叶3克　生甘草6克　苍白术各10克　葛根15克　羌独活各8克　炒杜仲12克　浙贝12克　白及10克

6剂，水煎服，日1剂。

2004年5月16日二诊：诸症悉减，自己驾车就医。自云：我感觉和健康人一样。转诉仍略有腰背痛，有时呼吸感到困难。

茯苓15克　杏仁10克　生苡仁12克　茜草10克　西红花3克　旋覆花10克　枳壳10克　郁金10克　羌独活各10克　炒杜仲12克　浙贝12克　丹参15克　制香附10克　炙甘草6克

6剂，水煎服，日1剂。

药后，诸症悉除。

验案（3） 宋某某，女，17岁，2004年6月23日初诊。脘腹胀满不舒，嗳气频频，口渴多饮，食欲极差。面色苍白，形羸瘦，精神欠佳。月经数月未至（甲状腺功能低下）。舌暗无苔，脉迟细（45次/分）。大便少。起自1年前减肥，节食太过。（身高168cm，减肥前体重65kg，现50kg）。

病起饮食失调，过度节食，致胃中气津大伤，渐损及肾。先拟益胃生津。方用益胃汤加味。

北沙参15克　玉竹12克　麦冬12克　砂仁10克　浙贝12克　石斛15克　制香附10克　佛手10克　升麻10克　枳壳10克　白术10克　白人参10克　赤白芍各10克　虫草2克　炙甘草6克　冰糖适量

6剂，水煎服，日1剂。

6月30日二诊：腹胀已除，嗳气已止，口渴已去，自觉胃中较舒适。食欲仍差。脉细而迟，舌上略有薄白苔出现。

上方加仙灵脾10克

7月7日三诊

自诉7月1日至3日3天食欲恢复明显，全家为之欢颜。7月3日晚外出与同学共餐，食量较多，吃3个醪糟鸡蛋，3个蒸饺等物，回家后又感胃脘胀满，加之考试紧张，食欲又减，有嗳气。大便调。舌红苔薄白，脉弦细迟。

荷苏梗各10克　浙贝10克　香橼10克　沙参12克　玉竹12克　生地黄10克　砂仁10克　仙灵脾10克　巴戟天10克　白人参15克　虫草2克　炒白术10克　生甘草6克

6剂，水煎服，日1剂。

7月21日诊。上周外感咳嗽，未服益胃之药。现食欲略有好转，精神较佳。舌红苔薄白，脉弦细缓（52次/分），月事未见。

西洋参10克　白人参10克　升麻6克　炙黄芪20克　炒白术10克　白芍12克　砂仁10克　香橼10克　玉竹10克　沙参12克　麦冬12克　浙贝12克　荷梗10克　虫草2克　仙灵脾10克

因至暑假，带药7剂，随家人自京赴上海市。数月后电话联系，谓住院治疗，以服"胃动力药"为主，病情略有改善。

【发　挥】

《内经》对饮食不当而致病的记载很多，如《素问·奇病论》指出消渴、脾瘅之病多因“肥美之所发”，“此人必数食甘美而多肥也，肥者令人内热，甘者令人中满。”《素问·异法方宜论》谓：“鱼者使人热中，盐者胜血”，以及《素问·生气通天论》：“因而饱食，筋脉横解，肠澼为痔。因而大饮，则气逆。”记载虽多，但就致病因素而言，常以饱食、大饮、醉饱等为主，因饥饿而致病的记载极少。尽管《灵枢·肠胃》云：“平人不食饮，七日而死。”《灵枢·五味》云：“谷不入，半日则气衰，一日则气少矣。”这仅是就一般生命活动的维持而言，并非对“病因”的表述。换言之，少食一餐则气衰，七日绝饮食可致死亡，是生活之常，人皆可知。《内经》也无必要教导医生和民众说：“饥则应适当进食。”而只需戒饮食之过饱、肥甘过用即可。如验案（1）病人，嗜食肥甘而少运动，日久化生痰湿而成肥胖之症。此类患者症状明显，辨证清楚，故用化痰利湿健脾之法辅以适当体育运动则治疗效果明显。

此外，尚有人出于追求虚假的身材、面容“美丽”而违生命活动常理，勉强减食，骤然超强度体育锻炼，以致损害健康，罹生疾病，令人殊为惋惜。其病初生，悔悟较早者，如验案（2）敦姓壮年男子，虽证见虚实夹杂，尚较易治，经较短时间的药物调理，便可恢复健康。而验案（3）之少女，过度自限饮食减肥年余，后天之本大伤难复，又致肾气当盛难盛，而月事不来。经 2 周以益胃生津为主药物调治，略见起色，却又因食用难以消化之物，复伤胃气。再行治疗，收效更为不易。提示我们，治疗此类病人，尤应告知饮食调养之法，以防其走向另一极端。而对事、对人、对己好走极端的人，也多半容易走向另一极端，这或许与他们特殊的心理素质有关，及时劝慰、告诫患者及其家属，也是医生应予注意的。

二、藏象临证发挥

（一）藏象指要

《素问·六节藏象论》云："藏象何如？岐伯曰：心者，生之本，神之变也，其华在面，其充在血脉，为阳中之太阳，通于夏气……。"《灵枢·本脏》云：肺合大肠、心合小肠、肝合胆、脾合胃、肾合三焦膀胱。《素问·阴阳应象大论》云：酸生肝、肝生筋、肝主目、在天为风、在地为木、在色为苍、在音为角、在声为呼、在变动为握、在志为怒……。通过有关藏象论述的研究，可将藏象的概念确定为：藏象是研究脏腑经络形体官窍的形态结构、生理活动规律及其相互关系的学说，它是《内经》的一个组成部分，也是中医理论的基本内容。该学说是在阴阳五行学说指导下，以五脏为中心，密切联系六腑、肢节、五官诸窍、情志、声音、功能、形态，划分为五个系统，并以取象比类的方法，将此五个系统与自然界四时阴阳、寒暑六气、五方地域等密切联系在一起，而形成为一个完整的系统结构，用来认识人与自然之间的关系、人体自身的各种形态与功能，而病理现象即是生理功能的失常，所以对人体疾病的认识，同样以藏象学说为基础。

1. 藏象系统的划分

以五脏为中心的五大系统，是藏象系统结构的基本内容。其归类方法，以五行为基础。如：

五行：木　火　土　金　水

五方：东　南　中　西　北

五季：	春	夏	长夏	秋	冬
五气：	风	暑	湿	燥	寒
天干：	甲乙	丙丁	戊己	庚辛	壬癸
地支：	寅卯	巳午	辰戌 丑未	申酉	亥子
五脏：	肝	心	脾	肺	肾
六腑：	胆	小肠	胃	大肠	膀胱三焦
五官：	目	舌	口	鼻	耳
五体：	筋	脉	肉	皮	骨
五液：	泪	汗	涎	涕	唾
五声：	呼	笑	歌	哭	呻
五志：	怒	喜	思	悲	恐
五味：	酸	苦	甘	辛	咸

此外，五音、五臭、五谷、五畜、五菜、五星、五果等，皆可依各自的特性，按照取象比类的方法，归入相应系统之中。

2. 脏腑的生理与病理

肝、心、脾、肺、肾五脏，胆、小肠、大肠、三焦、胃、膀胱六腑，是藏象的中心内容，尤以五脏为主。此外，《素问·五脏别论》又将脑、髓、骨、脉、胆、女子胞称为奇恒之府。五脏的功能特点是“藏精气”，六腑的功能特点是“传化物”，奇恒之腑功能特点亦为“藏而不泻”。

五脏与六腑的各自功能，《内经》记载颇详，如《素问·灵兰秘典论》：“心者君主之官，神明出焉；肺者相辅之官，治节出焉……膀胱者，州都之官，津液藏焉，气化则能出矣。凡此十二官者，不得相失也。”又《五脏生成篇》云：“诸脉（十二经脉）者皆属于目，诸髓（肾）者皆属于脑，诸筋（肝）者皆属于节，诸血者皆属于心，诸气者皆属于肺。”五脏之气，是精神活动的物质基础，故《灵枢·本神篇》谓：“肝藏血，血舍魂，肝气虚则恐，实则怒；脾藏营，营舍意，脾气虚则四肢不用，五脏不安，实则腹胀经溲不利；心藏脉，脉舍神，心气虚则悲，实则笑不休；肺藏气，气舍魄，肺气虚则鼻塞不利少气，实则喘喝胸盈仰息；肾藏精，精舍志，肾气虚则厥，实则胀，五脏不安。”五脏六腑有各自的功能活动，如其生理功能遭到干扰和破坏，便成为病理，所以在临床诊断疾病时，要求“知常达变”，也就是首先掌握正常的生理，并以此为标准来衡量和认识疾病。

在五脏之间，《内经》除强调心神在生命活动中的重要性，以君主与相辅、将军、臣使等比喻其间关系外，还用五行生克来说明五脏的关系。如《素问·五脏生成篇》言其相克：“心……其主肾也。肺……其主心也……肾……其主脾也”，《阴阳应象大论》言其相生：“肝生筋，筋生心”，“心生血，血生脾”，“脾生肉，肉生肺”，“肺生皮毛，皮毛生肾”，“肾生骨髓，骨髓生肝”。以五脏气机升降而言，则有肝从左升、肺从右降、心主于表、肾主于里之论，如《素问·刺禁论》云：“肝生于左，肺藏于右，心部于表，肾治于里，脾为之使，胃为之市。”尤其脾胃为其他四脏气机升降出入之“枢纽”，对临证诊治多种疾病均有重要意义，本书“二阳之病发心脾而阳痿不月”条下，用封髓丹合泻黄散治愈阳痿之病，即是其例。

3. 藏象理论的临床应用

在掌握了藏象内容、脏腑功能及其相互关系后，便可以对很多疾病进行正确的辨证，为适宜的治疗提供可靠的依据。例如藏象理论中有“脾主肉”、“心为噫”、“肝为语”，因而临床见有肌肉病变当考虑从脾论治；见有“噫气不除”之病则不可忽视从心脏论治；见有多语不休或沉默不语之病，应注意疏泄肝胆之气为治。

又如《素问·太阴阳明论》说：“阳道实，阴道虚”，因此在诊治中焦之病时，则应知道实证可泻阳明胃腑，而虚证则可用补脾之药。同样，既然了解“脾生肺”，那么在治疗肺虚证时，则应考虑使用“培土生金”之法。临床应用并不难，关键在于熟悉藏象理论的内容及善于灵活运用。

（二）临证发挥

1. 心部于表

《素问·刺禁论》云：“心部于表，肾治于里。”心脏为阳中之太阳，通于夏气，故主一身之表。因而皮表之病，不可忽视从心辨治这一途径。

【临证应用】

举验（1） 张某，女，51岁，1988年3月2日初诊。主诉自1月20日起全身皮肤刺痛，不能触摸，尤以腰及颈项部位为甚，自觉“腰带好像一根草绳”。内衣必须翻穿，以免衣里缝制的线棱磨擦皮肤。无论坐卧，均感到皮肤刺痛难忍，痛苦欲死。时有心慌、心烦。夜晚盗汗。睡眠不佳，食欲尚可，二便调。观其皮肤颜色无明显异常改变。舌质稍暗，苔薄白略腻、中间有剥落，脉象节律欠调、左弦细略数、右弦滑。

证属心经郁热。拟用凉血清心之法。

川黄连8克　丹皮12克　丹参12克　炒栀子10克　赤芍12克　蝉衣6克　白僵蚕10克　青蒿10克　桑白皮12克　地骨皮10克　枳壳10克　竹茹8克　生甘草6克

6剂，水煎服，每日1剂。

3月9日二诊：服上药后皮肤疼痛基本消失，触摸也不以为然。心烦、心慌、盗汗等症亦除。二便调，舌暗红，脉弦滑。患者心情愉快，转诉面部、下肢微有浮肿，要求治疗。仍用前方加减。

黄连 8 克　丹皮 12 克　冬瓜皮 10 克　赤芍 12 克　丹参 12 克　炒栀子 10 克　蝉衣 6 克　僵蚕 10 克　桑白皮 12 克　防风 4 克　生石膏 15 克（同煎）　麻黄绒 3 克

6 剂，水煎每日 1 剂分 2 次服。

痊愈。

举验（2） 韩某，男，62 岁，1989 年 11 月 25 日初诊。5 年来胸背皮肤呈带状刺痛，不敢触摸，衬衣需翻穿，以减少磨擦，睡眠时虽严冬亦不能盖被，痛苦难当。经山东省某医院诊为末梢神经变病，某医学院附属医院诊为周围神经变病，北京某医院诊为胸背皮肤疼痛待查。耗资万余元，久治不效。素有高血压病史。

就诊时，每隔约 1 分钟便因疼痛而周身颤抖 1 次，说话语言急促，神色不安。查其病处，相当胸 7～11 椎范围皮肤呈环带状绕胸背刺痛，肤色无明显改变。虽不可轻触，但接触后重按之反不甚痛。舌苔薄黄腻，右脉弦滑，左脉弦数。

证属心经郁热，皮表络脉阻滞不通。治以清心宣透之法。

川黄连 8 克　丹皮 12 克　炒栀子 10 克　生地黄 15 克　紫草 10 克　麦门冬 10 克　赤芍药 15 克　黄芩 10 克　淡竹叶 6 克　白僵蚕 10 克　蝉衣 6 克　片姜黄 10 克　生甘草 6 克

4 剂，水煎服，每日 1 剂。

在用药物治疗的同时，辅以气功疗法，亦按通畅手少阴经络而宣达皮表之理施治。具体方法如次：

令病人面南坐在方凳上，含胸拔背，下颏微收，舌抵上齿龈，两眼微闭。下肢大腿与小腿约成 90 度角，两脚平行，足间距离与肩同宽，两手自然平放在大腿上。静神不乱思，或默想有一股微弱的气流，自胸至腋，循臂内侧，至手掌尺侧，经小指内侧，从小指端排出，此即心经路线。医者施治时，先站在患者左侧，手指自然并拢，两臂轻伸，使两手掌分别距病人胸背约 5 厘米处。然后两手臂外拉，如撑物状，反复进行 30

次左右，以使其胸中心肺之气畅通；再站于患者身前，两手掌循其手少阴心经走行路线，自胸至腋前，改为双剑指，导其气从小指端出，反复进行9次；医者取自由活动位置，两手掌交替循患者疼痛部位，距其身体约5厘米，循导5分钟左右，使其局部气血通畅。治疗毕。

11月27日二诊：气功治疗1次后，疼痛立即有明显缓解。当晚用热水洗浴后，痛势又复如初。

再予气功治疗1次，如前法。嘱其暂勿用热水洗浴，同时服用中药。

11月28日三诊：疼痛又有减轻。再以气功如前法治疗。

11月30日四诊：4剂中药服尽，疼痛明显减轻，就诊时已不见因痛而全身颤抖的现象。睡眠已能盖被。

停服中药，仍用气功治疗，隔日1次。

至12月10日，共治疗9次，疼痛消失，只在左乳附近有一2.0×2.0cm处，微有麻辣感。

停用气功治疗，再以上方5剂，隔日1剂以善后，病愈疼痛消失。

【发　挥】

“皮表”同脏腑经脉的关系，与心、肺及膀胱经最为密切。但在临床上，究竟在何种情况下从心论治，何种情况下从肺和膀胱经论治呢？这需要从此三者与皮表不同的联系来分析，《素问·五脏生成论》所云“肺之合皮也，其荣毛也”，是从肺主气、主宣发与肃降的功能而言，即皮毛依赖肺脏宣发的气血津液滋养，才能荣润。同时，皮毛汗孔的启闭开合，由卫气所司，而卫气之所以能正常运行，起到温分肉、充皮肤、肥腠理、司开合的作用，亦仰赖肺脏之宣发，《决气篇》所谓“上焦开发，宣五谷味，薰肤、充身、泽毛，若雾露之溉”者，即是此气。因此，临床上外邪侵犯肌表，邪气影响其所合的肺脏，使其宣发与肃降功能失常，出现咳嗽、鼻塞、发热之病。此时当从宣肺发汗解表入手，如桑菊饮、杏苏散、桑杏汤之类方剂，可根据病证之偏寒、偏热、偏燥而选用。

足太阳膀胱经，从头至项背、经背膂抵足小趾外侧端，《素问·热论》谓其“为诸阳主气”，言该经统领全身在表之阳气，故外邪（尤其是寒邪）侵袭人体，先伤在表之阳，则会表现出太阳经脉所循行处的症状，如头项痛、腰脊强以及阳气闭郁导致的发热、无汗、恶寒等症状。此时治疗，则当选用麻黄汤、葛根汤之类方剂，以温散在表之邪。

而《素问·刺禁论》所说：“心部于表，肾治于里”，是从五脏气机升降出入特点角度来分析的。肾为阴中之阴，故气机主持于里；心为阳中之太阳，故气机主持、布达于表。心部于表的临床应用，多为脏气紊乱所致之病，一般并非外邪侵袭所致疾患，若属外邪亦仅为火热之气。又由于“心主血脉”，故此类病症多见皮表及手少阴经脉气血运行障碍方面的症状，如皮表疼痛、灼热、瘙痒乃致疮疡等。《至真要大论》概括为：“诸痛痒疮，皆属于心”。

上述2例患者以皮肤刺痛为主症，结合其舌红、脉数、心烦等表现，证属心经郁热无疑，故用黄连、丹皮、赤芍、炒栀子等清心热而凉血，又用余药通其络脉以达表，消除其在表之热邪。药与证应，所以显效。又前例因其微有浮肿，仍虑其水气在皮中，故复诊时加用冬瓜皮行水，麻黄、生石膏、防风则取越婢汤方之意；后例患者辅以气功疗法，其法亦在疏通手少阴心经气血，散其郁热，同样是在辨证基础上施治，因而获愈。

2. 心主舌

《素问·阴阳应象大论》云：“心主舌”，《灵枢·五阅五使篇》谓：“舌者，心之官也”，即后世所谓“舌为心之苗”。

【临证应用】

举验（1） 张某，女，26岁，1976年诊。患者突然发热，烦躁。约半小时后，舌体肿大鲜红，露出口外，不能缩回，面赤。发病一时许，邀为诊治，其脉弦数，烦躁不安。据所知该患者多年境遇不佳，心情郁闷不得解，突然心肝之火暴发，而见上症。

乃急刺内关穴，用泻法；并速取冰片少许点舌上。施治15分钟后，患者表情略显轻松，口中流涎，40分钟后舌体缩回口腔，已能安卧。复用黄连温胆汤加味治之。

黄连10克　陈皮6克　清半夏10克　青皮6克　枳实10克　炒栀子10克　茯苓12克　竹茹8克　生甘草6克

1剂，水煎置温，顿服之。

药后安卧，次日正常上班工作。

举验（2） 韩某，女，53岁，1987年4月29日诊。主诉舌体麻木发胀2年，自觉活动欠灵活。睡眠不实，多梦，食欲欠佳，大便干。望其舌色略暗、苔薄黄，听其语言尚属流畅，切其脉象略弦而滑数。

病在于舌，当属心经之病；语言尚流畅，知其病位未深；苔黄，脉数而滑，睡眠不安，是痰热内扰之象。治法当用清痰热，开心窍，佐以活血通络。

青蒿8克　薄荷4克（后下）　丝瓜络8克　茯神12克　竹茹8克　清半夏10克　桂枝8克　炒枳壳10克　净地龙10克　石菖蒲12克　生甘草6克

5剂，每日1剂，水煎分温2次服之。

5月6日再诊：诸症悉减，舌体麻木感已十去其八。原方3剂，病愈。

举验（3） 刘某某，女，48岁。2004年7月13日诊。主诉舌体疼痛2月余。曾服用某中医名家清泻心经火热药物无效。现舌痛，睡眠不实，大便2日一行。舌暗两侧瘀斑显著，苔薄腻，脉弦细节律欠调。

此乃心脉瘀阻，兼夹痰湿。当以活血通脉，行气化痰之法。

茯苓12克　杏仁10克　生苡仁12克　炙甘草6克　茜草10克　红花10克　旋覆花10克　枳壳10克　丹参15克　浙贝12克　郁金10克　苏荷梗各10克　薤白10克　半夏12克　全栝楼12克　砂仁10克　当归15克　桃仁10克

12剂。水煎服，每日1剂。

7月25日再诊。疼痛明显减轻，大便已调。脉弦细尺虚。余同前。上方加黄连6克，炒杜仲12克，菟丝子20克，去薤白，当归，桃仁。

12剂。水煎服，每日1剂。

患者舌痛基本消失。但脉象仍可见节律不调。故于上二方基础上加味，为其配制丸药服用。

【发　挥】

“心主舌”是中医藏象学说的重要内容之一，心之所以主舌，前人或解为“心别是非，舌以言事”（王冰语），今人或谓心主血脉，而舌上血管最为丰富。这些说法虽不无道理，不过最根本的原因应该是《经脉篇》所载：手少阴之“别络”“循经入于心中，系舌本。”因此，心脏及其经脉有病，常在舌上有所反映；而舌上之病，亦往往可以通过调节心脏及其经脉而治愈。举验（2）韩姓患者，舌体麻木，但语言尚流畅，故通心经之络脉其病可愈。若果系舌体动转不灵、舌謇难言，则需重用豁痰开窍、活血通经之剂，非薄荷、丝瓜络等清轻之药可治。

举验（1）患者乃心肝郁火暴发所致，故急刺手厥阴之“别络”内关穴，以泻其邪。手厥阴心包有“代心用事”、“代心受邪”的功能，说明心与心包关系之密切，故刺内关以泻心火；又手厥阴与足厥阴同为“厥阴”，二经在生理、病理方面亦密切相关，故刺手厥阴之穴亦可泻足厥阴肝经之热。刺后继用前人经验，取清泻心肝二经火热的冰片点舌上，该药气味芳香辛凉，其效甚速，因而舌体立缩。最后用黄连温胆汤 1 剂，清心热兼疏泄少阳之气，而病瘥。

又温胆汤本为清泻胆经痰热之剂，何以用来泻肝经之火热？正取《阴阳应象大论》：“阳病治阴，阴病治阳”之意，该病虽属肝脏，但可从其胆腑治之而愈。

举验（3）患者除了舌痛之外，舌质暗，有瘀斑，且脉象节律不调，明显是心血瘀阻之象，故通过养血活血，化痰通脉，其舌痛得以尽去。但瘀血难以速除，因此以丸剂缓图之。

3. 心病者胸中痛

《素问·脏气法时论》云：“心病者，胸中痛……两臂内痛。”心脏位居胸中，心经之脉行臂内侧，故心病常见胸及臂内侧痛。心经气血瘀滞常兼胸闷，亦可偶见欲人重捶其胸背而闷痛略感缓解的病例。

【临证应用】

举验（1）王某，男，62 岁，1988 年春季诊治。患者系某省干部，经省医院检查，发现心动过缓，心率 54 次/分；心电图 ST 段低平；左束支传导阻滞。自觉胸闷偶痛，牵及左肩臂。舌质略暗而胖，苔薄白，脉迟。形体较肥胖。睡眠及食欲、二便均正常。

证属痰湿阻滞，兼夹瘀血。治以祛痰湿、通脉道。

茯苓 15 克　杏仁泥 10 克　生苡仁 15 克　茜草 10 克　草红花 10 克　旋覆花 10 克（包）　荷叶 8 克　浙贝母 10 克　紫丹参 15 克　炙甘草 6 克

15剂，每日1剂，水煎服。

半月后二诊：胸闷轻，仍有时胸痛。

上方去丹参，加三七粉3克（分冲）。

用上方加减连续服之，每月服20剂，症状逐渐好转，直至消失。

至同年10月初患者来长途电话报喜：9月底到原为其诊病的省医院复查，结果：心电图正常，心率68次/分。

举验（2） 霍某，男，41岁，1987年秋季诊治。因胸痛数月，吞咽食物痛势加重，而到某心脏病专科医院就医。经查发现：主动脉弓畸形，压迫食管，因而吞咽食物胸痛加剧。病因虽明，但无有效治疗措施，乃求助于中医药。观其形体瘦削，面色红，舌红苔薄黄，脉弦细略数。平素容易急躁，睡眠欠佳。

诊为气滞伤阴兼夹血瘀之证。治以理气养阴活血止痛，方选启膈散加味。

北沙参15克 丹参15克 浙贝母10克 广郁金10克 荷梗10克 砂仁5克（后下） 川楝子8克 红花10克 生甘草6克

水煎服，每日1剂，连服7剂后胸痛即止，至今未复发。

举验（3） 林某，女，32岁，北京郊区某县人。1987年3月19日初诊。患"冠心病"数年，时发胸中闷痛，窜及左肩背及臂内侧，睡眠不安而多梦，睡梦中常因憋气而惊醒，醒后需人重拳捶击胸背数下，胸闷始能缓解。兼见心烦、大便干。舌质暗苔薄白腻，脉弦细节律欠调。形体较肥胖。

证属心脉瘀阻，兼夹痰湿。治用活血通脉，佐以行气化痰之法。方选旋覆花汤加减。

旋覆花10克（包） 杏仁10克 浙贝10克 草红花10克 茜草10克 炒枳壳10克 广郁金10克 荷梗8克 全瓜蒌12克 清半夏10克 炙甘草6克

6剂，水煎服，每日1剂。

1周后再诊：胸闷痛明显减轻，发作次数亦减少，睡眠中偶有憋醒，无需人捶打便能缓解，大便已调，脉舌同前。

仍用前方加丹参15克，茯苓12克。

10剂，每日1剂，水煎眼。

显效，患者带药归乡，未再复诊。

【发　挥】

胸中痛，牵及左臂内侧痛，是心脏病的常见症状，由于经脉瘀滞，患者多现舌质紫暗。前例患者形体肥胖、脉迟，是痰湿阻滞之象。故投以茯苓杏仁甘草汤合旋覆花汤加减，化痰湿通经脉，每月服20剂，半年后症状全失，心电图复查亦属正常。

《灵枢·九针论》云："心主脉"，《素问·痿论》云："心主身之血脉"，故血脉之病，宜考虑从心论治。举验（2）患者本为主动脉弓先天畸形，引起吞咽食物则胸痛剧，但畸形既为先天，何以生活至41岁才发生疼痛症状？看来其体内出现了某种变化是肯定的。我们据其舌、脉等表现，判断为气滞、化火、伤阴，血脉不行之证，因而使用养阴理气、行血之启膈散，数剂而痛止。启膈散为治"噎膈"之常用方，而本例患者虽为"血脉"之病，但有吞咽食物则胸痛的症状，是以用之合宜。

后例患者以心脉瘀阻为主而兼夹痰湿，故用药以通畅经脉、活血祛瘀为主，选用旋覆花汤，是因该方具有活血通经、治疗胸中闷痛，尤其善能除"胸任重物"之功效。《金匮要略》用来治疗"其人常欲蹈其胸上"之"肝着"病，即瘀血着留肝经之证。本例虽非病在于肝，但其血瘀病机及欲人"重捶胸背"的症状，皆与"肝着"病相近，取而用之获效，亦符合"异病同治"之理。

从诊法角度来看，后例病人虽系实证，但却无一般“拒按”特点，而反欲重捶之，亦属特殊症状。究其所以如此，无非借重捶之力，缓解气血壅滞而已。王清任《医林改错》血府逐瘀汤的适应证，亦记载胸不可“盖一层布”和“仆妇坐于胸方睡”两个病例。实证虽然因有邪气充斥而拒按，另一方面亦有喜捶按的特殊情况，如果用“物极必反”哲理推之，似乎实证之喜按者的病情，较之拒按者更为严重。

4. 心肺有病而鼻不利

《素问·五脏别论》云：“心肺有病而鼻为之不利。”肺司呼吸，鼻为肺窍，肺病而呼吸不利或鼻不闻香臭最为常见；心有病而鼻不利者相对较少，因而容易忽略误诊，延误病情。

【临证应用】

举验（1） 王某，女，42岁，北京某中学教师，1979年春季诊治。患“冠心病”数年，心电图ST段明显改变。左胸闷痛，时轻时重，严重时每日发作胸痛10余次，每次持续1～3分钟不等。近来又趋严重，已病休月余。尚有颈项不舒，心烦，失眠，舌质暗，苔薄白，脉左弦细、右弦缓。

证属痰湿内阻，血脉瘀滞。治以祛痰湿通经脉之法。

茯苓15克　杏仁10克　清半夏12克　茜草10克　红花10克　全瓜蒌12克　葛根12克　赤芍30克　旋覆花10克（包）　川芎10克　炙甘草6克

水煎服，每日1剂，连服15剂后，临床症状明显减轻，遂上班工作。

1980年7月，因王教授有教学任务，未到医院应诊，该患者找到其教研室，要求继续为其治疗，并讲述此次发病及诊治经过：1周前突然感到鼻塞呼吸不利，一直不能消除，于是到某医院内科就诊。内科医生因其“主诉”鼻塞不利，而建议转五官科诊治；五官科医生对鼻部进行了详细检查，无异常发现，因而未予治疗，嘱其回家静养，观察变化。但自觉症状愈加严重，无计可施，乃将旧日服用过的上述处方找出，购药2剂服之。药后鼻不利症状明显缓解。

观其临床表现，与1979年春季发病时无太大差别，仅略感鼻塞与以往不同。于是仍用前方加减治之。

茯苓15克　杏仁10克　生苡仁15克　茜草10克　红花10克　旋覆花10克（包）　葛根2克　赤芍15克　炙甘草6克　桔梗10克

10剂，水煎服，每日1剂。药后呼吸通畅，其余症状明显缓解，复上班工作。

举验（2） 李某，女，60岁，1990年6月29日诊。胸闷痛10年，先在左侧，近年牵及右胸亦痛。原在冬季吸入冷气时发作，近年无论冬夏经常发作胸痛，其痛放射至左肩臂。胸闷，嗳气则略缓，大便偏干，二日一行。睡眠不实。自今年春季发生鼻不闻香臭，五官科检查未见异常。舌质暗，苔白腻，脉弦滑数。即做心电图检查：ST段下降。诊为冠状动脉硬化性心脏病。

证属痰湿内停，瘀血阻滞。治以宣畅气机，祛痰活血。

上肉桂2克　炒枳壳12克　郁金10克　浙贝母10克　云茯苓15克　荷梗10克　杏仁泥10克　生苡仁5克　茜草10克　红花10克　旋覆花10克（包）　炙甘草6克　沉香粉1克（冲服）

10剂水煎，每日服1剂。

7月16日二诊：服药期间有数日胸痛未作，近2天来发作又频，别无变化。

上方加减。

云茯苓15克　杏仁泥10克　生苡仁15克　浙贝母10克　广郁金10克　泽兰10克　茜草10克　红花10克　旋覆花10

克（包） 紫苏梗10克 台乌药10克 丹参15克 砂仁5克（后下） 川芎10克 炙甘草6克

10剂，煎服法同前。

7月20日电话云：胸痛缓解，鼻已能闻知香臭等气味。

嘱其原方再服。

举验（3） 韩某某，女43岁。2004年5月10日诊。鼻塞，呼吸不畅，胸痛掣背，失眠。曾外用“达芬林”喷鼻，呼吸稍通畅。五官科给其作“鼻腔微波手术”，无效。舌暗胖苔白腻，脉细弱，大便调。

证属心血瘀阻。治以活血化瘀通经

丹参15克 郁金10克 枳壳10克 荷梗10克 浙贝12克 藏红花3克 杏仁10克 茯苓15克 生苡仁12克 茜草10克 旋覆花(包)10克 炙甘草6克 柏子仁12克 合欢皮15克 夜交藤15克

6剂。水煎服，每日1剂。

5月17日再诊。睡眠好转，胸痛亦减轻，自觉鼻已通气。自述以前因鼻塞憋气，不能打麻将牌；服上药后，曾与人打了2小时麻将牌，未觉胸闷痛。上方去合欢皮、夜交藤，加败酱草30克，菖蒲15克，再进6剂。鼻塞未再发。

【发 挥】

心病引起鼻塞不利或不闻香臭的机理，可从两方面来分析：一是《五脏别论》所说：“五味入口，藏于肠胃，以养五脏气”，“五气入鼻，藏于心肺”。即肠胃受纳水谷，化生精微以营养五脏；自然界清气，通过鼻而入藏于上焦心肺，布达周身以维持生命。可见自然界清阳之气赖心肺共同作用，才能进入人体。若心肺有病，则不能纳藏清气，从而反映到鼻，而表现出阻塞不利或嗅觉失灵；二是经脉所系，《灵枢·经脉篇》云：“心手少阴之脉……其直者，复从心系却上肺”，心脉系肺，鼻为肺窍，所以心有病及肺而影响于鼻，“鼻不利”虽直接受肺影响，但其本则是心病。因此，治疗此类鼻不利之病，必当治心脏，始能获效。

又《五脏别论》在讨论了“魄门亦为五脏使”及“心肺有病而鼻为之不利”等内容后，提出“凡治病必察其下”，此“下”字，《黄帝内经太素》作“上下”，即察其上窍之鼻，以测心肺；察下窍之魄门以测五脏。因此，从全文内容分析，当从《太素》作“察其上下”为妥。

5. 心为噫

《素问·宣明五气篇》云：“心为噫，肺为咳，肝为语，脾为吞，肾为欠、为嚏。”言五脏之气失调，各自出现的特殊症状，称为“五气所病”。噫，《说文》解为“饱食息也。”即俗语所谓嗳气。

【临证应用】

举验 陆某，男，62岁，专家门诊病历号：0138，1989年12月14日诊。嗳气频作已2月余，兼有胸脘痞闷，短气，偶有胸痛，睡眠不实，多梦，大便调。曾在某医院诊治，服用和胃降逆类药物无效。舌质暗，苔薄微黄略腻，脉象左弦滑、右弦细，节律欠调，呈“中有微曲”之象。血压160/80毫米汞柱。

鉴于其脉有“其中微曲”及症状以“噫气不除”为主，故予作心电图检查，结果：①电轴左偏30度；②房内传导阻滞。

证属痰湿阻滞，心脉不畅。治以通心脉，化痰浊。方用茯苓杏仁甘草汤合旋覆花汤加减。

云茯苓15克　杏仁10克　生苡仁15克　炙甘草6克　红花10克　广郁金10克　炒枳壳10克　茜草10克　浙贝母10克　旋覆花10克（布包）　沉香粉1克（冲服）　炒栀子10克　荷梗8克

5剂，水煎服，每日1剂。忌食生冷、油腻、酸辛食物。

12月18日二诊：嗳气已除，胸痛未作，脘痞明显减轻。舌暗红，苔薄黄，脉弦缓。

上方去沉香，加三七粉3克冲服，5剂，煎服法及忌口如前。

噫气全除，余症悉减。

【发 挥】

“噫气”本为脾胃之气上逆所致，但《内经》何以谓“心为噫”？其机理则在于足阳明胃经络于心，在心脏功能低下的前提下，胃气稍有不和，便会出现气逆而为噫，此时所发之噫气，绝非饱食之后胃脘胀满所致，乃心气失和影响于胃使然。正如《素问·脉解篇》所说：“所谓上走心为噫者，阴盛而上走于阳明，阳明络属心，故曰上走心为噫也。”即足太阴脾经阴浊之气盛，影响与之相表里的足阳明胃经，而足阳明之络联系于心，所以噫之发生，虽原于脾胃而出之于心。说明脾、胃、心三者与噫气的产生均有关系。这里可以看到3种情况：脾胃无病，但饱食之后，其气满盛，可以有少量噫气排出；脾胃之病较甚，其气不能和降而上逆，可以使噫气频作；脾胃稍有不和，若心脏无病，本可不发生噫气，但若心脏气机失调，亦会发生噫气不止，在此情况下，欲除噫气，则当以治心为主，而兼理中焦之气。

该例患者在治疗过程中，前医只重视了噫源于脾胃，而忽略“心为噫”之理，故其病不减。我们将重点放在通畅心脉，调和气机方面，而用《金匮要略》茯苓杏仁甘草汤以利胸中之气，化痰湿宣痹阻；用旋覆花汤宣畅气机而通血脉；加郁金、枳壳、沉香，行气降逆止痛，前人有云“左枳壳，右郁金”以治胸部两侧之痛；荷梗、浙贝母二药，善于开散中上焦之气。中上二焦气机得开，经脉通畅，因之胸痛、脘闷、噫气可除。

复诊时噫气已除，故减行气降逆之沉香，而加用三七粉，以助旋覆花汤化瘀活血止痛之功。

又《素问·平人气象论》有“病心脉来，喘喘连属，其中微曲”之说，其“喘喘连属”谓脉躁疾失柔，节律不清，固是心脏之病；而“其中微曲”，前人多注为“失于冲和之象”，此解虽然不错，但过于笼统，惟汪机注释较为具体，且符合临证所见，他说：“曲，谓偃曲也。愚谓偃曲，乃略近低陷之意，数至之中有一至似低陷不应指也。”该种脉象临床颇为常见，关键在于医者要细心体察。有时心电图中尚无改变，但见此脉象者，病人必有胸闷、心慌时作的症状存在，亦应据以从心论治。本例患者既见此特殊脉象，又以“噫气”为主诉就医，均提示其病在心。

6. 君火以明相火以位

《素问·天元纪大论》云：“君火以明，相火以位”，是论五运六气中的六气，火分少阴君火和少阳相火，此理在人体的生理、病理中亦可应用，即心火为君火而主神明，肝肾之火为相火，而主两性、生殖等具体作用。

【临证应用】

举验 胥某，男，38岁，1978年5月初诊。患阳痿4年余，屡服益气补肾之品，如人参、鹿茸、海马类无效。身困乏力，腰酸少腹不舒，小溲色黄而浊，脉右沉弦、左濡细寸部尤弱，舌苔黄腻。

此为君火不足而相火被郁之证，拟先治其标，方用龙胆泻肝汤加减。

川萆薢10克　丹参12克　北柴胡8克　龙胆草8克　木通6克　炒栀子10克　枯黄芩12克　当归10克　生地黄12克　车前子10克（包）　川楝子6克　生草梢6克　建泽泻

10克　蜈蚣3条

6剂，水煎温服，忌食辛辣油腻，忌房事，清心静养。

1周后再诊：小溲清，身重减，舌苔已退，脉象略有上升之势。

补益心肾之气，以图其本。

生晒人参10克（另煎兑服）　菖蒲12克　云茯神12克　上肉桂1克　菟丝子10克　阳起石10克　炙甘草6克

3剂，每日1剂，水煎服。3日后可行房事。

病愈，随访年余，未复发病。

【发　挥】

古代文献多记载阳痿一病属肾虚，因而治疗之法多在补肾壮阳。但以当今我国情况及临床所见病证分析，该病纯属虚证者较少，反以实证或虚实夹杂者为多。即如此例，久服补气壮阳之品无效，而先用清利之法再行益气，则可收全功。

心为五脏六腑之大主，心气（君火）盛则脏腑之火可调，若心气先衰，其余诸脏之气（相火）必不能正常发挥其功用，而发生各种病症，阳痿即是其中之一，因此调补心气当为治此病之大法。

然而青壮年阳痿病患者，若久服补气壮阳之品必助内热，又久病每欲行房而不能，反使相火过亢，是以如本例患者表现为苔黄腻、溲混浊、小腹不舒，均为湿热内郁之象。若在此时不予清利之法，而骤进补剂，势必反助其邪，病难痊愈。故先用龙胆泻肝汤为主，去其久郁之邪；邪去，复用补益心气之品、兼以壮阳之药，则“心火以明，相火以位”，君相协调，其病自愈。

7. 肝在窍为目

《素问·阴阳应象大论》云：“肝主目”，“在窍为目”。故目疾多从肝论治。

【临证应用】

举验（1） 何某，女，39岁，1989年12月27日诊。自今年12月17日起，左目视物昏花，视力减退，数日后竟至全盲，某眼科医院诊为“球后视神经炎”，予以口服及眼睑下局部注射（药名不详），效果不显。现症左眼全盲，有光感，心烦，睡眠不安。时发“阵发性心动过速”每周发2～3次左右，情绪波动则发作频繁。观其左目结膜红、下眼睑红紫肿胀，谓因“注射药物引起”，左目有光感，但视力全无。脉弦滑数，舌红苔薄白。

属肝郁化热之证，治以疏肝清热凉血。

羚羊角粉0.3克（冲服） 生蒲黄10克 赤芍药12克 丹皮10克 天花粉12克 益母草15克 浙贝10克 青陈皮各6克 青葙子6克 当归15克 金银花12克 桑叶10克

6剂，水煎服，每日1剂。

1990年元月3日二诊：药后睡眠好转，心动过速减轻，本周仅发1次，持续时间较前短。左眼仍不能视物，局部红肿基本消失，脉弦略数，舌红苔薄白。

前方再进6剂。

元月17日三诊：左眼视物好转，距70厘米处可以看清几个手指，脉弦细略数，睡眠仍较差。

前方加茯苓15克、炒栀子10克。6剂。

以此方加减又18剂，视力恢复至0.8。

举验（2） 张某，女，50岁，河南人，1990年3月7日诊。因丈夫患“皮肌炎”数年，家务及工作繁忙，心情负担重，1年来失眠心烦，二目干涩，口干盗汗，胃脘不舒，嗳气多。每晚服2片舒乐安定，也只能睡眠2～3小时。脉弦数，舌红苔薄黄。

证属气郁化火伤阴，治以养阴清热，方用一贯煎加味。

生熟地各12克　沙参15克　枸杞子10克　麦门冬15克　当归12克　川楝子6克　炒栀子10克　草果10克　石菖蒲15克　川贝母10克　荷梗10克　炒枣仁15克　知母10克　茯苓15克　生龙牡各15克

6剂。水煎服，每日1剂。

3月14日二诊：胃脘较前舒和，睡眠有好转，减1片舒乐安定，每夜能熟睡3小时，情绪平稳。仍有口干、目干涩。脉舌同前。

前方去草果，加青蒿8克，菊花10克，12剂。

3月28日诊：口眼已不干，睡眠好转，本周未服舒乐安定，无不适。舌暗红，苔黄少，脉右弦细、左弦缓。

前方6剂；隔日1剂以善后。

病愈。至同年5月中旬因感冒咳嗽就医，予加减葳蕤汤3剂而愈。

【发　挥】

暴发目疾多为肝经实火，如目赤红肿之类，常可用疏散风热之剂治疗，如菊花、桑叶、银花、连翘、生甘草、浙贝母、薄荷、蝉衣等。但前例患者虽亦暴发，其目本无红肿，外观无明显变化，而暴盲者，则为肝火内盛，非外感邪气所致，虽亦属实证，而当用疏肝清热凉血之法，方为求本之治。

后例操劳忧虑日久，渐至目涩难睁、失眠烦躁者，虽亦有肝经火热内郁，但已耗伤肝阴，故当以补法为主，兼清虚热。前人有“五志化火”之论，谓七情不节皆可致火热内生，临床所见以“肝郁化火”最为多见。此证治疗当详辨证候，大致可分为三个阶段：肝郁气滞证，宜用疏肝理气法，可选柴胡疏肝散等方；气郁化火证，应清肝泻火，可用泻青丸之类方剂，或如前例用方；气郁化火伤阴证，当养阴清热兼以舒肝，如一贯煎等方可用。若临证不明此病发展的阶段，仅据“肝郁”，一律疏肝理气，其用于第一阶段固然可奏效，而若误用于第二、三阶段患者，则越理气越伤阴，阴越伤而火越盛，病必不除。

8. 肝为语

《素问·宣明五气篇》云：“肝为语”，言人之话语与肝胆之气是否能正常疏泄有关，若肝胆之气条达，则话语适当、语气和平。反之若其气机失调，无论过亢或抑郁，均可使人话语失宜，或喋喋不休，或默然寡语。故见有此类病症，应当考虑从肝胆论治。

【临证应用】

举验（1） 黄某，女，37岁，病历号：0017076，1987年4月诊治。患者自1985年4月出现睡眠差，不爱言语，不愿见人，无故哭泣，呕吐、腹泻，思维迟钝，不想上班工作。某精神病医院给以阿米替林治疗。至同年11月开始兴奋多语不休，睡眠少，自觉精力充沛，爱管闲事，本不会打乒乓球，见人打球却前去“指导”。爱花钱，喜欢逛商店买东西，忽哭忽笑。原经治医院诊为“躁郁症”（双向型），轻躁狂状态。给服妥明当、碳酸锂等药物治疗。其病症状转变规律为春季抑郁不语，秋季开始兴奋多话。西药使用则随病情而改换。

到我处就诊时值抑郁状态，见其沉默不语，哭泣不止，想自杀。脉弦，舌红苔薄黄。

证属肝胆气郁，痰热内扰。治以疏泄肝胆气机、清热化痰之法。予柴芩温胆汤加味。

醋柴胡8克　黄芩12克　广陈皮6克　清半夏10克　青皮6克　云茯苓15克　炒枳实10克　杏仁10克　浙贝母10克　炙甘草6克

水煎服，每周6剂，连服6周，同时逐渐减少西药用量。

服中药后症状逐渐减轻。

至同年9月，停用西药，情绪平稳，继用上方加桃仁15克，隔日1剂服之，予20剂。

11月12日再诊：今年未发生兴奋状态，情绪平稳，语言适当，一切表现如常人，已上班工作数月。

上方配制丸药。少量服之，2月量，以巩固疗效。

随访半年余，未再发。

举验（2） 刘某，女，20岁，大专毕业生，1990年12月28日初诊。其父陪来并代诉：自9月初发现沉默不语，情绪低沉，日趋严重。不看书，不看电视，睡眠不安，不愿见人，终日闷坐。大便干，月经45日未至，现每日服用6片舒必利。

就诊时沉默不语，不回答问话，双手插入衣袋中不与切脉，需其父勉强拉出手臂，不张口，无法望舌。其脉沉弦。

证属肝胆疏泄不利，痰阻血瘀，治以疏泄少阳之气，清化痰热，佐以行瘀之法。选柴芩温胆汤加味。

醋柴胡8克　黄芩12克　清半夏10克　云茯苓15克　青皮6克　炒枳实10克　炒栀子10克　竹茹10克　炙甘草6克　石菖蒲15克　知母10克　赤芍药12克　浙贝母10克　桂枝6克　杏仁泥10克

18剂，每日1剂，水煎分温2次服之。嘱以忌辛辣、油腻，饮食宜清淡，适当多食萝卜，红心绿皮者佳。服药5天后减1片舒必利，家长观察如无病情加重现象，则隔日减1片西药。

1991年1月17日再诊：其父陪来，病人自诉病情，情绪好转，食欲渐佳，听到大的声音心中不舒服，想哭但哭不出来，大便调，月经已过。脉弦细，舌红有瘀点。西药每日2片。

仍用前法进治。

醋柴胡8克　黄芩12克　炒栀子10克　清半夏10克　竹茹10克　青陈皮各6克　云茯苓15克　杏仁10克　炒枳实10克　浙贝母10克　桃仁15克　广郁金10克　石菖蒲15克　知母10克　草果仁10克

12剂，每日1剂，水煎温服，星期日可停药，再减西药，忌口如前。

2月1日三诊：患者自来，并诉说病情，与医生对答准确。情绪平稳，已能看半小时书或电视，听大声无不适，仅清晨起床时胸中略感难受，大便干，四五日一行，舌净有少量瘀点。西药已停用多日。

前方加减。

醋柴胡8克　黄芩15克　青陈皮各6克　清半夏10克　川芎10克　云茯苓15克　夏枯草15克　桃仁15克　浙贝母10克　炒栀子10克　生大黄2克　杏仁10克　炙甘草6克

10剂，水煎服，隔日1剂。

2月22日诊：情绪正常，读书看报无困难，睡眠好，大便调，月经已至，时间准，准备参加工作。脉缓舌正。

前方加减配制水丸，少量服之，以巩固疗效。

【发　挥】

肝胆气郁的病人，多见沉默少语，亦有多语不休的现象，故谓“肝为语”，至若因事恼怒，肝气暂时失调，亦可见语言失宜，也可用“肝为语”来认识，前人常以“语之以疏泄肝气”解释此种现象。就病证而言，多语、不语同属肝气疏泄失调，因此治疗当以疏泄肝胆为基本法则。上2例患者均见弦脉，或见舌苔黄，是气郁生热之征，故均以柴芩温胆汤清化少阳胆经痰热为主方治疗，同用贝母、杏仁者，意在佐金以平木。一直用此方加减数十剂，逐渐减去西药，而病情趋向平稳，改进丸剂巩固疗效，即痊愈。

前例患者为双向型躁郁症，若用西药治疗则需随时观察病人表现，见其抑郁使用药物令其兴奋愉快，而见其表现兴奋则及时改用镇静药物。但从中医辨证，则不论其兴奋多语，或是抑郁寡语，均属肝胆气郁之证，因而治病基本法则以及方药，则无需大变。就此而论，中药的双向调节作用应该说是很明显的。

后例患者以沉默不语为特征，其治法用药虽与前例大体一致，但因其月事错后，舌有瘀点，是知其不仅气郁，且已有血瘀，故加用桂枝、桃仁、川芎等活血化瘀以通经脉。气郁得伸，月事亦依时而下。又患者诉有清晨胸中难受的症状，亦足证其病在少阳，因清晨 3～7 时属寅、卯，正应肝、胆少阳之气。

“肝为语”临床甚多见，所谓患“神经官能症”者，除见心烦、失眠、健忘等症状外，亦常有多语不休的临床表现。凡遇此证，我们皆从肝胆着手治疗，每获满意效果。

9. 肝在声为呼

《素问·阴阳应象大论》云：“在脏为肝”，“在声为呼”。肝主怒，怒则发为呼喊之声，此常理也。其在病理，肝旺之人善怒而呼，亦属常见，治疗应以疏泄肝胆为法。睡梦惊呼，治亦在肝胆。

【临证应用】

举验 (1) 鲍某，女，65 岁，1990 年 2 月 19 日初诊：3 年前右耳鸣，1 年来右耳失聪，出现左耳鸣，声巨大，卧床尤甚，影响睡眠。每入眠即大声呼喊，声音骇人。2 年来下肢无力，右侧为甚，行路不稳，右下肢不能独立。颜面阵阵发热，午后居多。目畏强光，视物久则头痛，故不能看电视。大便干，数日一行，形如羊粪。元月 15 日在某医院作 CT 检查，印象：桥小脑角肿瘤（考虑为胶质瘤），建议手术治疗。

患者希望服中药治疗。其脉弦细，舌质略暗，苔根部黄腻。左下肢独立可持续4～6秒，右下肢不能独立。行路摇摆，两足间距较大。

证属血虚兼肝脾郁热。治以养血散结，舒肝清脾。

玄参15克　浙贝母10克　生牡蛎30克　当归15克　赤芍药15克　白芍药15克　黄芩12克　醋柴胡8克　清半夏10克　竹茹8克　广陈皮6克　炒枳实10克　青皮6克　炒栀子10克　生龙骨30克　生大黄3克

4剂，水煎温服，每日1剂。

2月23日再诊：耳鸣减轻，睡眠好转，入眠后两夜未呼喊，视物头痛有减，大便已调，余症同前。

用上方加减治疗，至5月9日全部症状消失（右耳聋未除），练太极剑右腿独立旋转可达180度，仍能保持平衡。

上方加减配制丸药，巩固疗效。

12月再诊：病情平稳，活动如常，睡眠从未呼喊。CT检查：肿瘤大小未变。因已不影响生活及工作，故仍不欲手术治疗。

举验（2） 高某，女，61岁，1990年9月5日初诊。多年来每遇阴雨天或受精神刺激恼怒，则发心烦嗳气，睡眠即作恶梦高声呼喊。胸中憋闷，白天则困倦精神不振。二便调，脉弦数，舌暗红，苔薄白腻。

证属肝胆气郁，湿邪困阻。治以疏泄肝胆兼化湿浊。

柴胡8克　炒栀子10克　广郁金10克　黄芩12克　丹皮12克　赤芍药12克　草果10克　川厚朴8克　槟榔10克　知母10克　石菖蒲15克　羌独活各6克　生甘草6克

5剂，每日1剂，水煎分温2次服。忌食辛辣、油腻、生冷。

9月12日再诊：上周六（8日）下雨天，又有胸闷心烦，但症状较轻，睡眠未发呼喊。舌质略暗，苔薄白。再以前方加减进治。

北柴胡8克　枯黄芩12克　清半夏12克　云茯苓15克　广陈皮10克　炒枳壳12克　淡竹茹8克　粉葛根12克　赤芍药10克　羌活8克　防风5克　生甘草6克

6剂，水煎服，忌口如前。

9月19日三诊：本周下雨两天，胸闷心烦及睡梦呼喊均未发生。近日牙疼、口苦，舌苔薄黄。

以12日方加减4剂而愈。

【发　挥】

肝在志为怒、在声为呼，上2例虽无明显多怒表现，但却均有睡梦中呼喊的症状特征，梦中惊呼者，盖因肝不藏魂所致。《灵枢·本神》云："肝藏血，血舍魂"，肝病而魂不潜藏，是以多梦而呼；其声巨而骇人，则是实证的表现。

前例患者桥小脑角生有肿物，以致身体不能掌握平衡，行则振掉，耳鸣耳聋，亦是肝病之征，《至真要大论》谓"诸风掉眩，皆属于肝"者是也。重用当归、芍药以养血柔肝；柴胡、黄芩、栀子清其肝热；枳实、陈皮、半夏、竹茹、生大黄则调脾胃而清热；用玄参、贝母、生牡蛎，则是参照CT检查有肿物，以化痰消瘰散结。2剂后，其睡眠呼喊之声便止。数十剂后，其自觉症状基本消失。虽复查肿物依旧，却已不影响患者任何行动，原西医神经科经治医生推测：服中药可能使肿物周围水肿吸收，以致症状改善。此推论是否确当，姑且不论，但患者痛楚全消则是肯定的。因此，临床判定"有效"，似无疑议。

后例气恼及阴雨天则心烦急躁，睡梦高呼，其病机是当气恼时肝胆疏泄不利，而现上症；惟其阴雨天发病较为费解，是否可以理解为湿土之气过胜，反侮风木之气所致？是以用药中除清热疏肝外，尚选用厚朴、槟榔、陈皮、半夏、草果，健脾祛湿；用羌活、独活、防风散去在表湿邪，又取“风能胜湿”之意。数剂药后，其病即愈。

10. 肝主谋虑，胆主决断

《素问·灵兰秘典论》云“肝者，将军之官，谋虑出焉。胆者，中正之官，决断出焉。”临证所见，常有数谋不能决，或既不能谋亦不能断者，多为肝胆之病。理当以调肝胆为主要治法。

【临证应用】

验案 张某，男，22岁。2003年12月28日初诊。其母陪来并帮助介绍病情。患者2001年自费留学新西兰，学习汽车专业。2003年初，在课余打工时因与当地工人发生争执，受到威胁恐吓，被迫跪地求饶，自感深受屈辱，从而心情压抑，逐渐出现恐惧，不愿见人，失眠，纳差，对任何事情都没兴趣，稍有激动便全身战抖。想哭不会哭，想笑不会笑，看到带尖状物体，即感觉不能忍受。病情上午重，下午略减。遂不能继续学习。2月前由家人接回北京治疗，因恐化学药物有毒副作用，至中医门诊就医。现症如上述，但失眠已去，而1个月来嗜睡多梦，周身困重。尚有两事萦绕于胸，反复谋虑，难以决断：一是能否再去新西兰学习，以及是否改换专业；二是曾给女友（中国留学同学）买车、租房、购物，现女友已声明不再保持关系，但反复谋虑是否需要再向她示好以及应不应该讨还汽车及若干钱物。尽管家长再三劝说一切都不必考虑，些许钱物无需挂怀，但患者却因找不到合理的抉择而苦恼万分。脉象弦，舌苔薄黄腻。大便三日一行。

证属肝胆气郁，痰浊内阻。治以疏泄肝胆，兼化痰浊。用菖蒲郁金汤方意。

石菖蒲 15 克　郁金 10 克　败酱草 50 克　苍白术各 10 克　黄芩 12 克　炒栀子 12 克　柴胡 8 克　赤白芍各 10 克　清半夏 15 克　夏枯草 15 克　枳实 10 克　淡竹茹 8 克　远志 12 克　浙贝 12 克　生甘草 6 克

6 剂。每日 1 剂，水煎服。忌辛辣油腻。

2004 年 1 月 4 日二诊：视带尖状物压迫感明显减轻，睡眠基本正常，可以外出见人，曾自己驾车到外婆家。仍多疑、善恐，自云：听手机铃声即害怕。感情不丰富，觉得没有值得笑、值得哭的事。肢体易紧张，有僵硬、麻木感。大便二日一行。脉左弦细，右缓。舌质淡暗，苔水滑。

气郁渐缓解，痰浊已去。改进调畅中焦气机之法，用封髓丹方意。

黄柏 10 克　砂仁 10 克　炙甘草 6 克　白术 10 克　生晒参 12 克　茯苓 12 克　荷叶 10 克　败酱草 40 克　制香附 10 克　郁金 10 克　菖蒲 15 克　炒栀子 12 克

每周服 5 剂，连续 4 周。

2004 年 2 月 1 日再诊：舌正常、脉弦缓。心情较平稳，偶有看带尖状物略感不舒服，但可以自己排解。仍不愿相信别人，自觉项僵不舒，缺乏热情。眠不实，大便二日一行。

肝之俞在颈项，再议舒肝理脾为治，用逍遥散（汤）加味。

柴胡 8 克　当归 15 克　赤白芍各 10 克　白术 10 克　炒栀子 10 克　薄荷 4 克（后下）　茯苓 12 克　浙贝 12 克　远志 12 克　杏仁 10 克　败酱草 40 克　葛根 15 克　生姜 3 片　炙甘草 6 克

6 剂。每日 1 剂。

2004 年 4 月，患者到门诊部告知：病已愈。3 月份曾单独赴新西兰办理退学、处理遗留之事后，顺利回到北京。现在某公司“见习”。

【发　挥】

肝主谋虑、胆主决断是正常生理，若肝胆气机失调为病，则可见不善谋虑而尤不能决断的症状，以致犹豫不决，终日惶惶。但若以“数谋虑不决”为病因而言，则人确遇有难于决断之事，久而久之，亦可引起肝胆之病。《素问·奇病论》指出以“口苦”为主要症状的“胆瘅”病，即因于此，云：“胆瘅……此人者，数谋虑不决，故胆虚气上溢而口为之苦。治之以胆募、俞。”用针刺日月、胆俞二穴以利胆气为治法。

本例青年在生疏环境中遇到屈辱之事，肝胆之气不能畅达，且郁而化生痰浊，故初诊时当以疏泄肝胆为主，而兼化痰浊之法。二诊气郁渐解，舌上腻苔已去，且见脉缓、舌淡之象，已现正气不足，故当平补其气，用封髓丹方意。此方见于《医宗金鉴·删补名医方论》，由黄柏、砂仁、甘草3味组成。原为“治梦遗、失精及与鬼交”而设。对此方的分析，前人多从黄柏苦寒坚阴着眼，固然有一定道理。我们则认为还当重视“脾胃转输”作用，是该方治病的机理所在。黄柏味苦，有健胃肠、去湿浊的功能；砂仁辛温而醒脾是其所长；甘草甘平，炙甘草则味甘性温，独善和中而补脾胃之气。故该方实有调补脾胃之功，脾胃健，气机通畅，则心、肾、肺、肝之气，因之而调和畅达，故心肾不交之梦遗、鬼交之证可愈，肝胆不调之病亦可随之而得到缓解。对本例患者二诊时用封髓丹为基础方，非独补益，尤重调脾胃以畅气机之用。

本例自始至终治疗2月余，三易其方，但各方中均用较大量的败酱草。该药苦寒无毒，利大肠，去湿热之邪。现代药理研究发现其有安眠作用。但忌久服，过久可见少数患者有白细胞减少现象。我们临证所见，此药对脾胃虚弱而大便稀溏者应慎用。但大肠湿热腹泻者用之，则正其所宜。

11. 肝咳胁痛

《素问·咳论》云："肝咳之状，咳则两胁下痛，甚则不可以转。"肝病及肺而发咳嗽，因肝经布胁肋，故咳而胁痛。

【临证应用】

举验 胡某，女，60岁，1985年7月8日诊。咳嗽20余日，服止咳糖浆、甘草片等药无效。咳而少痰，两胁胀痛，口干苦，心烦，嗳气多，胃脘不舒，二便尚调，脉弦滑，舌苔微黄。

证为肝热咳嗽，治以舒肝清热，宣肺止咳，以黛蛤散加味。

黛蛤散12克（布包） 炒栀子10克 条子黄芩10克 木瓜10克 龙胆草10克 浙贝母10克 杏仁10克 天花粉12克 赤芍药12克 青皮8克 生甘草10克

5剂，水煎服，每日1剂，分2次服。

病愈。

【发　挥】

五脏六腑皆能令人咳，其机理在于"肺朝百脉"，各脏腑之病皆可通过经脉影响到肺，使肺失宣降而为咳，故病之末在肺，而病本则在相关脏腑。诸脏腑之咳的症状特点，《咳论》均有明确论述。

本例咳而两胁胀痛，正是肝咳的典型症状，其有胃脘不舒，嗳气多，则是木旺克土的表现。苔黄为有热，热久伤津，故口干苦。黛蛤散为治肝咳的有效方剂；又青黛、木瓜两药配伍亦善治疗肝咳之病，此法为前辈名老中医所传授，数十年来，用之多有良效。其道理则在于二药均入肝经，因木瓜酸温、青黛咸寒，配合使用则无寒温过偏之弊。方中芍药清热柔肝、花粉生津止渴，贝母配青皮疏肝和胃，杏仁伍贝母止咳，至于栀子、黄芩、胆草重在清泻肝经郁热。

12. 肝热狂言烦惊

《素问·刺热论》云："肝热病者……热争则狂言及惊，胁满痛，手足躁，不得安卧。"热在于内而与脏气相争，肝气乱故狂言及惊。肝经布胸胁而见胸胁满痛。热扰则手足躁、不得安卧。故治胸胁满、烦躁狂言之病，当虑及肝胆郁热之候。

【临证应用】

举验（1） 宛某，女，43岁，北京市某中学教师，1987年10月8日就诊。患者于1979年发病，经四川省某医院诊为精神分裂症，经服西药数月病愈。近1年多来又发病，北京某精神卫生研究所给予奋乃静、多虑平等药，效果不佳，要求服中药治疗。

现症胸满闷，烦躁易怒，失眠善惊，时有幻听，哭笑无常，多虑多语，喋喋不休，缺乏自我控制能力，口苦恶心，二便调。脉弦细，舌质暗红。

证属肝胆郁热，少阳气机不利。予柴胡加桂枝龙骨牡蛎汤加减。

柴胡8克　桂枝8克　生龙牡各15克　黄芩12克　知母10克　生大黄2克　茯苓12克　陈皮8克　菖蒲12克

15剂，水煎温服，每日1剂。

12月3日复诊：服上方1剂后，睡眠即转佳，服完15剂，其余症状亦基本消除，故停用一切药物已月余，无不适。惟每月行经前数日，易现失眠、心烦。

改用丹栀逍遥散加味为汤剂，以巩固疗效。

柴胡8克　当归10克　赤白芍各10克　茯苓12克　炒白术10克　薄荷4克（后下）　炙甘草6克　炒栀子10克　丹皮10克　桃仁泥10克　红花10克　泽兰10克　生姜3片

每月经前7天，开始服药，每日1剂，连服5剂。

举验（2） 汪×，男，46岁，病历号：01640，患病5年，北京某精神卫生研究所诊为“躁郁症、双向型。”1987年3月5日来中医门诊，时下心情抑郁，沉默寡言，目光呆滞，自悲自责，心烦胸闷，想调换工作，每天昏昏欲睡，对一切事情均缺乏兴趣，并说“活着没意思”。舌红、苔薄黄，脉弦滑数。

此证属肝胆郁热，痰浊内阻。治以疏泄肝胆，清化痰热。柴芩温胆汤加味。

柴胡8克　黄芩12克　青陈皮各6克　半夏12克　炒枳实10克　茯苓12克　竹茹10克　生甘草6克　浙贝母10克　杏仁10克　菖蒲12克　炒栀子10克

14剂，水煎服，每日1剂。

3月19日再诊：自诉抑郁消失，但话语偏多，睡眠略差。自觉头脑清爽，心情愉快。舌红苔薄黄，脉弦数。患者担心将转入兴奋状态。

病情明显好转，虽有呈兴奋之势，仍需以疏泄肝胆为治。前方再进15剂，服法同前。

4月9日三诊：病人情绪已平稳，无抑郁亦无兴奋之象，已能正常工作，惟睡眠稍差。

上方加生龙骨、生牡蛎各20克。

5月7日四诊：1月来情绪稳定，虽因妻子晋升、女儿考学和自己工作任务重而有些易激动，但一二日即可平稳。

以上方加减，制水丸，巩固之，以善其后。

【发　挥】

肝胆为表里之脏，同属木性而气主生发，若因热邪内郁，气不得伸，则往往出现精神情志方面的症状，或抑郁沉默寡言善惊，或兴奋多语而善怒，或两种情况在同一病人身上交替出现，经数月而一反转。

前例女子，胸胁满闷，烦躁失眠善惊，口苦恶心等，属邪热郁于少阳的表现；其多虑多语不休，则系肝失调达之征。故先依据《伤寒论》107条“伤寒八九日下之，胸满烦惊，小便不利，谵语……柴胡加桂枝龙骨牡蛎汤主之”的精神，使用该方治之。此条此方，是仲景对伤寒误下，邪陷少阳而正虚邪实证的论治。该例病人，虽非表邪内陷，但其邪郁少阳却是明显的，故取“异病同治”之法，仍以柴胡加桂枝龙骨牡蛎汤治之。不过，此患者舌红，为有热之象，因而去方中温补之人参，加清泻里热之知母；去和胃之姜枣、坠痰而有毒的铅丹，加和中理气化痰之陈皮及祛痰开窍之菖蒲。待主要症状消除后，见有经前烦躁，仍属肝经郁热之象，故用丹栀逍遥散（汤）加味，清热养血舒肝进治，而获得满意疗效。

后例男性“躁郁症、双向型”患者，就诊时处在抑郁状态，投以疏泄肝胆、清化痰热之剂，2周后病情明显改善。但依患者5年生病体验，似乎将转入“兴奋”亦即狂躁状态。我们分析，其基本病机并未发生改变，故仍用前方治疗，果然收到良好效果。我们在临床中对躁郁症的不同类型，常用此方加减治疗，多能取得疗效，反映出中药方剂对精神性疾患具有双向调节作用。柴芩温胆汤善能清化肝胆痰热，痰热去，气机得调，则诸证解除。加用栀子以助清热之力；加菖蒲增强化痰之力，尤有开窍醒神之功；复用浙贝母、杏仁者，则取“佐金以平木”之意，使肺气宣畅而木气条达，正是《宝命全形论》：“木得金而伐”的具体运用。

13. 胆热鼻渊

《素问·气厥论》云：“胆移热于脑，则辛頞鼻渊。鼻渊者，浊涕下不止也。”頞（è），即鼻梁。辛頞，指鼻梁内有辛辣的感觉。经文言鼻渊之病流浊涕不止，后世将流清涕亦归于鼻渊病，属临床常见之病种。其发病之因多以风热犯肺、热邪内郁论之，而经言“胆移热于脑”为其病机。

【临证应用】

举验 张某，女，48 岁，1990 年 8 月 23 日诊。3 年来每至秋季即鼻流清涕不止，喷嚏连连，眼痒难睁，服扑尔敏等药使症状略有缓解，但药后头重困倦，影响工作。每年发病均在 2 月以上，入冬便自行缓解。且素有慢性胆囊炎，每值流涕咳嗽病发时，胆囊疾患亦常随之加剧，而见胁痛、不欲食等症状。近日上症又作，兼见咳嗽少痰、头胀纳少，脉弦略数，舌质偏红，舌苔薄白。

证属少阳郁热，金气乘之。治以疏泄少阳，兼宣肺气。

柴胡 8 克　黄芩 12 克　炒栀子 10 克　荆芥 10 克　浙贝母 10 克　前胡 10 克　桔梗 10 克　天花粉 12 克　五味子 10 克　桑叶 10 克　桑白皮 10 克　地骨皮 10 克　生甘草 6 克

4 剂，每日 1 剂，水煎早晚分温 2 次服之。忌食辛辣、鱼虾、油腻等物。

8 月 28 日再诊：服上方 2 剂后，诸症明显减轻，脉象弦缓。

上方再进 5 剂，隔日 1 剂。

共服药 9 剂，流涕、目痒、咳嗽、胁痛诸症悉除，遂停用一切药物，至冬未发。

【发　挥】

鼻渊以鼻流浊涕或清涕不止为主症，属于西医学之各种鼻炎、鼻窦炎范围。鼻为肺窍，故对该类疾病治疗，一般多采用宣通肺气、兼化湿浊为法，如桔梗、前胡、辛夷、苍耳子等为常用之药；又因有些患者其涕腥臭，亦可配合银花、连翘、白花蛇舌草等清热解毒之品。但该病又常与全身状况有关，而不能尽责之于肺，《气厥论》便指出以胆热为主引起者，其机理正如《内经素问吴注》所说："胆脉上抵头角，头角通于巅，巅通于脑，脑通于頞，通于鼻。惟脑受其热，故令頞中辛辣，鼻液如渊之流，无止息也。"

该例患者素有胆疾，脉弦略数，知其少阳疏泄不利，郁而为热，木旺反侮肺金为其本，秋凉之气外束为其标，凉热交攻而发本病。用药以疏泄少阳为主，兼以宣肺；因其咳痰少而加用花粉、五味子敛阴。

14. 肝脾郁热发黄疸

《灵枢·经脉篇》云："脾所生病……食不下，烦心……黄疸"，"胆……病口苦，善太息，心胁痛"，"肝……胸满呕逆"。脾不运化，湿热内蕴，故食欲不振，心烦，发黄疸；胆气上溢，少阳经脉失和，因而口苦，胸闷太息，心胁疼痛；肝失疏泄，木郁克土，故见胸闷呕逆恶心。

【临证应用】

举验 郭某，男，50岁，1989年11月24日诊。半月前发现患"黄疸型肝炎"，肝功化验多项不正常，黄疸指数20单位。现胸闷心慌，口苦恶心，腹胀右胁隐痛，食欲不振，大便干，四五日一行。面色黄而污，舌质暗苔黄腻，脉弦略数。

证属肝脾湿热内郁，治以清化湿热，舒肝健脾。以茵陈栀子柏皮汤加减。

茵陈15克　炒栀子15克　生大黄5克　黄柏10克　生苡仁15克　北柴胡8克　黄芩12克　广陈皮8克　姜半夏10克　苍术10克　川牛膝12克　鸡内金10克　焦三仙各10克　白花蛇舌草15克

5剂，每日1剂，水煎分温2次服。

11月29日二诊：腹胀胸闷减轻，恶心诸症不除。舌苔腻，舌质暗。

上方加砂仁 5 克、片姜黄 8 克。9 剂，服法同前。

12 月 10 日三诊：肝功能化验各项指标均已正常。症状大减，现感右胁微胀，口略苦。脉弦缓，舌暗苔薄黄，面色虽有好转仍较滞浊。

用清热渗湿、舒肝理脾法以善其后。

茵陈 10 克　炒栀子 10 克　赤小豆 12 克　砂仁 6 克　云茯苓 12 克　苍白术各 10 克　杏仁 10 克　浙贝母 10 克　广郁金 10 克　苏木 10 克　制香附 10 克　益母草 12 克

5 剂，隔日 1 剂，水煎服。病愈。

【发　挥】

“急性黄疸型肝炎”其舌苔黄腻者，多属肝脾湿热内蕴之证，茵陈栀子柏皮汤为首选之方，当然尚须根据不同患者的具体表现，而加减用药。该例在用药中加入了柴胡、郁金等舒肝之品，更用苍术、苡仁、川牛膝、陈皮、鸡内金以健脾和胃，使湿热退、肝脾和则黄疸自退。“肝功能”正常，症状基本消除后，因见其面色仍滞，舌质色暗，知其气血尚未和畅，湿热亦未全消，因而在清热渗湿、舒肝健脾的基础上，配合使用了苏木、益母草、制香附等药物，以行气活血；用贝母、杏仁佐金平木，以除腹胀。

15. 脾在液为涎

《素问·宣明五气篇》谓“脾为涎”，该文将汗、涕、泪、唾、涎“五液”分属五脏，而涎为脾之液，故见有涎液过多之病，当考虑到从脾论治一途。

【临证应用】

举验（1）　吴某，男，11 岁，1975 年冬季诊治。家长代诉：此儿在2岁时曾患脑炎，病愈后遗有语言不利，口角流涎，量多而清稀，终日不断，衣襟尽湿。兼见面色苍白，形体较瘦削。舌质淡，苔薄白。

证属气虚，治以两补心脾之法，予四君子汤加味。

炒白术6克　党参8克　云茯苓10克　炙甘草5克　桂枝4克　石菖蒲6克

6剂，水煎温服，每日1剂。

此例系王教授赴外地讲学时经治，给药后即返京，约半月后收到其家属来信，谓口流清涎已除，要求继续调治其语言不利。乃用上方加减为剂，寄给患者家属，未知其语言有否改善。

举验（2） 宋某，男，24岁，2月来口涎过多，昼则不断吞咽，夜卧则流湿枕席。舌色正，苔薄白，脉略弦实。询其口液性状，言稍有苦味，浸渍衣物干燥后发硬。

此属脾热之证，治以清泻脾热，方用泻黄散加味。

防风6克　炒栀子10克　生石膏15克　丹皮10克　藿香10克　生牡蛎15克

3剂，每日1剂水煎服。

3日后复诊：白天口涎已基本正常，惟每清晨起床前流涎仍多。

再以前方加柴胡、茵陈各6克，2剂。

病愈。

举验（3） 宋某某，男，24岁，河北人。2004年8月20日诊。患者主诉1月来每日晨起即口涎过多，需不停唾出。质稠色白，舌红苔薄白，脉弦实。

此为脾热之证，治以清泻脾热，兼疏泄少阳，方用泻黄散加味。

防风6克　炒栀子10克　生石膏15克　藿香10克　柴胡10克

1剂。为散，以水冲服，每服4克，日2次。

1周后，病人前来告知，口涎已止。病愈。

【发　挥】

《素问·至真要大论》云："诸病水液，澄彻清冷，皆属于寒"；"诸病水液混浊，皆属于热"。前例患儿涎液清稀，加之病程日久，面色苍白，当属脾虚之证无疑。因其尚有语言不利，而"心主舌"，故在四君子汤补脾气的基础上，加用了通畅心脉、开心窍的桂枝、菖蒲。从已知疗效看，其口涎过多已经消除。正是脾气得复，而流涎即止的例证。

后2例患者，年轻体健，偶然脾脏失调，津液上溢，实证居多，又因其涎味苦乃火热之象，渍物发硬则是"混浊"的表现，故以清热之泻黄散而收效显著。又其清晨涎液仍多，清晨盖在寅卯时（3～7时），此时辰则与少阳肝胆之气相应，当是少阳疏泄不利而木来乘土，以致脾病又有反复。故加用柴胡、茵陈以疏泄之而收全功。

又《素问·太阴阳明论》云："阳道实，阴道虚"，此虽然是讲阴与阳在基本性质方面的区别，阳以充实满盛为其常，阴则以柔弱不足为特征，如日为阳常满，月属阴多亏。此规律用于诊治足阳明胃与足太阴脾经之病，亦即中焦病证，则是"胃病多实，脾病多虚"；进而言之，举凡中焦之病，其实证即责之于胃，其虚证即责之于脾，前人所谓"实则阳明，虚则太阴"。当然，阳明胃并非无虚证，而太阴脾亦有实邪，只是在用药治疗时，尽管是胃虚而却用补脾之剂，尽管是脾实却用泻胃之品。例如胃虚寒证可用理中汤治之，但方中之炙甘草、人参、白术、干姜均系温补脾气之药；又如脾热证，常用泻黄散治之，而其药物组成除藿香因气味芳香入脾外，其余防风、栀子、生石膏均为泻胃热之品，尤其是用来泻热的主要药物生石膏，更是清泻阳明胃热的重要药物。

正因如此，上3例多涎证候，虽均为脾病，其虚者用补脾气之药，而其实者则用泻黄散为主方。

16. 脾为吞

《素问·宣明五气篇》云："脾为吞"，言脾脏气机失调而出现"吞"的症状。吞，注家多谓"吞酸"，亦有解作"吞咽"者。

【临证应用】

举验 关某，女，12岁，1990年2月14日诊。患者于1989年5月，突然发生手足抽搐、两眼上翻、神志昏迷、面色发青，喉中痰鸣。7月前发作1次，经某医院作脑电图检查：轻度异常，诊为癫痫，给予鲁米纳口服。服药至今未再发作。但有心烦急躁，入睡困难，卧床后需1小时左右才能入眠。入睡后不断吞咽口涎，咚咚作响，家长惧其"被呛死"，要求用中药治疗。就诊时患儿坐立不宁，脉象弦，舌质红，舌苔薄黄，大便调。

证属脾热，兼夹痰浊，治以清热化痰。

生大黄1克 厚朴6克 炒枳实6克 炒栀子8克 黄芩10克 花槟榔6克 赤芍药8克 知母8克 草果仁8克 石菖蒲12克 丹参12克 生龙骨15克 生牡蛎15克

6剂，水煎服，每日1剂。忌食辛辣及油腻饮食。

2月28日二诊：服药后心烦急躁明显减轻，入睡较快，卧床10余分钟便入眠，眠后吞咽口水已除。

上方去龙骨、牡蛎，再进6剂以善其后。

【发 挥】

对"脾为吞"的认识，历代注家多解为"吞酸之症"，惟张志聪《素问集注》释为"吞咽"。从临床实践看，吞酸之症较为多见，常与肝脾不和而郁热有关，有佐金丸一方为常用之剂，中医师一般不会误诊、误治。相对而言“吞咽”之症则较少见，更有必要予以注意。

该例患儿宿有癫痫，虽用西药控制发作，但入眠“吞咽”有声不止，是脾病之征。又见心烦、舌红、苔黄，乃有热之象，故以清泻脾热为主治之。为虑及“癫痫”之病，乃加用祛痰镇惊开窍诸品，数剂而收到满意效果。本书“脾为涎”一节，选有宋氏病例，其症口涎过多，亦有吞咽不止的表现，用泻脾热之法，以泻黄散为主方而治愈。由此 2 例可知，张志聪释“脾为吞”为“吞咽”，确有临床依据。

17. 口甘及不知滋味

《素问·奇病论》云：“有病口甘者……病名曰脾瘅”。瘅同疸，其本意为热，即脾热运化失司而谷精上溢。以致口中发甜不除，治疗当以清脾热、化湿浊为基本方法；《灵枢·脉度》云：“心气通于舌，心和则舌能知五味矣”。言舌能辨知五谷饮食滋味，赖心气之和畅，若舌不知五味，当虑其心气失于通畅所致。

【临床应用】

举验（1） 某中年男性，患“冠心病”多年，经中药治疗后病情大有好转，惟“口中甜”难除。

证属脾热，湿浊不化，治以兰草汤。

佩兰10克　泽兰10克

7剂，沏水代茶饮，每日1剂。

数日之后，口甜尽去。

举验（2） 一外埠患者，经某医生治疗解除主症之后，遗有“口不知滋味”难去。

病在心脾，用兰草汤加味治之。

泽兰 50 克　佩兰 50 克　茯神 50 克　桂枝 40 克　菖蒲50 克

共为粗末，沏水代茶饮，每日 15 克。

10 余日后口和而知五味。

【发　挥】

上 2 例治验，系我室青年教师所治，其在临床实践中，遇有难治之症，即以“请会诊”方式询问治法，于是告知以处方用之而效。

前例口中甜，乃据《奇病论》：“有病口甘者……病名曰脾瘅……治之以兰，除陈气也”的论述治疗。陈气，当是湿浊之气。兰，即后世所谓“一味兰草汤”，但对兰草究为何药，历来有不同见解：或谓佩兰，因其有芳香化湿醒脾之功；或谓泽兰，因其有行血祛湿之力。本人虽未及详考，但两药对脾热而湿浊停留之证，均可有治疗作用，故皆用之。此二物沏水代茶饮，我们曾用以治口甘为主症者多例。

后例口不知味，虽以《脉度》所论，用桂枝、菖蒲、茯神通经、祛痰、调神为主，但仍考虑到“脾开窍于口”而合用兰草汤治之而愈。

18. 脾藏意在声为歌

《素问·阴阳应象大论》云：“脾……在声为歌”，《灵枢·本神》谓：“心有所忆谓之意，意之所存谓之志”，“脾藏营，营舍意”。后世有称“脾喜歌乐”者，言歌唱可以使脾气畅达而减少壅滞，对健康有益。不过若过分喜“歌”而不能控制，成为疾病症状之一，则当加以治疗，其治宜从脾脏入手。“意”即人之意念，人追忆某事或观察到某些事物，均可产生一些想法，所谓“意念一动”。此“意”由脾而生，亦藏于脾脏，若脾脏病，意不能藏而随时流露于外，亦当从脾而治。

【临证应用】

举验 胜某，女，17岁，1988年11月26日诊。1年来心烦失眠，幻听幻触，听窗外有人骂自己，感到会阴部有人触摸而疼痛，闭门独处，不停歌唱，或高亢、或低沉。喜欢异性，有男青年来家时，则出门接待而表情活跃，客人离去则仍闭门独居。不能读书，已停学1年。某精神病院诊为：青春期精神分裂症。舌红苔黄，脉弦略数。

初以清肝热泻相火之法治之。

醋柴胡8克 黄芩12克 赤芍药12克 云茯苓15克 生石决明20克（先下） 生龙牡各20克（先下） 肥知母10克 黄柏10克 生甘草6克

6剂，水煎服，每日1剂。

1周后再诊：心烦及幻觉略减，脉舌同前，但病人自述“总想唱歌”。

于前方加用清泻脾热之药：炒栀子15克、防风5克、生石膏20克、藿香10克。6剂，每日1剂，水煎服。

三诊：症状略减，已“不想唱歌”。

此后又经3个月治疗，“分裂症”得到控制，但自服用上方后，“总想唱歌”症状未曾出现。

【发 挥】

脾主思，久思气结或思而有得，皆欲歌唱以舒散其气；脾藏意，人逢得意之事，亦每欲歌之，此乃正常现象。但作为临床症状，该患者“总想唱歌”，则是其脾不能藏意的表现，意既不藏，因而又有见异性便表情活跃，谈笑风生，喜爱之“意”溢于言表的情况。人至青春期，皆有喜欢异性的倾向，但精神健康之人其“意”可藏，而无过分举止。此患者见异性青年便判若两人，当是病态无疑。《灵枢·本神》云：“意之所存谓之志”，其意不能藏，故“志”亦不能立，因而不能继续学习。

我们在初诊投药时，仅注意到清肝热、泻相火，却忽略了从脾脏治疗这方面，以致药后患者症状虽有减轻，但“总想唱歌”未能控制。再诊时加入“泻黄散”于汤剂中，以清泻脾脏之热，脾热既除，其“意”可藏，因而“想唱歌”的症状解除。

19. 脾主肌肉

《素问·阴阳应象大论》云：“脾生肉”，又谓：“清阳实四肢”。《素问·痿论》云：“脾主身之肌肉”，“脾气热……发为肉痿”。所以治疗四肢举动无力及肌肉萎缩之病，不可忽视调补脾胃之法。

【临证应用】

举验 李某，男，60岁，内蒙古兴安盟人，1989年3月6日初诊。患者双上肢前臂至手指端肌肉呈进行性萎缩2年余，自觉两手毫无力气，手掌尺侧及小指、无名指发麻。睡眠多梦，食欲尚可，二便调。视其两手大、小鱼际肌肉全无，呈凹陷状。手指不能伸直，五指亦不能展开和并拢，因而生活不能自理。形体较瘦削，舌苔薄白，左脉沉缓、右脉弱。

此属脾虚不能温养肌肉，年老久病及肾而兼有肾虚之证。

治以两补脾肾，方以四君子汤加味。

党参10克　炒白术10克　云茯苓12克　炙甘草10克　续断12克　炙黄芪20克　当归12克　肉苁蓉12克　枸杞子10克　桑枝10克　桂枝10克　片姜黄10克　生龙骨30克　生牡蛎30克　路路通10克

5剂，水煎温服，每日1剂。

3月12日二诊：药后手掌尺侧麻木明显减轻，手指力量亦有显著增加，五指已能伸直，亦略能做展开与并拢动作。

上方将炙黄芪加至30克，再进7剂，煎服法如前。

药后手指掌麻木尽除，手指屈伸、展开与并拢动作已较自如。依法又给药20余剂，其上肢及手部活动已灵活，力量虽未能恢复如初，但生活已基本可以自理，肌肉也微显增长。

【发　挥】

脾为后天之本，气血生化之源，脾健则气血肌肉旺盛。若脾病而筋骨肌肉皆无气以生，故可发生为痿证，《素问·痿论》以五脏分证法将痿证分为筋、骨、脉、肌、皮五种，各有所属之脏，而肌肉痿归属于脾脏之病。又脾为中土，灌溉四旁，其病则如《素问·太阴阳明论》所云："脾病而四肢不用。"故本病例以四君子汤加炙黄芪补脾气为主，以增其气血化生之力，冀其"清阳实四肢"（《素问·阴阳应象大论》），而运动有力。然此患者年至花甲，又加之病久体衰，再合其脉象沉弱无力，是病已及肾之征，故于方中加用当归、川续断、枸杞子、肉苁蓉诸药，以补精血益肾气，配合四君子汤而成为脾肾两补、先后天兼顾之法。复用片姜黄、路路通、桑枝、桂枝，行气通经，以利血行。方中使用生龙骨及生牡蛎者，虽有针对患者睡眠多梦的用意，但此二药具有潜镇之性，既可防止补气药可能引起的阳气上冲，又有利于益肾补精诸品的药效发挥。服药数剂后手掌麻木及手指活动无力即有明显改善。

不过此类肌肉萎缩之病，欲其肌肉恢复丰满，需待以时日，不如功能恢复之明显迅速。即是说阳气之生，较之阴精之恢复为快，此亦符合阳动阴静、阳速阴迟之阴阳基本规律。前人在论治大出血证的法则时，曾有云："阴血难以速生，阳气法当急固"，因为气可统血、阳可驭阴。肌肉萎缩虽然与大出血的病证迥异，而在治疗过程中的阴阳相生之理，则是一致的。该病例经两诊后，患者续服原方20余剂，功能得到基本恢复，肌肉也略见增长，因系王教授在内蒙地区短期医疗期间所经治，未知其远期疗效如何。不过若依理分析，前法既然明显奏效，如能继续治疗，当有痊愈之望。

又该病例当属西医诊断之何病，我们不敢断言，但从临证经验看来，因其具有“麻木”症状，似乎属于“神经炎”之类，而不同于所谓“进行性肌营养不良”之病。若确属进行性肌营养不良，其轻者应用益气养血、通经活络的中药治疗，虽亦可收到一定效果，但其显效较缓慢，不若此例收效之速；至于其重证，虽身无任何痛痒可言，但肌肉从局部萎缩，渐及全身，终至呼吸肌无力而亡。若遇此危重之证，实为棘手，尚希同道协力研究，以寻求回春之法。

20. 咳喘非独在肺

《素问·咳论》谓：“五脏六腑皆令人咳，非独肺也。”是因肺主一身之气而朝百脉，五脏六腑之气逆乱，皆可通过经脉影响于肺，使之宣发与肃降功能失调，发生咳嗽喘息之病。故凡咳喘之病，皆当求本而治之。

【临证应用】

举验（1） 田某，女，32 岁，1987 年 12 月 17 日诊。患者 1 周来，每至夜间 2～4 时即发生咳嗽、喘息气促、喷嚏、流涕，约 2 小时后渐平。且素有胁肋疼痛。大便先硬后溏，舌边尖红，脉弦细。

证属肝脾郁热，治以泻脾疏肝之法。

炒栀子 10 克　防风 4 克　藿香 10 克　广郁金 10 克　丹皮 10 克　杏仁 10 克　浙贝母 10 克　泽兰 10 克　藁本 10 克　炙杷叶 10 克　生甘草 6 克

1 剂，水煎午晚分服。

当夜咳喘未作，从此病愈，后未再发。

举验（2） 郑某，男，45 岁，1988 年 7 月 10 日初诊。患“过敏性哮喘”6 年，每日必须服扑尔敏 6 片，分 3 次服，始能控制，减1次药即发喘息，是以终年服用此药，其脉弦略数，舌红略暗，苔薄黄腻。兼见口苦、阴囊湿。

证属肝经湿热，治以清利肝胆，方用龙胆泻肝汤加减。

龙胆草10克　炒栀子10克　柴胡10克　生地黄10克　全当归10克　黄芩12克　车前子10克（包）　泽泻10克　杏仁10克　浙贝母10克　生甘草6克

6剂，水煎温服，每日1剂，忌食辛辣油腻之物。服中药后逐日减2片扑尔敏。

1周后复诊，谓服上方3剂后，即停全部西药，病未发作，惟偶有鼻塞、喷嚏。改用宣畅心肺气机之法。

云茯苓12克　生苡仁12克　杏仁10克　浙贝母10克　炒枳壳10克　生甘草10克　旋覆花10克（包）

4剂，水煎服，每日1剂。

至同年9月16日再访此病人，谓服完上方4剂后，未服一切药物，喘病从未发作。

【发　挥】

既然五脏六腑皆能令人咳，临证时自当详辨咳喘之所属，及其相胜关系，经文所谓“必先五胜，疏其血气，令其条达，而致和平”（《素问·至真要大论》）。举验（1）系本大学干部，本有迁延性肝炎，其胁痛、脉弦是病在肝经之征；而其新病咳喘及舌边尖红，为有内热之象。惟咳喘必于每夜二至四时发作，涉及丑、寅二时辰。从时辰与脏腑配属关系分析，丑属于脾、寅与少阳肝胆相应。故知其病尚与脾热有关，而且正是因为脾热才引发喘咳。所以处方以泻黄散为基础，加减施用，减生石膏防其寒凉太过，配合广郁金、泽兰等，用以疏泄肝胆。治得其本，故1剂而病除。

后例哮喘病虽多年，因正在壮年，未显虚象，且舌苔黄为有热；《灵枢·经脉》谓肝经绕阴器，《素问·奇病论》谓“口苦”为胆瘅，亦即胆热。本例恰有口苦、阴囊湿的兼症，是知病在肝胆无疑。于是用龙胆泻肝汤数剂，而沉疴顿起。

当然，咳喘之病本虽可在不同的脏腑，但毕竟亦不能完全离开肺脏，因此在治本的同时，似亦不应忽略调肺。上2例用方中皆有浙贝母、杏仁，意在于此。又后例患者咳喘渐平，仍有偶感鼻塞、喷嚏，则据《素问·五脏别论》:“心肺有病而鼻为之不利”之说，取《金匮要略》茯苓杏仁甘草汤方意，使胸中“大气一转，邪气乃散”。心肺气机宣畅，经络通顺，故病愈不复发作。

21. 冬气者病在四肢

《素问·金匮真言论》云:“北风生于冬，病在肾……冬气者，病在四肢……冬善病痹厥。”此言人与天地相参，内外相应，冬寒之气内通于肾。肾阳不足，四末不温，甚至寒凝而令经脉痹阻不通而痛甚。

【临证应用】

举验 孙某，女，32岁，内蒙兴安盟人，1989年3月24日初诊。患者双手指发凉，色紫黑，以中指及无名指尤甚，疼痛难忍，病已3年余。初发病时手指发凉，刺痛，时发时止，冬季为甚，夏则略缓。近1年来无论冬夏均不得缓解，且右手中指有一绿豆大溃破。1988年曾到北京某医院诊治，确诊为“雷诺氏病”，予服西药及数十剂中药，效果不显。脉象沉弦，舌苔白腻。

证属肾阳不足，寒邪内侵。治以温阳通脉，方选真武汤加味。

熟附片10克　云茯苓20克　白术15克　赤芍药10克　炒白芍10克　生姜3片　嫩桑枝5克　桂枝5克　紫丹参10克　片姜黄10克　木通5克　北细辛3克

6剂，水煎服，每日1剂。

3月31日二诊：药后手凉有所减轻，脉渐缓。服药时略有恶心、头晕，40分钟后消失。

上方再进，细辛加至5克

6剂，水煎服，每日1剂。

4月7日三诊：右手中指溃破处愈合，双手已不觉发凉，疼痛明显缓解，手指颜色已现微红润。近日嗳气较多。

上方细辛增至7克，加苏梗10克

6剂，水煎服。

临床症状基本消除。

【发　挥】

西医诊断之“雷诺氏病”，对病因解释不一，约之有四：①中枢神经系统功能失调，使交感神经功能亢进，血液中肾上腺素和去甲肾上腺素含量增高；②由于病情常在月经期加重，妊娠期减轻，因而有人认为与内分泌有关：③肢体小动脉本身的缺陷，对正常的生理现象表现出过度反应；④另一认识是病的初期为肢端小动脉对寒冷有过度反应，而后期由于长期的血管痉挛，使动脉内膜增生，血流不畅，若再遇有使肢端小动脉血流减少的各种生理因素，即可作用于病变动脉而发作。此外，患者常有家族史，提示可能与遗传因素有关。总的病理机制则是以：“肢端动脉痉挛”为主，造成肢端动脉血流障碍，局部因缺血而变色、剧痛，甚至坏死，指节烂掉脱落。

西医对此病的治疗方法主要有：使用交感神经阻滞剂及其他血管扩张剂，以解除血管痉挛，降低周围血管对寒冷刺激的反应；药物治疗无效，即用手术治疗，上肢病变做上胸交感神经切除术，下肢病变可施腰交感神经切除术，手术疗效可维持2年，以后还可复发。

王教授在20世纪70年代到河北省某地参加医疗队时，曾遇一中年男子患此病，经若干医院治疗无效，患者不愿接受“断指术”，改服中药。亦曾用金匮肾气丸（汤）加减，其中细辛逐渐增用至 10 克，经约 2 个月治疗全部症状消除。在近 1 年之内未再复发。因时隔久远，病历未能保存，故此处只略作回忆而已。今所举孙氏妇女例，系王教授于 1989 年赴内蒙指导毕业生实习期间所经治，考虑到该地区气候严寒，且患者初诊时脉沉弦，为病在里之象，故用温肾壮阳、散寒通经之法治之，投以真武汤加味。其基础方真武汤为温肾通阳之剂，故无须多论，而又加丹参者，用以活血养血；木通虽为苦寒之品，然而将其配伍于温热剂中，则仅取其“通”经之作用；桑枝、桂枝，一凉一热，“枝以达肢”，又均上行的特点，以治手臂疾患，且桂枝亦可温肾、行血；片姜黄有行气止痛而走上肢的特性，是以用之；三诊时患者嗳气较多，用苏梗温中行气，以治其标：细辛善行足少阴之经而散寒邪，具有较强的止痛作用，故用之。但细辛有一定毒性，前人总结为“细辛不过钱”，因此初诊时只用 3 克。复诊见到明显疗效，又无突出毒副作用出现，因而渐加至 7 克。

又初诊给药，患者饮药后出现短暂时间的头晕、恶心，40 分钟后消失，似是轻微的毒副作用表现，但既然很快消除，是知对病人无大妨碍。以传统中医观点看来，这轻微的晕眩正可视为药达病所，排出外邪的表现。临床所见，对个别病例即使投予全无毒性的方药，病人服后也会出现暂短不适反应。凡遇此种情况不必担忧，一般说来出现这种情况的病例，常易获较显著的疗效，古人云：若药不瞑眩，厥疾不瘳。正好说明服药后而“瞑眩”并非坏事。当然，读古人书不可拘泥，事实上我们临床治病，多数患者服药后不出现任何不适反应，也可收到满意疗效。不过，对于“冬病痹厥”之类寒邪闭阻之病，常用附子、细辛等大热有毒之药，若用量过多固然有害，但用量太少确实达不到治疗目的，此时应当掌握好用药量，为使“厥疾”得瘳，患者出现轻微的“瞑眩”看来是常不可免的。

然而，怎样适当掌握用药量呢？对于具有丰富临床经验的医生自不必多讲，但对普通中医师来说，我想首先还是应该使用《药典》规定的常用量，观察病人反应后，再予加减。我们在应用细辛时，即先从3克用起，逐渐加量，达到10克，至取得满意疗效为止。虽曾见有人治疗“动脉炎”，细辛量超过10克，而病人未出现大的毒性反应，但一则那是一种特殊疾病，二则该医生有独到配伍用药方法与经验。对于用此类有毒药物经验尚不很丰富的医生来说，仍以随时观察病人，增减药量为宜。正所谓“胆欲大而心欲细，志欲方而行欲圆”。

22. 膀胱藏津液气化则能出

《素问·灵兰秘典论》云：“膀胱者，州都之官，津液藏焉，气化则能出矣。”指出膀胱的正常生理功能是藏津液，但尿液的排出，则需依赖“气化”。从病理来看，如果膀胱的“气化”不利，则尿液必不能正常排泄，因而治疗当温化膀胱之气。

【临证应用】

举验 张某，男，22岁，工人，1974年夏诊治。患者自诉3年前的一天到什刹海游泳，返家途中遭雨淋，当夜即发高热，无汗，次日出现腰部胀痛，浮肿，无尿。经某医院检查，诊断为双侧输尿管不通形成的“肾盂积水”。当即予以手术治疗。

出院后一直不能自动排尿，且无便意，需每2小时用手按压小腹部一次将尿挤出，不分昼夜，颇苦恼。现症除不知排尿外，尚有口干不喜饮水，无汗，脉弦，舌苔薄白。查其腰间两侧，手术后疤痕凹陷，可容一鸡蛋大小。尿液浊如米汤，镜检脓球满视野。

证属膀胱气化不利，选五苓散（汤）加味治之。

猪苓 10 克　云茯苓 10 克　炒白术 10 克　泽泻 10 克　牡丹皮 10 克　草红花 10 克　麻黄粉 0.6 克（分冲）　桂枝 10 克

5 剂，水煎服，每日 1 剂。

数日后复诊，谓服上方至第 3 剂时，即有尿感，5 剂后排尿已正常，无须再用手按压。并诉药后微有汗出，口已不渴，肉眼观察尿液已清。镜检尿液白细胞 20～30/高倍视野，红细胞 7～10/高倍视野。

前方再进 2 剂。

三诊时已无任何不适，尿液镜检白细胞 3～5/高倍视野，红细胞 1～2/高倍视野，蛋白阴性。

上方加大 3 倍，再加生黄芪 30 克、枳壳 30 克、陈皮 30 克、当归 30 克，共研为粗末（散），水煎至沸，频饮代茶，每次用 10 克，日 2 次煎服。辅以每日早晚各服 1 粒六味地黄丸。

1 年后追访，病从未发作，健康状况良好，能正常工作。

【发　挥】

五苓散方是张仲景为“气化不利”的“膀胱腑证”而设，证见口渴、小腹满、小便不利。本例“肾盂积水”术后患者的临床表现，正合此证，故投以五苓散后，数年不愈之病能较快痊愈。方中加用丹皮、红花，是考虑到其病已久，用血分药以促进经脉通畅；用麻黄，宣通肺气，取利水当开发上源之意，用粉末冲服，取“散者散也”，其效迅捷。我们治疗肾炎，无论急性或慢性，若见有浮肿小便不利，在一般辨证用药基础上，常配合少量麻黄粉冲服，效果尚满意。善后所用散剂，仿《医宗金鉴·外科心法》中治“肾郁发”（即肾痈）五积散方意，此方通中有补，但因其偏“阳”，故又辅以六味地黄丸兼养肾阴，以防伤正气。

还应说明，张仲景应用《内经》“气化则能出”的理论治疗小便不利，除五苓散一法之外，对于肾气虚不能“气化”证，还有金匮肾气丸一法，该方所治“小便不利”的证候特点，详载于《金匮要略》一书中，可以阅之。

本例“小便不利”，确属“水蓄膀胱”，用五苓散行气化，而恢复其功能。若某些肾炎患者亦见小便不利，证见口渴、小便不利或饮水即吐者，虽也可用五苓散治之而获效，但此类疾病，以当代病理学观点分析，无疑是因肾小球过滤功能下降，其水并非已入于膀胱，同样可用五苓散治之而缓解症状。说明所谓“膀胱蓄水”不必拘泥于解剖学之膀胱，但见证候存在，皆可用促进膀胱气化的原则治疗。

23. 胸痛少气水在脏腑

《素问·脉解篇》云：“所谓胸痛少气者，水气在脏腑也。水者，阴气也，阴气在中，故胸痛少气。”此言阴邪凝阻，经脉脏腑之气不得运行，而引起胸痛少气。临床因水饮停留，而见胸胁痛的病证并非罕有。

【临证应用】

举验（1） 王某，男，21岁，1987年6月诊。1周来右侧胸胁痛疼，深吸气及咳嗽时加剧。胃脘胀满，口干喜饮水。蹲、坐而突然站起时头晕、目眩。大便偏干，2日一行。脉象弦缓，舌色正常苔薄白，形体较瘦。胸胁部位无明显压痛点。体温正常，血压90/60毫米汞柱。无肺结核病史。

证属脾肺气虚，水饮内停。治以温阳行水，用苓桂术甘汤加味。

茯苓15克　桂枝10克　炒白术15克　炙甘草10克　桔梗10克　郁李仁10克　砂仁5克

3剂，水煎温服。

病愈。

举验（2） 杨某，女，38岁，1990年12月19日诊。患"阵发性心动过速"多年，一日数次发作，发病时心率120～130次/分，持续10～30分钟不等。胸痛而闷，头晕少气，眠差，面部及下肢轻度浮肿，大便干，4～5日一行。右脉弦滑数，左脉濡数，舌质暗淡，舌苔薄白水滑。尿常规检查阴性，血压160/110毫米汞柱。

证为脾肺气虚而兼郁热，治以益气行水、兼清里热。

防己10克　川椒目10克　葶苈子10克　桂枝6克　炒白术8克　生大黄3克　丹皮12克　云茯苓15克　炙甘草6克　朱砂1克（分冲）

5剂，每日1剂，水煎服。

12月25日二诊：药后心悸未作，浮肿已不明显，睡眠转佳，大便调。近日偶有咳嗽、头痛。脉弦细，舌暗苔薄白。

再以前方加减。

前胡10克　霜桑叶10克　防己10克　桂枝5克　炒白术10克　茯苓15克　生大黄2克　椒目10克　葶苈子8克　炙甘草6克　琥珀粉1克（冲服）

5剂，病愈。

【发　挥】

《素问·经脉别论》云："水津四布，五经并行"，说明水液代谢与五脏均有关系，不过从水邪为病来看，又以肺、脾、肾三脏功能失调为主。

前例患者脉缓、苔白、起则头晕，均为脾肺气虚、清阳不升之象，其胸胁痛、脉弦则是水饮内停的表现。症状见于右侧胸胁者，正属脾、肺所主部位，肺为秋金所主，气从右降，自不必论；而脾主大腹，其病症为何亦见于右侧？盖肺主一身之气，而脾为化气之源，脾病及肺而病见于右，故《素问·咳论》云："脾咳之状，咳则右胁下痛，阴阴引肩背。"证为气虚，故遵仲景"病痰饮者，当以温药和之"的原则，以苓桂术甘汤为主方，温阳蠲饮，健脾利水。加桔梗利肺气，开胸止痛；郁李仁润便亦有利水之功；砂仁芳香醒脾，行气温中，以消脘腹胀满。

后例"心动过速"属心悸之病，其头晕、心悸，舌苔水滑、舌质淡，正是气虚而水饮上泛之证，又其睡眠差、大便干、舌质暗，则为内有郁热、气机被阻之象。故选用仲景苓桂术甘汤温肺脾之气而行水，己椒苈黄丸清热而利水，两方相合，寒温并用，则水饮去而郁热除；用朱砂者，以此药能镇心安神，对心悸失眠有治疗作用；用琥珀者，因该品既能镇慑心神，又能利水。此例复诊时见咳嗽、头痛是外感的表现，但其病情较轻，故仅以前胡、桑叶轻宣肺气治此标症，仍以前方加减为主以治病本。

24. 魄门亦为五脏使

《素问·五脏别论》云："魄门亦为五脏使，水谷不得久藏"。魄，通粕，糟粕之意。魄门即肛门，言糟粕从此排出。但经文又明确指出，魄门实为五脏所使役，五脏功能常从魄门及大便情况上反映出来，而魄门与大便异常变化，亦应考虑到其本在五脏，而宜从调治内脏入手。

【临证应用】

举验（1） 武某，男，54岁，中药药剂师，1982年秋诊。其病情为每天清晨腹痛、腹泻1～2次，已有20余年。白天亦有一二次腹泻，或在上午，或在下午不定，泻下物稀溏，无黏液及泡沫。脉略弦，舌质正常，舌苔薄白。食欲尚可，形体较胖。因其本人在药房工作，稍通医理，故数十年来，中西药物几无间断治疗。如服四神丸等，或补脾肾、或清利大肠湿热之剂，或无效，或效一二日，停药复发如初。

证属肝旺脾虚，治以疏肝补脾，选用逍遥散原方，为汤剂。

柴胡 8 克　当归 10 克　赤白芍各 10 克　茯苓 12 克　生姜 3 片　炒白术 12 克　炙甘草 6 克　薄荷 4 克（后下）

4 剂，水煎服，1 日 1 剂。

病愈，随访半年余，病未复发。

举验（2） 于某，女，30 岁，1986 年 11 月 20 日初诊。患者心情抑郁、焦虑不安 2 年，某精神病院诊为“焦虑证”。来此就诊时沉默不语，但眼神飘忽不定，略似惊惧。脉弦细略数，舌边尖红，苔薄白。询问之，知其大便秘结；约 7 天一行，形如羊粪，色黑坚硬难解。

证属肝气不疏，肝血略显不足。用疏肝法为主，仿丹栀逍遥散方意。

柴胡 8 克　当归 15 克　赤白芍各 12 克　茯苓 10 克　炙甘草 6 克　炒白术 6 克　薄荷 4 克（后下）　炒栀子 10 克　丹皮 10 克　石菖蒲 12 克　郁金 10 克　淡豆豉 10 克　生姜 3 片

6 剂，水煎服，每日 1 剂。

1 周后再诊：服上方 2 剂后，1 天中大便泻下 2 次，先干硬后稀溏。此后每天大便 1 次。心情亦转舒畅。脉象渐缓。

再用前法，以上方加减进退治疗月余。其大便调而“焦虑”症状亦完全解除，随访数月未复发。

举验（3） 洪某，男，17 岁，1989 年 6 月初诊。其母陪来并代诉：病人因与同学不和而患“强迫症”2 年，曾服西药镇静，效果不甚满意。现终日不断洗手、头发、衣物，甚至书本，凡被旁人触及均需反复用自来水冲洗，无分冬夏。课本被毁数套，冬季两手冻疮累累。每天低头不与旁人交谈，而口中叨叨念念，或拿筷子或拿铅笔，两手相互打斗不停。询其口中所云何事，偶有回答说“编非常生动的武打故事”。因不能集中注意力学习，又值“中考”临近，家长非常着急，乃带来要求服中药治疗。

就诊时头发水湿，因适才用自来水冲洗未干。形体消瘦，低头不与医生交谈。脉沉而弦细，舌质淡红苔薄黄。睡眠不安，大便干，10余日一解。谓嫌厕所不洁，大便更脏，便后洗手1小时，乃觉不干净。于是强忍大便，习以为常。阅其“医疗手册”，知前医曾用健脾益气佐以化痰中药治疗，效果不佳。

此证属气虚而夹实浊，邪气上扰心神。急当治标，以通下为法。

生大黄5克（后下）　芒硝12克（冲服）　炒枳实15克　川厚朴12克　黄芩15克　炒栀子15克

6剂，水煎服，每日1剂。

1个月后，其母陪来复诊：服上方2剂，每日泻下3、4次。后4剂，每日泻下一二次。精神能够集中学习，自语叨念明显减少，两手不再互相打斗。洗手次数显著减少，时间亦缩短。已被某高级中学录取。自己知道“编故事”、自言自语是病态，不断洗手也是病态，能主动控制。但仍不愿用手洗脚，怕手被污染。家长帮助复习功课时，以往从不能触碰他的书本，否则就要用水冲洗。药后已主动要家长翻开书，并说“不怕了”。

其家长认为上药效果较好，于是照方买药，服用20余剂。但服至10余剂时，此方已不再有泻下作用，至就诊时，虽仍服上方，大便不干，但二三日一行。病人感到乏力，编不出故事来很无聊，记忆力减退，思考能力差。不愿与他人交往。舌苔薄白，脉弦细，左寸弱。

改用益气清肝兼理中焦之法，以图其本。

黄芪20克　当归15克　肉苁蓉20克　知母10克　草果

10克 炒栀子15克 枳壳12克 川楝8克 石菖蒲15克 泽泻12克

6剂，水煎服，每日1剂。

另服天王补心丹，早晚各1丸。

三诊：精神较好，能随班学习。无自言自语现象。脉弦细，苔薄白。大便2日一行，较爽。

以上方为基础，配制水丸服用。

【发 挥】

魄门虽因其有为六腑排除糟粕的功能而得名，但它的启闭，却取决于五脏。这是因为后阴为肾窍，其开合关系由心神支配；且与脾胃的升降、肝之疏泄、肺之肃降也有密切关系，肺又与大肠相表里，所以说它是“五脏使”。使，使役，支配的意思。《素问·五脏别论》将本句置于论述脏与腑的功能之间，其意在说明脏与腑二者既各有不同的功能特点，但魄门又在密切相关中具有特殊的意义。故张介宾《类经》解释说：“虽诸腑糟粕固由其泻，而脏气升降亦赖以调，故亦为五脏使”。腑受五脏浊气传泻而出，才能保持五脏清静。但传泻不得太过，必须适当的“藏”。“藏”与“泻”要协调统一，既不能不藏，不藏则见脏气升降失调，甚则气陷神去的洞泻；但藏之又不能久，“久藏”则浊气扰乱五脏，壅塞六腑。

由于魄门的启闭正常与否，反映着脏腑的功能状态，所以临床不论外感、内伤之病，审问其大便情况以了解病情，对诊治有着重要意义。如昏厥证二便不禁者，多为脏气衰败之“脱证”，预后多不良。又如《素问·玉机真脏论》“五实死，五虚死”中指出“浆粥入胃泄注止，则虚者活；身汗得后利，则实者活”，足证临床问大便情况对诊断、治疗以及预后的重要性。

大便是否正常，不仅反映着脏腑的功能状态，同时还可以反过来影响脏腑功能的发挥。因此临床治疗中，对于因脏腑之病引起的大便失调（泄泻或便闭），固然要治脏腑之病，以求其本；但在大便失调直接影响脏腑功能恢复的情况下，则应急先调治大便，以治其标。例如举验（3），虽系情志不遂所致“强迫症”，病本当在心、肝两脏为主，但因其大便不通，十数日一行。此时用任何调治心、肝之药，恐难奏效，需其腑气通畅，气机运转，才有使病缓解之望。于是先以攻下为主，而获效。大便得通，再缓图其本。《素问·标本病传论》在讨论标本缓急治法时指出：“小大不利，治其标，小大利，治其本”，便是这个意思。

前2例举验，一以五更泄泻为主，一以便秘为临床重要表现之一，其治疗用药与剂量虽略有变化，但却均以疏肝理脾之逍遥散为基本方。其五更泻者4剂得愈，其患“焦虑”者，2剂便通，4剂便调。此足以证明魄门与肝脏之疏泄有密切关系，其为肝脏之“使”毋庸置疑。其余各脏亦是如此，如临床常见的脾气虚证，既可出现气虚推动无力的便秘，亦可出现气虚不能固摄的久泻脱肛，两者均可以用益气升阳的归脾汤或补中益气汤为主方而治愈，魄门为脾脏之“使”又明矣。

关于“五更泻”一病，许多书中多指“脾肾阳虚”为主要证候，首选方为四神丸。然则本人临床所见，有相当一部分病人用四神丸治疗无效，改用疏肝理脾法却常能收功。究其所以然，关键在于“五更”即属卯时，此时辰与肝胆木气相应。由于木气旺盛，从而使脾土之气相对更虚，因此泻下定时。其实，即使四神丸适应证，其病机也离不开“木”气疏泄失常，因而方中选用吴萸，意在温肝。我们以逍遥散（汤）为基本方，不仅治愈若干例“五更泻”患者，另有“甲亢”病人除心烦急躁外，亦常兼“五更泄泻”的症状，同样可用逍遥散加减而获效。近年见到有用四逆散为基本方，治愈五更泻的报导，其理相同，无非强调疏泄肝胆少阳之气耳。

此外，用逍遥散方疏肝，有人在使用汤剂时，常将其中生姜、薄荷二味舍弃，以为该两药轻清无力，不能起到治病作用。其实不然，两物虽轻，但辛散之力颇强，尤其在逍遥散方中，以辛散而言，非此两味莫属。而这个“辛散”，正是肝气得以疏畅条达必不可少的条件。所以《素问·脏气法时论》云：“肝欲散，急食辛以散之，用辛补之，酸泻之。”肝气郁，故欲散而疏之，是以生姜、薄荷之辛散，正可使用，辛散适合肝气条达之性，所以称之为“补”；防其辛散太过，乃用酸味敛之，而酸敛与辛散其用相反，辛既为“补”，故称“酸泻之”。

三、经脉临证发挥

（一）经脉指要

《灵枢·经脉篇》云：“经脉者，所以能决死生，处百病，调虚实，不可不通。”《本脏篇》谓：“经脉者，所以行血气而营阴阳，濡筋骨而利关节者也。”人身有十二正经，内属脏腑，外络肢节，其主要功能是运行气血，营养周身阴阳表里，使人体构成统一的整体；又有奇经八脉，不直接与脏腑相连属，但其调节气血的功能，亦与人体生理、病理都有密切关系。前人曾谓：正经如同江河，奇经犹如湖泊，江河满溢则入于深湖，江河水乏则湖泊调济之。

由于经脉与人体生理、病理直接相关，因而医生“不可不通”其中道理，才能正确诊断疾病，判断生死预后，处治百病，以调其虚实。

临床辨认十二正经之病，主要从两个方面，一是必须结合脏腑辨证，因为每一经脉都属于一个脏腑，所以脏腑之病与经脉失调之病，是一致的。例如：郁怒伤肝，引起肝气郁滞，而发生胁痛，但是肝经布胁肋，故“胁痛”亦是经脉病的症状。心火亢胜可使舌上生疮，是由于“心主舌”的缘故；但“手少阴之别……循经入心，系舌本”，故“舌上生疮”亦是经脉之病；因此，脏腑之病与经脉之病，颇多一致。

二是从经脉循行路线上分析，这是依经脉辨证的重点，即凡表现在某经循行路线上的病症，均应考虑其病与该经有关。例如：足厥阴肝经起于足大趾，上内踝，经腘内廉，循阴股，过阴器，抵小腹，布胁肋……与督脉会于巅顶。因此，足、胫、股内侧、小腹、阴囊、睾丸等处病症以及阳痿、多淫、胁痛、头疼等，都应考虑到与肝经有关。其余各经，皆依此例。

经脉与脏腑一样，互有表里，如足厥阴肝经与足少阳胆经、手少阴心经与手太阳小肠经……都是阴阳表里的关系。表里两经在生理上相互协调，在病理方面也相互影响，所以临证诊断与治疗时均应注意。《阴阳应象大论》所谓“从阳引阴，从阴引阳”，“阳病治阴，阴病治阳”皆含表里两经在治疗上的运用。

此外，同名经脉虽有手足之分，但其生理特点亦相接近，病理方面亦有关联，因而在诊治疾病时亦应加以运用。如足阳明胃经与手阳明大肠经，其病皆属受纳传导失常，其治亦均以和降通畅为主；手厥阴心包经和足厥阴肝经，都属厥阴，又多与“情志”有关，所以本书“心主舌”条下病案，用针刺手厥阴经内关穴，来泻足厥阴肝经之热。

关于经脉病症，《内经》将十二经之病分为“是动”、“所生”两类，尽管至今对“是动”和“所生”的含义仍有争论，但两类病症大体包括了上述脏腑病症及各经循行路线上的病症；奇经八脉之病，则是其生理功能失调的表现，例如“任脉通，太冲脉盛，月事以时下”，因而冲任脉为病会出现月经不调、带下、瘕聚之类病症；又冲为血海，分布最广，“渗诸阳，灌诸阴”，因此当其邪气盛实则有“常想其身大，怫然不知其所病”，当其不足则有“常想其身小，狭然不知其所病”。“盛则泻之，虚则补之，不盛不虚以经取之”，则是对经脉病证治疗的基本原则。

（二）临证发挥

1. 二阳之病发心脾而阳痿不月

《素问·阴阳别论》云：“二阳之病发心脾，有不得隐曲，女子不月。”二阳，阳明也，主要指足阳明胃。不得隐曲，谓不能行隐曲之事，前人注释有二便不利和性功能低下两说，现从后说。不月，即女子月经闭止。胃之病涉及心脾二脏，心藏神、脾藏意，神意失和则气机紊乱，而见男子阳痿、女子不月等病症。

【临证应用】

举验（1） 霍某，女，30 岁，1987 年冬诊治。患“精神分裂症”4 年，经服西药调治，现已基本康复，欲求有子，但月经已闭止年余，求中药医治。脉沉弦，舌质略暗，苔薄白，二便调，形体不瘦，无肌肤甲错。

用活血化瘀法调治，予服大黄䗪虫丸，每日 3 丸，服用半月不应。

改用桂枝茯苓丸（汤）合得生丹（汤）加减。

桂枝 8 克　云茯苓 15 克　赤芍药 12 克　桃仁 15 克　粉丹皮 12 克　益母草 15 克　羌活 8 克　全当归 12 克　广木香 8 克　炙甘草 6 克

水煎服，每日 1 剂，服 5 剂月事即至。

举验（2） 徐某，男，31 岁，1990 年 9 月 26 日初诊。阳痿月余，睡眠不安，常在夜间 2～3 时醒来不能再睡。舌暗红，苔薄白腻，脉象弦细。曾在某医院治疗，服补肾壮阳药 10 剂无效。

凌晨 2～3 时属“丑”，应在脾。故宜调治脾脏，予泻黄散合封髓丹（汤）加减。

黄柏 10 克　炒白术 10 克　缩砂仁 5 克　荷叶 8 克　炙甘草 6 克　炒栀子 10 克　防风 5 克　蜈蚣 2 条　生石膏 30 克（同煎）

5 剂，每日 1 剂，水煎服。

10 月 10 日二诊：阳痿已好转，睡眠不实：舌苔薄白，脉弦缓。改用温胆汤加减。

柴胡8克　黄芩12克　青陈皮各6克　半夏10克　竹茹8克　炒枳实10克　茯苓15克　蜈蚣2条　炙甘草6克

6剂，每日1剂，水煎服。药后病愈。

举验（3）　谢某，男，61岁，1990年元月3日初诊。1个月来阳痿，容易疲乏，困倦思睡，入眠多梦，口苦、头痛，右胁窜痛。舌质偏红，苔薄黄，右脉弦，左脉缓。肝功能检查正常。

证属肝胆气郁，脾虚气机不畅。治以舒肝理脾，以封髓丹加味。

黄柏6克　炒白术8克　炙甘草6克　砂仁6克　干荷叶8克　川厚朴8克　草果10克　肥知母10克　北柴胡8克　黄芩12克　炒枳壳12克　蜈蚣2条

5剂，水煎服，每日服1剂。

元月17日二诊：药后阳痿已愈，睡梦亦减少，仍略感头晕、疲倦。苔薄白，脉缓。

再予前方3剂，隔日1剂水煎服。

病愈。

【发　挥】

关于“二阳之病发心脾”，前人有谓胃病而引起心脾之病；有谓心脾之病引起胃腑之病，截然相反。按一般疾病传变规律分析，似应腑病传入内脏之说为是，当然疾病变化亦有特殊情况，不必执一而论。

举验（1）中妇女，久病“精神分裂”，其病之初多有阳明实热狂躁之症，又有心神不宁、意不能藏等心神、脾意方面的病症。心生血、脾统血，心脾久病，气血失调，因而月事闭止。初诊时用大黄䗪虫丸急攻瘀血而不下，复诊用行气活血缓图之方而收功，正说明此证不单血瘀，且兼气滞。

后2例均以“不得隐曲”而就医，但其病症均兼见脾胃失和，或则“丑”时不能睡眠，或则清阳不升而困倦思睡，故均以封髓丹为主方，从中焦脾胃调治而愈。或问脾胃之病何以导致“隐曲不利”呢？张介宾在《类经》中解释说：“不得隐曲，阳道病也。夫胃为水谷气血之海，主化营卫而润宗筋……今化源既病，则阳道外衰，故为不得隐曲。”

2. 肝之俞在颈项

《素问·金匮真言论》云：“东风生于春，病在肝，俞在颈项”，“春善病鼽衄”，“春气者病在头”。俞，即腧穴，为人身气血游行出入之处，出则外连于天地自然，入则通于脏腑。鼽衄，指鼻衄血。头颈为肝胆经脉所过，又肝胆为少阳春升之气，其经脉之气失和，则可见有颈项不舒；升发被郁或太过，亦会出现鼻衄、头痛以及耳鸣等病症。

【临证应用】

举验（1） 朱某，男，18岁，1990年6月13日初诊。2年来情绪不稳，或低沉、或烦躁，经常鼻衄。自觉颈项强硬不舒难以忍受，自谓“颈椎错位”，X光照像未见异常。因颈项不舒而不能学习和工作，有时希望将头砍去，于是多次持刀自杀，均未遂。就诊时颈裹纱布，因上周“自刎”到医院包扎，创口至今未愈。大便日六七行，量少不稀溏。久服西药舒必利无效。舌红起刺，苔薄白，脉弦细。

诊为阴血不足，不能养筋，予养血凉血之法治疗。

丹参15克　赤芍药12克　广郁金10克　菖蒲15克　生地黄12克　夏枯草12克　葛根12克　天花粉12克　生甘草6克　炒栀子10克

以此方为基础加减用药18剂，无效，患者遂转针灸门诊治疗。

10月17日再诊：针灸数月，效果不显，症状仍如前，颈部伤疤已有5处之多。

乃从肝之俞在颈项论治。投丹栀逍遥散加减为汤剂。

醋柴胡8克　当归15克　赤白芍各10克　炒白术8克　茯苓10克　薄荷4克（后下）　炒栀子10克　丹皮10克　炙甘草6克　大枣10枚　粉葛根15克　生姜3片

6剂，水煎服，每日1剂。

10月24日诊：服药后颈项不舒略有减轻，舌红，苔薄白，脉弦。

上方加郁金10克再进6剂。

10月31日诊：颈项不舒明显减轻，看电视超过2小时后仍感颈项强硬，情绪好转，鼻衄已有10日未作，大便次数仍多。

上方去葛根，加淮小麦20克，隔日1剂。

1月后诸症基本消除，并已参加工作，每日坚持8小时轻体力劳动，无不适。

举验（2）　刘某，女，49岁，1990年12月14日诊。颈项不舒，环顾则痛胀，已年余，X光检查，无颈椎增生。脉弦略数，舌略暗，苔薄白少津。兼见胸闷不舒、头木胀、耳闷、眠差。

肝胆疏泄不利之证，治以养血疏肝。逍遥散加减。

柴胡8克　全当归12克　赤白芍各10克　茯苓10克　炒白术5克　生地黄12克　丹参12克　北沙参15克　广郁金10克　杏仁10克　浙贝母10克　炙甘草6克　薄荷4克（后下）　生姜2片

4剂，每日1剂，水煎服。

12月21日再诊：药后颈项不舒已除，胸闷亦去，睡眠转佳。仍有轻度头胀、耳闷，舌苔薄白。

再以前方加减。

柴胡8克　全当归12克　赤白芍各10克　茯苓10克　炒白术8克　炒枳壳10克　夏枯草15克　炒栀子10克　生姜3片　荷梗10克　薄荷4克（后下）　浙贝母10克

5剂，水煎服，每日1剂。

诸症悉除。

举验（3）　洪某，男，60岁。2005年9月15日诊。因患者在外地，病情由其亲属代为叙述。患者1年前因患“乳突炎”在当地医院接受“乳突清除术”。术后出现颈项强痛伴有头晕，感冒时加重，曾服用理气活血药物，效不显。饮食、睡眠、二便正常。舌脉情况不得而知。

该证属肝气疏泄不利，治以疏肝之法。逍遥散加味为汤剂：

柴胡8克　当归15克　赤白芍各10克　茯苓10克　白术10克　炙甘草6克　薄荷4克（后下）　生姜3片　羌独活各10克　灵磁石20克　天麻12克　生石决明12克　钩藤12克　桑叶10克　菊花10克　炒栀子12克　石斛12克　川郁金12克　川芎12克

7剂，水煎服，每日1剂。药后病愈。

【发　挥】

3例均以颈项不舒为主诉就医，一兼鼻衄，后二兼病在头，故皆以舒肝为基本治疗方法而获效。

前例似属西医精神病学所谓“焦虑症”，初诊时因见舌红起刺，而认为是内热伤阴之证，遂重用养阴凉血之法，屡治不效后，始悟认证不确。其实，长期服用西药镇静剂或激素类药物的病人，舌质多有红而起刺者，未必均属于内热伤阴证候。如同久用抗生素的患者，其舌苔常现黄腻或灰褐色，亦未必是湿热稽留之证一样。因此临床望舌苔，虽然必须遵照传统中医诊病理论，但亦应考虑到当今用药特点，及因用药而引起的某些现象。要想确认证候，还应以全面分析为准。改用逍遥散为主方，疏肝理脾，则肝气得疏而颈项不利、鼻衄即除，脾气得健其大便频的症状亦去。

2 例兼见之头痛、耳闷等症，亦明显提示其病以肝气不疏为主，但因舌上少津，故于逍遥散方中加用丹参、沙参、郁金、生地等凉血养阴兼以疏肝之品；虽未见脾虚症状，鉴于“见肝之病，知肝传脾，当先实脾”之论，亦少用了白术、茯苓；配合杏仁、贝母，仍是取“佐金平木”之意。药证相得，因而收到满意疗效。

3 例患者手术后出现疼痛，曾服理气活血之药，虽未见其方，但推测其针对肝气不疏之力不足，以致无效。因其疼痛部位在颈项之处，以“肝之俞在颈项”之理，用逍遥散（汤）加味，则颈项强痛不利症状即去。因患者有感冒后症状加重，故于方中加入羌活、独活、桑叶、菊花等祛风止痛；配合磁石、生石决明、天麻、钩藤、栀子等平肝潜阳以止头晕；针对患者手术后出现的气血瘀滞，用川郁金、川芎养血活血；佐以石斛清热养阴而获效。

3. 肝病时憎女子

《素问·风论》云：“肝风之状……善怒，时憎女子。”怒为肝之志，病在肝故善怒。肝脉环阴器抵少腹，侠胃属肝络胆；又肝主筋。肝病则宗筋纵，少腹不舒、阳痿等病作。

【临证应用】

举验（1） 于某，男，32 岁，1977 年诊。患阳事不举数年，屡服补肾壮阳之药无效。观其体质盛壮，面色污浊，舌红苔黄。切其脉沉弦有力。询问之，知其口苦、阴囊潮湿，小溲时有白色混浊之物。大便尚调，但大便时前阴常有黏液流出。

证属肝经湿热，治以清利肝胆，方选龙胆泻肝汤加减。

柴胡 8 克　龙胆草 10 克　炒栀子 10 克　黄芩 12 克　生地黄 10 克　全当归 10 克　木通 6 克　建泽泻 12 克　车前子 10 克（包）　独活 8 克　生甘草 6 克　蜈蚣 3 条

7 剂，每日 1 剂，水煎温服。7 日内忌房事，勿食辛辣及油腻食物。明确告知其病可愈。后据访，病果愈。

举验（2） 杨某，男，67 岁，1990 年 1 月 10 日初诊。患阳痿半年，未曾治疗，身困乏力，睡眠不实，头重而痛，大便调，小溲黄色，脉弦缓，舌苔淡黄薄腻。

湿困清阳，痰浊内阻，治以祛湿热、清化痰浊，以柴芩温胆汤加减。

川芎 10 克　生苍术 10 克　北柴胡 8 克　黄芩 12 克　清半夏 10 克　青陈皮各 6 克　茯苓 15 克　淡竹茹 10 克　炒枳实 10 克　炙甘草 6 克　蜈蚣 2 条

6 剂，水煎服，每日 1 剂。

10 月 10 日又诊：服上方 6 剂后病愈，近 2 月阳痿又作，仍感头身困重，睡眠可。脉象弦滑，苔薄黄腻。

仍用上方加减。

苍术 10 克　川牛膝 12 克　盐炒黄柏 8 克　羌活 8 克　北柴胡 8 克　枯黄芩 10 克　茯苓 15 克　清半夏 12 克　青陈皮各 6 克　蜈蚣 3 条　炒枳实 10 克　淡竹茹 8 克　生甘草 6 克

6 剂，煎服法如前。虑其年逾花甲，嘱以适当节制房事。

病愈。

【发　挥】

《素问·痿论》云："思想无穷，所愿不得，意淫于外，入房太甚，宗筋弛纵，发为筋痿，及为白淫。"又《厥论》云："前阴者，宗筋之所聚。"无论外感、内伤各种因素，凡导致宗筋弛纵者，则不但可以发生肢体痿废不用的"筋痿"病，也会引起男子阳事不举或男女从阴窍流出白色液体，即"白淫”病。

前例患者虽阳痿多年，但其身体壮实，舌红苔黄，脉实有力，知非虚证，而属实热无疑。加之口苦、囊湿，则是肝经湿热证的典型症状。前医叠进补肾壮阳之剂，势如火上浇油，其病故久不能痊。我们以龙胆泻肝汤，泻其肝经湿热，加蜈蚣取“风能胜湿”之意，此药现代研究认为是“中枢神经”药，而阳痿一病除器质病变引起者外，大多属“性神经衰弱”，是以用之。“前列腺炎”亦可引起阳痿，该病人排大便时有黏液从前阴出，显系前列腺肿大的一种现象，而龙胆泻肝汤中的药物，其中数味在《药典》中载有消炎作用。嘱其忌房事、勿食油腻辛辣之物，为了在祛邪的同时，保养肾气；明确告之以“可愈”，含有“心理治疗”之意，鼓舞其痊愈的信心，使“君火以明，相火以位”，实无医者自我吹嘘之意。

后例患者虽逾花甲之年，但其苔腻脉弦，亦是肝胆有热之征，故用柴芩温胆清化肝胆经的痰热，又以三妙散（汤）去其经脉中的湿浊，荡去郁滞，阳气得伸，因而痊愈。其病再发，复用前法，但毕竟年事已高，故告之以“节欲”。若但以助阳补肾之品，强努其力，恐于健康有损。

4. 肝实则好淫

《素问·风论》云：“肝风之状……时憎女子”。张介宾注云：“肝为阴中之阳，其脉绕阴器，强则好色，虚则妒阴，故时憎女子。”肝病之见于成人阳痿、性欲亢进或低下，自当以调治肝肾诸经为主，而于儿童亦偶见有类似好淫之病证，似亦应从肝经论治。

【临证应用】

举验 卢某，女，6.5岁，小学一年级学生，1990年10月28日初诊。家长代诉：患儿睡眠不实，多俯卧。入睡前侧、仰卧时，两腿不断交叉伸屈。上课时亦两腿叠起伸屈摩擦，因而精神不能集中。回家做作业时烦躁不安，不时站起用沙发或椅角顶触阴部。见电视中有男女恋爱之类镜头，则拒绝吃饭与睡眠。曾到泌尿科检查，未见明显病症。舌质红，苔薄黄，大便调。

初诊以下焦湿热证治之。

萆薢 8 克　川牛膝 10 克　生苡仁 12 克　黄柏 8 克　细生地 10 克　炒栀子 8 克　知母 6 克　钩藤 6 克　生甘草 4 克

5 剂，水煎服；每日 1 剂。

11 月 3 日二诊：白天俯卧略少，余症无变化。

改进清利肝胆湿热为主，兼泻相火，以龙胆泻肝汤加减。

柴胡 6 克　全当归 8 克　炒栀子 8 克　黄芩 6 克　龙胆草 6 克　细生地 8 克　泽泻 6 克　川牛膝 10 克　肥知母 8 克　黄柏 6 克　萆薢 8 克　生甘草 4 克

5 剂，水煎服，每日 1 剂。

11 月 10 日三诊：症状明显减轻，上课时已能集中精神，回家亦未发生顶椅角及卧床伸腿等现象，睡眠安稳。做作业时仍偶有烦躁。舌红明显缓解，苔薄黄，大便调。

再用前方加减。

柴胡 6 克　炒栀子 8 克　龙胆草 6 克　黄芩 6 克　车前子 8 克　川牛膝 10 克　丹参 10 克　石菖蒲 10 克　肥知母 10 克　黄柏 6 克　川萆薢 10 克　生龙牡各 12 克　生甘草 4 克

5 剂，每日 1 剂，水煎服。

11 月 17 日四诊：一切不当动作及烦躁均已消除，睡眠安稳，学习精神集中。

以知柏地黄丸 10 丸，每日 1 丸分 2 次服。病愈。

【发　挥】

相火妄动与下焦湿热，均可致成人性功能异常的病症，其于儿童则少见，但此例患儿年仅 6 岁半，即出现以物挤触阴部，喜看男女恋爱电视，实属异常。鉴于其舌红苔黄，用清利下焦湿热法治疗有效，尤其是以龙胆泻肝汤为主方清利肝经湿热，效果更较显著。待其湿热去后，乃以知柏地黄丸坚肾阴泻相火巩固疗效而痊愈。1988 年王教授外出讲学期间，亦见一5 岁男孩，其生殖器大似 10 余岁所有，不时勃起，寻物磨擦，曾以清利下焦中药予服，因返京匆忙，末及询问疗效。

不过，这类小儿有过分性冲动，且影响学习与健康的病症确已存在，值得注意。

5. 肝胆经脉病口苦胸胁痛

《灵枢・经脉》云："胆足少阳之脉……其支者，从耳后入耳中，出走耳前……络肝属胆，循胁里，出气街，绕毛际……病口苦，善太息，心胁痛。""肝足厥阴之脉……入毛中，过阴器，抵小腹，挟胃，属肝络胆，上贯膈，布胁肋……病胸满呕逆。"胆病则气上溢而口苦，肝与胆经为病，因经脉所过的关系，而见头痛、耳鸣、胸胁痛诸症。故见上症者，当从肝胆论治。

【临证应用】

举验（1） 刘某，男，31 岁，1987 年 10 月 11 日初诊：两胁胀痛，头晕耳鸣，心烦失眠，阴囊潮湿，小溲黄，脉弦，舌红苔薄黄。

肝经湿热之证，治以清利肝胆，用龙胆泻肝汤加减。

柴胡 8 克　龙胆草 10 克　炒栀子 10 克　黄芩 12 克　生地黄 10 克　全当归 10 克　木通 8 克　川楝子 8 克　车前子 10 克（包）　泽泻 10 克　炒白术 10 克　代赭石 15 克　蜈蚣 3 条　生甘草 6 克

5剂，每日 1 剂，水煎分温 2 次服。

10月18日二诊：药后睡眠转佳，头晕、囊湿已除，耳鸣未作。偶有胸胁痛，腹胀满，大便调。脉弦缓，舌苔薄白。

肝胆湿热已去，而现肝失疏泄乘脾之证。以舒肝理脾之法为治，予逍遥散（汤）加味。

柴胡8克　全当归12克　赤白芍各10克　桔梗8克　浙贝母10克　薄荷4克（后下）　茵陈10克　炒白术10克　云茯苓12克　延胡索10克　生甘草6克　川厚朴8克　生姜3片

5剂，水煎服。

诸症悉除而愈。

举验（2）　刘某，男，23岁，1987年10月18日初诊。自诉头皮瘙痒甚重年余，无头屑，胸中时有剜痛感，阴囊湿，脉濡，舌红，苔腻满布。

此为肝胆湿热，兼夹风邪。治以清利肝胆湿热，佐以散风。方用龙胆泻肝汤加减。

柴胡8克　炒栀子10克　龙胆草10克　黄芩12克　全当归12克　细生地10克　泽泻12克　木通8克　车前子10克（包）　蝉衣6克　僵蚕10克　羌独活各10克　生甘草6克

5剂，每日1剂，水煎分温2次服。

10月25日二诊：服清利肝胆湿热之剂后，头皮瘙痒及阴囊潮湿已除，仍偶有胸中剜痛。舌暗红，脉缓。

此为湿热已清，仍有气血不畅。治以疏肝和血之法。用四逆散加味。

柴胡8克　赤芍药12克　炒枳壳10克　桔梗10克　川楝子8克　延胡索10克　当归12克　瓜蒌仁10克　天花粉12克　浙贝母10克　炮山甲10克　生甘草8克

5剂，水煎服。

胸痛未作，病愈。

举验（3） 石某，男，34岁，1988年4月1日初诊。左侧偏头痛10余年，经常发作，近月来频发，每周1～2次，持续一二日，痛甚不欲生，寝食俱废。兼见口苦、恶心、囊湿，下肢酸软。舌苔黄腻。

证属肝胆湿热，经脉阻滞。治以清化湿热。龙胆泻肝汤加减。

柴胡10克　龙胆草10克　炒栀子10克　黄芩10克　炒苍术10克　黄柏皮10克　泽泻10克　车前子10克　全当归10克　木通8克　川牛膝12克　生甘草6克　蜈蚣3条

3剂，水煎服，每日1剂。

4月11日再诊：偏头痛6日未发，口苦已减，仍有囊湿，困倦睡眠不实。前方加减。

柴胡10克　龙胆草10克　炒栀子10克　泽泻12克　生地黄10克　炒白芍12克　黄芩12克　大青叶12克　车前子10克（包）　蜈蚣3条　川楝子8克　制香附10克　生甘草6克

6剂，每日1剂，水煎分温2次服。

1周后三诊：头痛未作，口苦囊湿亦除，睡眠转佳，精神清爽。

再以前方加减调治；隔日1剂，服7剂。

随访2年，病未再发。

举验（4） 杨某，男，28岁，1983年春季诊治。结婚4年不育，其妻健康无病。生活起居无异常，无腰腹疼痛不舒。精液检查：精液量及精子总数正常，死精子占85%，舌红苔薄白略腻，脉弦略数。曾屡服补肾中药无效。

患者年轻体壮，舌红脉弦，证属肝胆郁热。治以清利之法，龙胆泻肝汤加减。

柴胡8克　炒栀子10克　龙胆草10克　黄芩12克　赤芍药12克　川楝子8克　木通6克　车前子10克　建泽泻10

克　生甘草6克　蜈蚣3条

5剂，每日1剂，水煎服。服药期间忌房事1周。

10日后复诊：精液检查精子成活率75%，活动力中等。脉象渐缓，舌红略退。

再以前方加川续断12克、菟丝子10克进治。投药后未来复诊，因系本单位职工介绍而来诊治患者，1年半之后偶尔询问，谓已得子。

举验（5） 赵某，男，26岁，未婚，1976年诊。患高血压病多年，头晕，心烦，耳鸣，睡眠不佳，面红目赤，大便干燥三四日一行。舌红、脉弦数。血压：180/110毫米汞柱。观其病历，知已服大量杜仲、金樱子等补肾中药无效。因病休息2月。

此属肝胆火旺之证，屡进补剂更益其邪，急当泻之。以泻青丸（汤）加减治之。

生大黄5克（后下）　黄芩15克　黄连8克　龙胆草10克　炒栀子10克　广木香6克　青黛10克（包）　代赭石15克　生甘草6克

3剂，水煎服，每日1剂。

5日后复诊：药后大便日泻三四次，现感疲乏无力。观其面红目赤已去。切其脉缓。血压130/86毫米汞柱。

实邪已基本退去，改用丹栀逍遥散（汤）加减治之，以善其后。

前后经1月调治，病愈，10余年未再发生高血压病。

【发　挥】

《素问·奇病论》云："有病口苦者……病名曰胆瘅。"瘅，同疸，本意为"热"。胆有热，其气上溢，故见口苦之症。肝胆经脉上络巅顶，入耳中，布胁肋，抵小腹，绕阴器，若二经失和则常见口苦、囊湿、胸胁痛、头晕眩、耳鸣耳聋以及阳痿、死精等生殖系统疾病。虽然见症很多，但若见有口苦、阴囊潮湿二症，便可认定为肝经湿热之候。若经脉失和，涉及脏腑，亦可见心烦、目赤、恶心等症状。其寒热，可据舌质颜色及脉象迟数来辨别。

上述4验例，其病虽分别为胁痛、胸痛、偏头痛、不育，但均见有肝胆湿热的证候，故皆以龙胆泻肝汤为主方而治之。方中多用蜈蚣，意在“风能胜湿”，以使湿热速退。第1例现肝脾不和证后，用贝母、桔梗乃“佐金平木”之意，运用此法治疗肝病引起腹胀，多有效验；2例兼见头皮瘙痒，是夹风邪之征，故加入蝉衣、僵蚕、羌活、独活；3例以偏头痛10余年就诊，正是胆经行于头侧，湿热滞留，经脉不畅，是以头痛甚剧；4例死精不育，其舌红脉弦数，亦是肝胆湿热为患，使少阳相火郁不得伸，前医屡进补肾壮阳之剂，反益其邪，改进清利湿热后，邪去正安，则得子有望。

举验（5)是高血压病患者，虽为一派实热之象，但60、70年代曾有实验研究报道，谓杜仲有降血压功效，所以前医不辨病之寒热、人之老壮，悉用补益药“降血压”以致此患者病情日甚。改进泻青丸（汤）加减，清泻肝经实热，故病得缓解，再以疏肝清热法调治而获愈。其实，即使以“高血压病”论治，若属实证而兼见耳鸣症状者，均可以龙胆泻肝汤、泻青丸（汤）为主加减治疗，大多可以取得满意疗效。

6. 胆足少阳之脉所生病寒热如疟

《灵枢·经脉篇》云：“胆足少之脉……是主骨所生病者……汗出振寒，疟……。”足少阳胆经行于人身之两侧，位居半表半里之间，感受外邪之后，邪正交争，而有往来寒热如疟的临床表现。故凡见“发热”之病，其兼有往来寒热之象者，当以疏泄少阳为基本治法。

【临证应用】

举验（1） 王某，女，51岁，1988年4月4日初诊。主诉低烧1月余，体温在37.5～38.5℃之间，先恶寒后发热，每天反复多次。心烦、口苦、食欲不振，睡眠不实。经某医院检查，除血沉26毫米/小时、肝功“TTT”为8单位外，余项均正常。服用西药及输液多日，病情无变化，乃求治于中医。舌胖苔黄腻，右脉濡，左脉弦细。

证属湿热之邪郁于少阳，肠胃气机不畅。治以和解少阳、健胃除湿为法。方选小柴胡汤加减。

柴胡10克　清半夏10克　黄芩12克　槟榔10克　赤芍药12克　草果10克　知母10克　川厚朴8克　生甘草10克

5剂，水煎温服，每日1剂。忌食辛辣油腻食物。

4月11日二诊：服上药后体温恢复正常，已无往来寒热症状。仍有心烦、口微苦、食欲不振，睡眠不实。

此乃湿浊未尽之象，仍宗前法进治。方用柴芩温胆汤加味。

柴胡8克　黄芩12克　清半夏10克　青皮6克　陈皮6克　云茯苓12克　竹茹8克　炒枳壳10克　砂仁5克　知母10克　草果10克　炒栀子10克　生甘草6克

5剂，每日1剂，禁忌及煎服法同前。

4月19日三诊：微感心烦，食欲稍差，乏力，别无不适，脉弦细，苔薄黄。

继用前法为治。

柴胡8克　黄芩12克　清半夏10克　陈皮8克　竹茹8克　炒枳实10克　砂仁5克　杏仁10克　生苡仁15克　白蔻仁5克　白芍12克　炒栀子10克　薄荷4克（后下）　生甘草6克

5剂，水煎服，每日1剂。

4月24日四诊：食欲好转，诸症悉除。脉弦细，舌苔薄

患者要求再服药以巩固疗效。乃以三仁汤化裁为方，以善其后。

杏仁10克　砂仁5克　生苡仁15克　白蔻仁5克　厚朴8克　半夏10克　炒栀子10克　柴胡8克　薄荷4克（后下）　白芍12克　生甘草6克

5剂，水煎服。

举验（2） 陈某，女，12岁，专家门诊号：12400，1989年11月29日来诊。发热43天，有往来寒热，体温在37.2～39.5℃之间波动。饮水汗出后体温即下降，旋即回升，口干欲呕。脉弦细，舌质略暗，舌苔白腻。

曾在某医院诊治，检查项目及结果：胸部X线透视未见异常：听诊心尖部可闻及Ⅱ～Ⅲ级收缩期杂音；血红蛋白11克；白细胞4800、中性60%、淋巴34%；肥达氏反应（一）、外斐试验（一）；嗜异性凝集试验1：14；EB病毒酶标（一）、EB病毒Lgm抗体酶标（一）。

彼医院虽经检查，但未能确诊。曾作为感冒予服14剂解表中药；作为病毒感染注射聚肌胞5支，均无效果。

据其临床症状，仍属邪伏少阳之候。

治当和解少阳、化除湿浊之邪。方选小柴胡汤和达原饮加减。

柴胡10克　黄芩12克　清半夏10克　大枣7枚　草果10克　五味子10克　槟榔10克　川厚朴8克　知母10克　赤芍药10克　炙甘草6克

3剂，水煎温服，每日1剂。

12月2日二诊：体温在36.9～38.4℃之间波动，表现为中午及夜半12时发热最高。

用上方症情略有改善，仍宗前方，加用黄连6克，肉桂3克。3剂，煎服法同前。

12月5日三诊：体温趋于正常，昨日下午3时自觉不适时测体温为37.2℃，晚10时为37℃，夜间无不适。今晨8点体温为36.8℃，12时为36.8℃。

继投12月2日方3剂。

12月8日家人来报：6日、7日体温均已正常，自觉症状已全部消失，唯略感疲乏。

嘱其停药，饮食调养。即告痊愈。

【发　挥】

“发热”是多种疾病的一个重要临床表现，辨其表里之法，概括言之：里热者，但热而无恶寒；表热者，发热而恶寒；半表半里者，往来寒热如疟。对以上各种热型，《内经》常以“发热”、“寒热”、“如疟”称之。由于发热与寒热多为急性病，对人体生命威胁甚大，所以明辨其部位、性质，提出相应的治疗措施，就成为医学科学必须研究和解决的重要课题。在《黄帝内经》中有关“寒热”、“发热”的论述，亦较对其他一般病症的论述为多，单以文章命名而言，即有《热论》、《刺热篇》、《评热病论》、《水热穴论》、《寒热病》、《热病》、《寒热》等篇论；而讨论有关寒热与发热的病因、病症以及治疗的记载，有达数百处之多。足可证古人对发热与寒热的重视程度。

在中医学里，以阐发“发热”与“寒热”的发病机理、治疗措施为重点的研究工作及其成果，早已发展为独立的医学分支，其代表则以《伤寒论》为其启端，而温病学派继之于后。使中医学对发热与寒热病证的辨证达到了相当精确、治疗效果具有很高的水平。

上述2例验案，用《内经》及《伤寒论》等经典理论来分析，虽系简单易治之病，然而亦曾经过医院多方检查与调治，并未能解除病人疾苦。其第2例少女之病不仅经过普通医院诊治，亦曾由某传染病医院检查，均无明确诊断。我们无非本着

《经脉篇》足少阳胆经之病有“振寒汗出，疟”，《伤寒沦》少阳病“往来寒热，口苦，咽干，目眩，心烦喜呕”的记载，投以小柴胡汤为主来和解少阳，数剂而病愈。其中前例中年妇女，症见往来寒热、口苦、心烦、纳差，舌苔黄腻，显然是少阳经脉不和，木郁日久而影响肠胃，以致湿热内生。故治疗用小柴胡汤去参、枣以防碍邪；而加草果、厚朴、知母、槟榔以调中焦，开湿郁兼清阳明之热，5剂则体温恢复正常，又数剂而自觉症状全消。

后例少女病已40余日，接受各种检查与治疗，每日奔波于医院之间，深受病痛折磨，家长亦不堪其苦。我们应用上述中医传统理论，6剂药后体温即基本正常，9剂药则痊愈。此患者舌苔虽然白腻，结合其余脉症分析，并非寒湿，似属毒热内伏所致，故治疗用小柴胡汤与达原饮加减合方。达原饮一方出自吴又可著《瘟疫论》，用以治疗邪伏“膜原”之证，而膜原的部位在于皮里膜外，近似是“半表半里”，当与少阳病证有密切关系。又吴又可亦明言膜原“附近于胃”，所以方中槟榔、草果、知母、厚朴等药虽用于“透达膜原”之邪，实则均属入胃经之品。用吴氏之方治疗而收到效验，以此推之，此病例若诊为“瘟疫”邪伏膜原之证，似亦无不可。服药3剂后，表现有子、午二时发热最高的特点，而该二时辰分属心、肾两脏，于是在原方基础上加用黄连、肉桂，以使阴阳交泰，病告痊愈。

7. 胆经病马刀侠瘿汗出振寒

《灵枢·经脉篇》云：“胆足少阳之脉……腋下肿，马刀侠瘿，汗出振寒，疟。”少阳经居身之两侧、半表半里之间，故病有振寒发热如疟的症状，热邪内郁则可见腋下、耳后等处肿胀成瘰，因其病在耳后如帽缨，故谓“侠瘿”；又因肿块长大，故称“马刀”。即属于现代所说淋巴炎或淋巴结核之类病症。

【临证应用】

举验 郭某，女，56岁，1986年春季诊治。该患者系我单位职工陈君的亲属，居住在江南某市，因高热39～39.5℃月余求治。其热型每于汗出后略有下降，但一两小时后又出现恶寒，旋即高热复起。经检查血白细胞1.8万，且发现少数幼稚细胞；腋下、颌下、腹股沟处淋巴结肿大。因而怀疑为“癌症”，欲来北京就医，又恐病人于路途中发生危险，只得通过电话联系求治。询知尚有口苦、恶心，饮食不进，消瘦，大便干，数日一行。素有风湿性心脏病，体质较弱。

据其马刀侠瘿、汗出振寒诸表现，认证为胆经郁热，阳明失于和降。宜两解少阳阳明，以大柴胡汤加味，急祛其邪。

柴胡8克 赤白芍各10克 半夏10克 黄芩12克 炒枳实10克 生大黄4克（后下） 玄参12克 炒栀子10克 干荷叶8克 川金钱草15克 大枣7枚 生姜3片

3剂，每日1剂，水煎分温3次服。

3日后电话：药后大便已通，体温有所下降，最高不超过38℃，能稍进流食。嘱原方再进2剂，并处新方备用：

柴胡8克 赤白芍各10克 黄芩12克 半夏10克 炒枳实10克 生大黄2克（后下） 大枣7枚 生姜3片 川金钱草15克 杏仁10克 浙贝母10克 生苡仁15克 茯苓12克 炙甘草6克

5剂，每日1剂，水煎分温2次服。当即用信函将药方寄出。

信函发出后1日，来电话云：体温明显下降，最高不超过37.6℃，略思饮食，恶心已除。但发生咳嗽。回说：药方已寄出，其中有止咳药物，可照方服药。虽然略能进食，但不可多食难消化及油腻之物。

如此用疏利少阳为主的方法治疗半月，服药10余剂，体温恢复正常，咳嗽亦止。淋巴结肿逐渐消退。身体平复。

【发　挥】

此例虽有较明显的少阳经脉失和的现象，但因病情较重，以致使某些医务人员误认为是不可治的“癌症”。其实，用西医学观点分析，该病例可能是由于胆道或胆囊炎症所引起的菌血症，因而高热不退，淋巴结肿大，使用一般抗生素类西药亦未能得到控制。

既有少阳不和，又兼阳明实热，理应用大柴胡汤治疗。加玄参，以免泻热而伤阴；复诊方用浙贝、杏仁，本意在“佐金平木”，因其胆气郁久，难免“木火刑金”，应予预防，后果然出现咳嗽，正应其验。又用茯苓、苡仁、炙甘草是考虑到患者原有“风心病”，宜加以保护。2 次处方均用金钱草，是因该药善能清泻肝胆之郁热。

又高热渐退，食欲已有所恢复之时，嘱其勿多食油腻，正是根据《素问·热论》：“热病少愈，食肉则复，多食则遗”之论。因患者正气未能全复，若进难于消化食物，恐食不得化而生热，使病复发或迁延不愈。《伤寒论》中亦有“瘥后劳复”、“食复”之戒，临床应予注意。

8. 肺之俞在肩背

《素问·金匮真言论》云：“西风生于秋；病在肺，俞在肩背。”肺居胸中，《素问·脉要精微论》谓：“背者，胸中之府”。所以肺有病常在肩背上反映出症状，而肩背部的病症，亦应考虑到其病本在于肺脏及其经脉的可能。

【临证应用】

举验　孙某，男，36 岁，山东省某地裁缝工人，1987 年 3 月 9 日来诊。患者因左肩臂三角肌处生有黑色坚硬肿物数年，经北京某医院检查，疑为恶性肿瘤，于1986年4月手术切除，术后病理切片显示为“纤维瘤”，遂回故里休养。但近1年来，左上臂及肩胛处疼痛，半年来日趋加重，活动后尤剧，遂不能从事其裁剪缝纫工作。且于每天下午3时许周身乏力，肩背部痛楚难忍。于本月初来京复查，原经治医院谓因手术损伤神经，无特效治法。乃求治于中医。诊其脉弦滑，右寸独弱，舌质偏红，舌苔薄黄。眠差、纳少、心烦、二便调。

证属少阳郁热，肺气不利。治以调理金木为法，予柴芩温胆汤加味。

醋柴胡8克　黄芩10克　广陈皮10克　云茯苓12克　青皮10克　炒枳实10克　清半夏10克　川贝母10克　桑枝10克　杏仁泥10克　淡竹茹8克　桂枝10克　路路通10克　生甘草6克

6剂，每日1剂，水煎温服。

3月16日再诊：服上方至3剂后，左上臂及肩背疼痛明显减轻，午后乏力好转。2天来已缝制衣服数件，未现不适，睡眠纳食均可。舌边尖红，脉弦滑右寸弱，苔薄微黄。

上方加丝瓜络6克、生黄芪15克、羌活3克，14剂，服法同前。

痛止病愈。

【发　挥】

“背者胸中之府”、“肺之俞在肩背”在临床中多有应用，例如望诊患者两肩上纵，多为肺气不能宣降的喘咳久病；两肩下垂，肩背微拱，多是心肺胸中之气大虚等。

此例以肩背上臂疼痛为主症求治，但因其有脉弦、眠差、心烦等表现，所以辨证其既有少阳胆经痰热，又有肺气不利。故先用柴芩温胆汤为主方治疗，以去其邪。方中加用贝母、杏仁，正是取“肺之俞在肩背”之意，以利肺气。又《灵枢·顺气一日分为四时篇》以申酉时与秋气、肺脏相应，故该患者每于下午3时许（申时）全身症状加重。其脉象右寸独弱，亦是病在肺脏之征。时间、症状、脉象都与肺有关。复诊时，痰热之象减轻，已能安卧，心烦大减，故加用固护肺气之生黄芪；加羌活以助桂枝、桑枝及路路通等宣通经脉之力，达到“通则不痛”之目的。

9. 足少阴经循喉咙

《灵枢·经脉篇》云：足少阴肾经“其直者，从肾上贯肝膈，入肺中，循喉咙，挟舌本。”由于经脉所过的原因，肾经之病常在喉咙部位表现出症状。同样，见有喉咙部位的病症，应考虑到是否从肾论治。

【临证应用】

举验 李某，女，41岁，内蒙古人，1989年3月4日诊。患者自述不能饮水，水入即呛咳已8年。初得病时仅不能饮水，数月之后便不能吃稀粥类食物，渐至不能吃西瓜、梨等汁液多的水果。曾遍求当地名中医，诊为“水逆症”，予服五苓散类方药无效。赴长春市某医院，西医诊断为“悬雍垂麻痹症”，予针对性治疗，亦无效果。忍受多年，甚为痛苦，每日只靠吃苹果类以补充水份。视其形体羸瘦，舌边尖红，苔薄白；切其脉细而略数。询之病因，言其弟8年前患病住院，她终日陪床守护，心身忧苦疲惫。一日其弟病势忽然转剧，昏迷不醒，致使她惊恐尤甚，而后便罹此病。

此为忧愁伤肺，惊恐伤肾，“子母同病”之证。治以调补肺肾、通阳益阴之法。以气功疗法治之。

治法：先让患者面向南，端坐在方凳上，全身放松，二目微闭，舌抵上腭，下颌微收，排除杂念。意想有一股微弱的气流，自喉咙缓缓下移，至胸、腹、股、胫，从足内踝下入足心涌泉穴，以利肺经、肾经之气畅通。继则发功治疗。

医者先以双手掌对患者前后胸，距其身约5厘米处向外拉开，如撑物状，反复开合27次，以开胸中心肺之气，使气血得以畅通；继则以剑指循肺经从胸至肩腋、经臂内侧、至手拇指端，反复发功数次，以疏导肺气；由于足太阳经与足少阴经为表里，欲补其阴，当先通其阳，故先用双掌循其额、头至顶，再以双剑指沿膀胱经路线循背、腰、下肢外侧、经足外踝至小趾端发功，反复3次，以通其足太阳经之脉；最后站在患者前方约1.5米处，目视其丹田，两手掌心向上，循肾经循行方向，反复发功，以补益肾气。全部治疗未触及患者身体，用时约13分钟。

收功后患者自觉心情舒畅，如释重负，无任何不适感。当即给予温水令饮之，只见患者虽不像常人饮水那样自然，略显拘谨，但却一口大于一口地饮完半杯，约100毫升，效果喜人。

二诊：1989年3月6日，经上次治疗后，已能稍进汤食，因虑病未全可，要求再予治疗。遂又用气功治疗如前法。功毕，又给患者饮水半碗，每口摄入量大于前次，且有贪水之感，高兴而归。

经2次治疗，病告痊愈，随访半年未见复发。

【发 挥】

《素问·阴阳应象大论》说："忧伤肺"、"恐伤肾"。该患者劳累伤气，忧愁伤肺，又猝受惊恐而肾气被伤。肾为水脏，主五液，其经脉"直者，从肾上贯肝膈，入肺中，循喉咙，挟舌本"；肺主一身之气，为水之上源，喉为肺之门户。悬雍垂系于舌本、喉咙，由于肺肾两经"子母同病"，经脉不畅，因而"麻痹"不能制水，以致水入即呛。宜用调补肺肾、通阳益阴之法治之。然虑其不能饮水，服药困难，故选用气功疗法。

气功从其理论导源来看，应是《内经》养生术、导引术具体发展的一个方面。《庄子》谓导引“导气令调，引体令柔”。无论是自身练气功，还是用气功为他人治病，均以“调气”（又叫调息）为重要方法。练功中亦常辅以某些肢体运动，即属“引体令柔”之类。《内经》中所列各种治法，包括有“导引”在内，如《素问·异法方宜论》：“中央者……其病多痿厥寒热，其治宜导引按蹻”。

既然气功是中医传统治疗方法之一，那么它就应该与针灸、推拿、中药等疗法一样，均应遵循“辨证论治”的基本原则。尤其是气功疗法是以医者之气来调整病人脏腑经脉之气，使之归于平衡，这就更需要辨清证候、确定相应的治法，才有可能取得满意疗效。反之，若不明医理、不知脏腑经脉、病因病机，便欲为人“发功治病”，必然不仅不能治愈疾病，反而会加重患者气血的紊乱。正如《素问·移精变气论》所说：“粗工凶凶，以为可攻，故病未已，新病复起。”粗工，言不通医理之人。凶凶，即指不明疾病性质、所宜用治法，便猛浪施治。自然会导致旧病未能治愈，反而增加新的危害。是知欲以气功为人治病者不可不慎，患者之欲请人发功为己治病者，亦不可不加选择，“乱投医”将会事与愿违。近年，我们曾接治若干例练气功或接受气功治疗而“走火入魔”病人，其轻者出现肢体不适，或“气行某处便昏晕”，常可“导引”其气而愈；其重者，一切表现与“精神分裂症”无异，需赖药物治疗，用药亦与因其他精神刺激而发精神病者相同。

正确地练气功，肯定对身体有益；发放外气，也可以肯定能够治疗某些疾病。这里的关键在于学练气功者必须有良师指导，求气功师治病者，应慎重选择医生。

10. 血海有余常想其身大

《灵枢·海论》云：冲脉为“十二经之海”，又称“血海”，并谓“血海有余，则常想其身大，怫然不知其所病。”言实邪壅滞冲脉，而出现“感知障碍”，自觉身体胀大等精神症状。

【临证应用】

举验（1） 张某，男，34岁，河南人，1990年9月8日诊。患者于1年前因自觉形体瘦弱而练习气功，欲使身体肥壮。但练功不久，即自觉全身胀大，进而恐惧，头晕失眠，继则行路不稳，需人扶持而行。恰值此时体检“B超”发现“肝脏表面不光滑”。便自以为患了癌症，后虽经复查，肝脏正常，证明原判断错误，但患者精神压力仍不能解脱。致使原有症状日趋加重，几至生活不能自理，遂来北京某医院住院检查治疗。经过月余住院检查，未发现任何明显病症，仅血压忽高忽低。投药治疗，效果不显。乃来中医门诊治疗。舌红，苔薄黄腻，脉弦。大便偏干，二日一行。

此属气功“走火”致气机逆乱，化生痰浊，郁阻冲脉之证。治宜清化痰热，调畅经脉。

石菖蒲15克　广郁金12克　黄芩15克　炒栀子10克　赤芍药12克　知母10克　川厚朴8克　草果仁10克　生大黄2克　生甘草6克

2剂，水煎服，每日1剂。

气功治疗：令患者取坐位，静神不乱思，若不能控制思绪，则可默想有一股微弱的气流，从胸中向下，经腹、下肢内侧、至足心而出；医者以剑指自患者前额、循头顶、项、背、下肢外侧，导膀胱经之气；再以手掌对其胸下循至腹，改为剑指，分别导循肾经、肝经，使之通畅。

次日，当服完1剂中药及气功治疗1次后，患者自觉症状大为减轻，步行至约3公里之遥的“亚运村”观景。

隔日再以气功疗法治疗1次，续服中药。

1周后因无任何不适，而返回故里。嘱其不可再练原学气功，若仍欲练功必须有老师指导，且宜改学其他功法。

举验（2） 刘某，女，29岁，工厂车间干部，1972年秋季诊治。患者因带队参加某项“政治活动”而精神过分紧张后，出现“心动过速”，心率120～130次/分。心慌意乱，自觉心下悸动，睡眠不安。舌红，苔水滑，脉滑数。大便偏干。

证属水饮上泛，予苓桂术甘汤合己椒苈黄丸（汤）进治。

云茯苓20克 桂枝6克 炒白术10克 炙甘草6克 防己10克 川椒目10克 葶苈子10克 生大黄2克 琥珀粉1克（冲服）

5剂，每日1剂，水煎服。

1周后复诊：舌红、脉数均趋缓和，心率74次/分，睡眠可，大便调，但感周身乏力。

乃于上方中加黄芪15克，以益其气，3剂。

数日后3诊：药后自觉身体胀大，嫌卧床太小，房间亦不能容纳自已，精神慌恐。脉弦略数。

上方去黄芪，加丹皮10克、炒栀子10克，3剂，诸症悉除而愈。

【发 挥】

冲脉在身体内分布最广，对人的生命活动至为重要，从《内经》有关冲脉走行分布的记载看到：起于肾下胞中，出于气街，合于足阳明经，分为上行与下行两方。其上行者又分为两支，行于前者并足少阴肾经夹脐上行，至胸中而散；行于后者，循背里而上。其下行者，注足少阴之大络，循阴股而下，至内踝之后，再分两支：下行者并少阴经，渗三阴；前行者出足背，入大指间，渗诸络。其上行可至头，下行至足趾，前者散于胸，后者循背里，既可渗诸阳，又能灌诸阴，故可知其作用强大，因而称为血海，又称五脏六腑之海。

邪气侵犯该经，则自觉周身胀大，而又不能明确指出其痛苦的具体部位，所谓“怫然不知其所病”，同时却可以出现如恐惧、失眠、头晕不能行等众多症状。治疗之法，若以“血海”推论，当用行血、凉血之法，但若以其经脉循行推之，则联络于足少阴肾、足阳明胃、足厥阴肝等；再从渗诸阳、灌诸阴分析，则联系当更广。不过，《内经》理论既然以脏腑为中心，因而还应以肝、肾、脾、胃为治疗重点。

前例患者因练功不得要领，追求达到“肥壮”目的，因而违背了“恬淡虚无”之训，是以成病。使气血逆乱，冲脉失调，以致诸症蜂起。治疗以外气调畅经脉，复以和脾胃化痰浊中药治之，数日而收全功。

后例水饮上泛，心悸动，用《金匮要略》化饮降冲逆之方治疗，本以奏效，其邪去后而感乏力亦为正常现象。此时若不用药而以饮食调养亦当痊愈，但我们当时缺乏临证经验，见其“气虚”，便用黄芪补气，以致反益其余邪，充斥经脉，发生“身胀大”等冲脉有余之证。复去补药，加入凉血之品而始得康复。这里可以说明药不对证的危害甚速，又说明冲脉为病中，水饮亦是引起发病的重要因素。不必拘泥“冲为血海”，而认为其病必在血分的狭隘想法。

11. 冲任调而能得子

《素问·上古天真论》云：女子“二七而天癸至，任脉通，太冲脉盛，月事以时下，故有子”，王冰注云：“冲为血海，任主胞胎，二者相资，故能有子”。说明妇女生育之本在于冲任二脉调和充盛，二脉相资，月事才能以时而至，方具有生育能力。是以自古以来欲得有子必当调经，而调经种子之法，则首重调补冲任二脉。

【临证应用】

举验（1） 张某，女，28岁，1975年诊治。患者“习惯性流产”，已流产4胎，均至怀孕后二三月中而堕。虽怀孕后即住医院保胎，亦无济于事，乃转求中药治疗。询其月经情况，谓周期正常，经量适中，但色略暗夹有血块，经前烦躁，乳房胀痛，经期小腹及腰部轻度疼痛。形体消瘦，面苍白，舌苔薄白，脉象弦细。

此属冲任虚损，兼夹瘀滞。当先调补冲任，待月事正常后，再议种子安胎之法。逍遥散（汤）加味。

柴胡8克　全当归12克　炒白术10克　赤芍10克　杭白芍10克　云茯苓12克　桃仁10克　草红花10克　薄荷4克（后下）　泽兰10克　炙甘草6克　川续断12克　生姜3片

水煎服，月经前7天开始每天1剂，服5剂；月经净后10日开始服，每日1剂，亦服5剂。20剂，服2月。嘱半年内勿得怀孕，以使冲任充盛，气血调畅。

药后月经期一切不适尽去，经色及量适中。半年后怀孕，复以调补脾肾之法安胎。

川续断350克　菟丝子300克　炒白术250克　苎麻根300克　枯黄芩300克　杭白芍300克　桑白皮200克　桑寄生400克

上8味共为细末，以糯米（黄黏米）300克煮饭为丸，绿豆大，每服4克，日服3次。自妊娠1月后至5月服用。如期顺产一子，至今母子健康。

举验（2） 宋某，女，32岁，1980年夏季诊治。结婚10年，3次妊娠，均怀孕至6个月时便胎死腹中，遂至今未得一子。月事稍有愆期，约错后1周，经色稀而夹黑紫块，形如黑豆汤，经期颜面及下肢轻度浮肿，大便稀溏，腰及少腹冷痛。带下量多清稀。面色污暗，舌质淡而夹少量瘀点，脉象沉细。

证属冲任虚损，略兼瘀滞，当以调补之法为治。

川续断 50 克　桑寄生 60 克　泽兰 50 克　菟丝子 50 克　黑穞豆 50 克　川芎 50 克　木蝴蝶 20 克　炒白术 50 克　橘叶 30 克　全当归 60 克　赤芍药 50 克　白芍药 50 克　云茯苓 60 克　台党参 50 克　艾叶 20 克　制香附 40 克　荆芥穗 40 克　干姜 40 克　炙甘草 40 克

上 19 味共为细末，炼蜜为丸，丸重 9 克，每服 1 丸，日 3 次。并嘱其注意饮食起居调养，待半年至一年后，身体康复，才可怀孕。

2 年后果得一子，身体健康。

【发　挥】

冲为血海，任主胞胎，故妇科疾病以调补冲任为首要治法。

上 2 例虽一为习惯性流产，一为胎死腹中，但均以冲任虚损为其主要病机，因此治疗必须先补冲任、调月事，待其身体康复，月事正常，则必能得子。前例以月经前及经期烦躁、乳胀为其特点，是肝气郁滞之征，故以逍遥散（汤）为基础，加用活血通经、益肾之品。怀孕后服用补肾、清热安胎之丸药，而能顺产健康婴儿。

后例胎死腹中，亦是冲任不固，脾肾两虚之证，其经质清稀而色黑，平素带下量多，显系正气既虚又兼夹瘀滞，欲以此体质养胎，实不可能，故屡见胎死腹中。必两补脾肾以固其本，兼佐行气化瘀以治其标，配以丸剂缓图，经过 1 年调养，身体康复自然能够得子。

若以上 2 例患者，经过一二月调治，其月经虽可基本正常，但其冲任气血未必全复，此时受孕，终不能有好结果。必须经过半年乃至一年调养方可妊娠，这是应该明确告诉患者的，否则不仅会使前功尽弃，经过再次受孕流产，还将进一步损伤患者正气。

12. 任脉通太冲脉盛月事以时下

《素问·上古天真论》云：女子“二七而天癸至，任脉通，太冲脉盛，月事以时下”，言女子到14岁左右（虚龄），肾气开始旺盛，天癸发挥作用，冲任二脉充盛通畅，则月事以时而下。反之，若冲任不固可致崩漏不止，冲任不足，亦可见月经不潮。

【临证应用】

举验 诸葛某，女，14岁，1990年春诊。患者12岁月经初潮，自初潮至今始终淋沥不尽，以致体质虚弱，困倦乏力，心情烦躁。血红蛋白6克，面色苍白，舌质胖淡，舌苔薄白，脉细弱。食欲佳，大便调，睡眠可。

证属冲任不充，脾肾虚损。急当救治，宜两补脾肾为法，予归脾汤加减。

炙黄芪15克　党参10克　炒白术10克　全当归12克　远志10克　广陈皮6克　云茯苓12克　续断12克　桑寄生12克　丹皮8克　炒栀子6克　炙甘草6克　升麻2克　益母草12克

5剂，水煎服，每日1剂。

1周后复诊：月事淋沥已止，舌脉同前。原方6剂，隔日服1剂。

此后月经正常，数月后身体健壮。

【发　挥】

少女“功能性子宫出血”，多属脾肾两虚，冲任不固之候，或有兼虚热之证，治疗当用调补之法。因冲任二脉皆起于肾下，冲脉系肝、肾、脾、胃诸经，其病必涉及先后天之本；任脉则总任一身之阴。少女气血未充，罹此病证，对健康损伤甚大，故急当救治。而救治之法，除温补外，还须兼顾其郁热，是以上方配以丹皮、栀子凉血之品；复用升麻者，以升提脾气，使脾能统血，淋沥自止。

20 世纪 60 年代初王教授在某医院做实习医生期间，虽见多例用中西药物治愈女青年“功能性子宫出血”，却也有少数病例，因久病未得到及时治疗，需手术摘除子宫者，个别不欲手术，竟有因此而亡者。因此临床中凡遇此病，切勿轻忽。上述验例数剂中药而愈，实因患者胃纳颇佳、睡眠安稳，是以能收速效。

13. 周痹

《灵枢·周痹》云：“周痹者，在于血脉之中，随脉以上，随脉以下，不能左右，各当其所”。是由于邪气侵袭使气血不能周流的病证。

【临证应用】

举验 赵某，女，52 岁，河北人。2003 年 10 月 13 日诊。患者几年来周身疼痛，且痛无定处，夜晚为甚，心烦急躁，久治无效。舌暗红苔薄白，脉沉弦略数。

此为“周痹”之证，予桃红四物汤加味活血通脉，理气止痛。

桃仁 10 克　红花 10 克　生熟地各 10 克　当归 15 克
赤白芍各 10 克　川芎 12 克　制香附 10 克　炒栀子 10 克

5 剂，水煎服，每日 1 剂。患者服药后病情明显减轻。

【发　挥】

此病病机《周痹》谓：“风寒湿气，客于外分肉之间，迫切而为沫，沫得寒则聚，聚则排分肉而分裂也，分裂则痛，痛则神归之，神归之则热，热则痛解，痛解则厥，厥则他痹发，发则如是。”“神归之”谓气血归于痛处。“他痹发”言他处作痛。邪气使津液不布而裂分肉，得到阳气的温煦而痛有所缓解，但邪气又会向其他地方发展，故痛。本例病人的表现与《内经》记载相同，且有入里化热之象，故用活血化瘀之桃红四物汤为基础，加用香附理气，栀子清热除烦。证药相得而获满意疗效。

14. 任脉之别，虚则痒瘙

《灵枢·经脉》云：“任脉之别，……实则腹皮痛，虚则痒瘙，”任脉别出的络脉有病，属于正虚的，表现为皮肤瘙痒。

【临证应用】

举验 程某某，女，75岁，云南人。2003年11月24日诊。患者皮肤瘙痒难忍，又以腹部为甚。舌暗苔薄白，脉弦细略数。大便调。

证属血虚受风，治以养血凉血，散风润燥，补益肝肾。

当归15克　赤白芍各10克　丹参15克　丹皮10克　连翘12克　蝉衣6克　僵蚕10克　地肤子10克　胡黄连8克　鸡内金10克　焦三仙各10克　五味子10克　黑芝麻12克　全栝楼12克　生甘草6克

6剂，水煎服，每日1剂。药后瘙痒消除，观察2月未复发。

【发　挥】

本病案为皮肤瘙痒之症，以腹部为甚，这与《灵枢·经脉》中的论述相一致。而任脉承任一身之阴，且其循行部位通过腹部。所以腹部皮肤瘙痒，是任脉的络脉阴血不足为其病本。老年性皮肤瘙痒症，病机为气血不足，肌肤失养，化燥生风，应治以养血凉血，散风润燥。方中首用归、芍等养血之品治其本；用蝉衣、僵蚕散其风气；黑芝麻、地肤子补益肝肾，养血润燥；黄芩、焦三仙、全栝楼在于调畅肠胃，使里热从消化道排出。此外《灵枢·终始篇》有“痒者阳也”之说，可与本案互参。

四、病机临证发挥

（一）病机指要

《素问·至真要大论》云：“审察病机，无失气宜”，“病机何如？岐伯曰：诸风掉眩，皆属于肝……”，具体列出了十九条病机，这便是中医学病机理论最经典的文献。

“病机”的概念是什么呢？张介宾《类经》注云：“机者，要也，变也。病变所由出也。”即谓病机就是研究疾病从哪里发生、为什么会产生各种症状、病情为什么变化和怎样变化的理论。这个理论之所以重要，正如王冰所说：“得其机要，则动小而功大；用浅而功深。”就是说掌握了病机的理论，在临证时就可以较容易抓住疾病的本质和治疗的关键，从而取得突出的疗效。

《至真要大论》虽然是从五运六气的角度而提出“十九条”病机，但它却较集中地反映了《内经》对病机的认识，示范性地反映出分析病机的方法，因而具有代表性，被历代医家所重视。金元四大医家之一的刘完素，据之而撰成《素问玄机原病式》一书，对十九条病机逐一加以分析阐述，并补充“诸涩枯涸，干劲皴揭，皆属于燥”一条；今人任应秋先生亦以之为纲，撰成《病机十九条临证分析》一书，对十九条中所涉及的三十余种病症，逐一加以分辨其虚实寒热，并列举出各种证候所适用的古今方剂；至于以“十九条”中的一条或全部为题，作成学术论文发表的，更是数不胜数。各种专著、论文对“十九条”的认识和运用虽然见仁见智，但都以肯定“十九条”的科学性、实用性为其共同的前提。

当然，上面所说“十九条”病机仅是举例示范性质，而不是《内经》的全部病机，即使从五运六气角度看，刘完素尚补充“燥”之一条。本书“阴不胜其阳为狂”一条，便属于阴阳病机范畴，而“气血不和狂乱喜忘”条，则当属气血病机之列。

其实，分析病机的过程，就是临床“辨证”的过程，临床上分析清楚了病机，也就明确了证候。因而本书全部病案分析，皆可以说是病机分析，也是辨证过程。如“藏象”部分中的“脾为涎”条下，少儿流涎多年，涎液清稀，面苍舌淡，当为脾虚。这是因为“脾主涎”，而“水液澄彻清冷，皆属于寒”，脾虚而寒，故用温补脾气之方而愈；而宋氏青年流涎病程短，身体壮实，涎液黏而带苦味，因“水液混浊，皆属于热”，故为脾热之证，用泻黄散加减而痊。

熟知病机，便能迅速而正确地辨出证候，从而为正确治疗提供可靠的根据。可见这是反映医生水平的重要标志。

（二）临证发挥

1. 阴不胜其阳为狂

《素问·生气通天论》云：“阴不胜其阳，则脉流薄疾，并乃狂”。言阴不足而阳过亢，火热内扰心神，而出现狂乱不安之证。因此，补阴泻火是治疗狂证的一个重要方法。

【临证应用】

举验(1) 高某，女，28岁，病历号：0016242，于1986年12月18日诊。家属代诉：患者于11月18日产第一胎，难产，行侧切术。术后感染发高热10余日。2周前突然话语增多，无故发怒，哭笑无常，高声骂詈，夜不能寐，说自己有2个大脑，食饮少入。12月11日某精神病院诊为产后精神障碍，给予妥明当、氯氮平、氯丙嗪、异丙嗪等药治疗，无效。因床位不足，不能收住院。家属要求中药治疗。症见言语不休而零乱，时而高声骂詈，并称有密探偷听与跟踪，哭笑无常，躁动不安，需左右两人挟持，方能切脉。脉象弦细而数，舌质红瘦，苔根部黄腻。

此为阴血大伤，阳热内扰之证。与黄连阿胶汤加味。

黄连 8 克　黄芩 10 克　阿胶 12 克（烊冲）　赤芍 12 克　丹皮 12 克　淡竹叶 3 克　麦冬 12 克　鸡子黄 2 枚（冲服）

3 剂，水煎温服，每日 1 剂。

1 周后，医院通知其住院，家属回说服上药 3 剂后，病人已能安卧，精神正常，不必住院。后随访，果已病愈。

举验（2） 吴某，女，20 岁，住院号：02800，于 1987 年 2 月 5 日以“情感性精神病躁郁症、抑郁状态”收住某精神病研究所治疗。入院 3 天后，开始转入“兴奋状态”，手舞足蹈，高声歌唱，大声喊叫，语言无序，哭笑无常，兴奋不安，时而打骂其母。以大量碳酸锂、常效冬眠灵治疗，无效。

2 月 19 日邀我们会诊，除上症外，尚见有言语不休，滔滔不绝而零乱，交谈无法深入。口干多饮，睡眠差，大便干，1 周未解。形体消瘦，舌红绛起刺无苔，脉弦细数。询问发病之由，家属谓因准备参加“知识竞赛”，昼夜查阅和熟悉资料，2 周时间内未能很好休息所致。

证属火热内扰，心阴大亏，正是阳邪并于阳位（心），所谓“并乃狂”者。治以清心安神、滋阴凉血之法，用三甲复脉汤加减。

犀牛角粉 1 克（分冲）　生龙牡各 12 克　炙龟甲 12 克　鳖甲 12 克　川黄连 5 克　赤芍药 12 克　胡麻 10 克　牡丹皮 10 克　生地黄 10 克　连翘 10 克　麦门冬 10 克　炙甘草 10 克

3 剂，水煎服，每日 1 剂。

2月26日再诊得知，服3剂中药后，病情明显好转，家属又按原方购药续服3剂。患者近1周来情绪较安静，眠佳、纳可、大便正常。自诉无力、困倦。舌仍红绛无苔，右脉弦滑，左脉弱。

症状已有改善，脉舌略显变化，但尚未痊愈，仍以前方加减治之。

炙龟甲10克　鳖甲10克　生地黄10克　紫丹参12克　胡麻10克　石莲子6克　麦门冬12克　丹皮12克　阿胶10克（烊冲）　淡竹叶3克　炙甘草10克

6剂，每日1剂，水煎分温再服。

药后症状悉除，脉象渐缓，舌红有减，见少量白苔。

【发　挥】

狂证的临床特点主要有神智失常、狂躁不安、妄言骂詈等症状，其病机多为阳热有余，或阴血大亏而阳偏亢，热扰神明。《阴阳应象大论》谓“阴不胜其阳”是指阴亏不能制约阳气，而《至真要大论》“诸躁狂越，皆属于火”，则包括火热之邪太盛在内。因此，“狂”虽均为阳热所致，但却有偏虚、偏实之不同。

上2例，前者为产后阴血大伤，加之手术感染发热，使阴津更损，于是出现“阴不胜其阳，脉流薄疾，并乃狂”，虽服用大量西药镇静，未能缓解，选用《伤寒论》黄连阿胶汤而治愈。该方是仲景为伤寒少阴病热化证而设，用以治疗阴虚火旺，心烦不得卧之证。本例患者既有产伤在先，又有感染发热于后，知其所伤亦在下焦之阴，故以此方为基础，更加入丹皮、竹叶、麦冬以助养阴清热之力，而获佳效。其关键正在于滋阴以制阳热，佐以清热之品而兼治其标。

后例女青年，心高气盛，为在“知识竞赛”中一举夺标，昼夜查阅资料，用尽心力，其心火亢盛已成必然，加之素体阴虚而见狂证。此证出现舌红绛起刺而无苔，知其内热炽而阴虚亏，其火犹亢，是以先用三甲复脉汤护其真阴，更用犀牛角粉、连翘以泻其未息之心火。犀角咸寒，归心、肝、胃经，咸者水之味，寒者水之性，用来泻心经亢盛之火最为适宜。不过，此物甚昂贵，且犀牛属于被保护动物，尤不可伤害，该例患者所用，则是其亲族前数代遗留之物，是以用之。现临床此药皆用水牛角代。

2. 阳胜则阴病

《素问·阴阳应象大论》云："阳胜则阴病"。阴阳在人体内，必须经常地保持平衡，一旦有所偏胜，就要生病。如果阳偏胜，则阴必衰而受病。

【临证应用】

举验 李某某，女，4岁半，北京人。2004年1月12日诊。患者于2003年6月初被发现多处皮下紫癜。到医院检查：血小板4千，遂住院，予激素治疗3天后血小板升至10万。出院后口服泼尼松3个月，30mg/日。逐渐减至15mg/隔日。近日血小板突然降至1万，激素用量又加至30mg/日，血小板升到6.7万。满月脸，面赤，食量大，手足热。舌红苔白，中心花剥，指纹紫。昨日受凉，流清涕，咳嗽。

证属三焦郁热，外受风邪，肺阴不足。治以散风清热，调畅三焦气机，兼以养肺阴止咳。升降散加味。

玉竹8克　生地8克　麦冬6克　沙参10克　川贝10克　羚羊角粉0.3克（冲服）　赤白芍各6克　蝉衣4克　僵蚕6克　片姜黄5克　炒栀子5克　苏叶5克　生甘草4克

7剂，水煎服，每日1剂。西药维持原量。

1月19日再诊。清涕，咳嗽已止，大便干。查血小板6万。余同前。上方加减再进。

沙参10克　生地10克　川贝8克　羚羊角粉0.3克（冲服）　桑叶5克　赤芍8克　茅根10克　蝉衣4克　僵蚕8克　片姜黄8克　生大黄1.5克　生甘草4克

7剂。水煎服，每日1剂。

因春节休息，患者于2月1日三诊。服药后查血小板已达14万，但因食用无鳞鱼，血小板又降到7万。

上方去茅根，加焦三仙各5克，芦根10克再进7剂。至2004年2月8日血小板达18.9万。面色已不红，逐渐变瘦，手足热见轻。舌红苔薄白，指纹红，大便不爽。激素30mg/隔日服。

溪黄草5克　川贝5克　羚羊角粉0.3克（冲服）　荆芥3克　防风3克　炒栀子4克　僵蚕5克　片姜黄5克　蝉衣3克　生甘草3克　生大黄1克　茅根5克

13剂。同时与西医医生协商减激素用量。至2005年5月曾遇患儿一家游玩，该女孩已十分健康活泼。

【发　挥】

本例患者素体热盛，当风、热邪气侵袭伤及血脉时，则可见出血现象。这可从食用助热生火之无鳞鱼后血小板随即减少得到证实。取《伤寒温疫条辨》之升降散为主方，以清其“三焦郁热”，同时加入桑叶、苏叶等散风之品，溪黄草、白茅根、赤芍、羚羊角粉等凉血止血，沙参、生地养阴，而获出奇效果。应该注意的是：出血之病以热证多见，虽是事实，但不能一律看待。“血小板减少”，辨证当分寒热虚实、在经在腑。治疗上当然亦无一方包治之理。

又按：患者就诊时面红如满月，舌红苔中心花剥，显系热盛伤阴之象，究其原因，或者病本如此，或与较长时间使用激素有关。就此例而言，激素类药物或有助阳动火的作用。因其阳热盛而阴气已伤，故于散风、清热的同时，必先顾其阴津，是以首方中用益胃汤为先导。

3. 因于气为肿四维相代

古今医家对《素问·生气通天论》所说“因于气，为肿，四维相代，阳气乃竭”这句话有不同的理解，但确有“四维者，四肢也”，“相代者，交替为肿也”之说，今姑从之。

【临证应用】

举验（1） 赵某　男，76岁，1986年3月5日诊。自述近3年来左手及两足暗红而肿，发凉，不痛。其肿晨昏不同，晨起时肿于左手，日暮则手肿渐消，而肿见于两足。就诊时在上午10时许，可见左腕至五指端肿胀暗红，触之温度略低于右手，两足皮肤略暗不肿胀，皮肤温度无明显变化，兼有腰腿酸软。舌质略暗，苔薄白，脉沉偶有结象。

尿常规阴性，B超所见：左肾上极可见一5.0×5.9×4.3cm无回声区，周界清楚，诊为“左肾囊肿”。

根据其腰酸腿软、浮肿脉沉的表现，辨证为肾阳虚，用温补益肾之法，方用金匮肾气丸加味为汤剂。

熟地黄12克　山萸肉10克　丹皮8克　淮山药12克　云茯苓12克　泽泻8克　熟附片10克　枸杞子10克　桂枝10克　菟丝子10克　全当归10克　细辛3克

4剂，每日1剂，水煎分2次服。

3月10日二诊：腰腿酸软明显减轻，手足暗红，肿胀亦大减，手足转温。脉象见缓。

原方再进4剂，服法同前。

自觉症状全部消除，随访年余未复发。

举验（2） 栾某，男，56岁，1987年4月诊治。患者自述4年来双足踝至趾端，左右交替为肿，约1个月交换1次。经几家医院做血、尿各种检查，均无阳性发现。

来诊时见其左足浮肿，按之略呈凹陷，皮肤较小腿处明显黑暗，皮肤温度正常。右足不肿，皮肤颜色亦较暗。兼有乏力、腰酸。二便调，苔薄白，脉缓。

诊为脾肾气虚之证，以两补脾肾法为治。

炙黄芪 15 克　炒白术 8 克　党参 12 克　云茯苓 12 克　熟附片 10 克　独活 8 克　淮牛膝 12 克　炒杜仲 10 克　细辛 3 克　全当归 12 克　赤芍药 10 克　防风 5 克　炙甘草 6 克

连服 10 剂，每日 1 剂，水煎温服。

随访 1 年，两足未发生肿胀，告愈。

【发　挥】

《生气通天论》“因于气，为肿，四维相代，阳气乃竭”一语，古今注解不一。前人对“因于气”有两说，一谓“气虚”，言气虚浮肿之证（如张介宾之《类经》）；一谓“气”指“风”邪，与上文“因于寒”、“因于暑”、因于湿”体例一致，即指感受风邪而肿之风水证（如高士宗《素问直解》）。“四维指四肢”，四维相代即四肢相更代为肿，如姚止庵《素问经注解节》云：“阳气盛，则四肢实而挥霍乱动，阳气虚，则手足浮肿，或手已而足，或足已而手，是相代也。”近年出版的全国高等中医院校教材《内经讲义》（五版）和高级教学参考丛书《内经》两书中，虽然也认为“气”指“风”而言，但句读为“……因于气，为肿。四维相代，阳气乃竭”，即认为“四维相代，阳气乃竭”是对上文“因于寒……因于暑……因于湿……因于气”一节的全面总结语。同时认为“四维”是指“四季”，“相代”言四季气候紊乱，如夏当热而反凉、冬当寒而反温之类相互更代，认为天气如此更代无常，则自然之气乱，相应人体的阳气也将受到严重伤害，而衰竭。

以上诸说，各有依据，我们不敢妄加评论孰是孰非，但在临床上“风水”之证确属常见，而上述 2 例，又的确是“气虚为肿”，且见有手肿已而足，足肿已而手；左足已而右足，右足肿已而左足肿的症状。若此，就目前的认识来说，仍以诸说并存为妥。

4. 卫气不行则为不仁

《灵枢·刺节真邪篇》云：“卫气不行，则为不仁。”《灵枢·寿夭刚柔篇》谓：“有形而不痛者，其阴完而阳伤也。急治其阳，无攻其阴。”卫气受伤不能温煦肌肤，而发生顽麻不知痛痒，或肌肤肿胀、枯萎等形态改变，当急治其卫阳。

【临证应用】

举验 田某，男，15岁，1989年3月9日诊。此系王教授在内蒙兴安盟指导学生毕业实习期间经治。患者自幼至8岁期间发育正常，自8岁时生长发育出现怪异，以任督二脉为界包括上下肢，左侧生长增快，随年龄而越发明显，且左侧不知痛痒、多汗、活动略显迟钝，右侧无汗。由于左侧无痛觉，所以打斗玩耍多用之，虽创伤流血亦不知觉，但伤口愈合较慢。睡眠、饮食、二便正常，学习中等。

就诊时见其头面身躯，手足四肢，左侧均明显粗壮于右侧，皮肤颜色及温度无显著改变，按之无凹陷。左手背及指关节处皮肤皱纹较少，食、中指端及手背有多处创伤结为血痂。脉右弦缓、左濡，舌红胖、苔薄白略腻。

此种病是首次遇到，辨证为营卫失调、卫气不行，兼少阳枢机不利。治以调营卫、和少阳、益卫气之法。用桂枝加黄芪五物汤合小柴胡汤加减，以消息之。

生黄芪15克　桂枝8克　赤芍药10克　北柴胡8克　黄芩10克　清半夏10克　广地龙10克　丹皮10克　川芎10克　炙甘草4克　大枣12枚　生姜5片

5剂，每日1剂，分温2次服之。药后温复，注意观察汗出变化。

3月20日二诊：药后已见右侧身体出汗，且两侧汗出情况基本相同，左手掌指关节处出现凹陷，皮肤皱纹较前明显，自觉周身较前轻松舒适。

效不更方，再以前方6剂，服如前法。

药后左侧出现痛觉，胀满略减，活动较前灵敏。停药调养。

后因王教授返京，未做长期随访。

【发　挥】

营卫不调，故汗出异常；卫气不行，因而肌肤不知痛痒；邪气停留，所以肢体胀大。此例因病已多年，且患侧按之无凹陷，因而不作水肿论治，正所谓“急治其阳，无攻其阴。”

患侧多汗、健侧无汗，一则反映营卫失调，二则反映少阳枢机不利，故桂枝加黄芪五物汤合小柴胡汤加减5剂后两侧汗出均匀。用黄芪补卫气，卫气行则肿胀缓、不仁渐退。重用生姜，辛温入胃，鼓舞卫阳之气，因卫为水谷之悍气也。

此例虽然收效显著，但初次治疗时亦颇无把握，所幸对营卫不和而汗出异常之病曾有治疗经验，加之经文：“卫气不行，则为不仁”之论尚了然于胸，是以治之奏效。

又《素问·逆调论》有云：“营气虚则不仁，卫气虚则不用，营卫俱虚则不仁且不用，肉如故（苛）也。”肉苛之病肌肤不仁，且不能运动，其病机在于卫营二气俱虚。但其“不仁”则明确指出是因“营气虚。”

于此可见，肢体肌肤顽麻不知痛痒一症，既有“卫气不行”，又有“营气虚”，临证时则当辨别其主次关系，随宜而治。

5. 汗出偏沮

《素问·生气通天论》云：“汗出偏沮，使人偏枯。”言人体阳气（卫）虚而半身出汗，久则阳气大衰，发为半身不遂之病。沮，湿润之意，即言汗出之貌。若营卫失调，少阳枢机不利，亦可见汗出一侧。

【临证应用】

举验 卞女，28岁，1985年春季诊。3年来头面左侧多汗，右侧无汗，皮肤颜色及感觉无异常，舌略暗苔薄白，脉弦缓。

证属营卫失和，少阳枢机不利，予桂枝汤合小柴胡汤加减。

桂枝6克　赤芍药12克　生姜12克　大枣9枚　柴胡8克　枯黄芩12克　半夏10克　炙草6克

5剂，水煎服，每日1剂。

病愈。

【发　挥】

《生气通天论》谓阳气大虚而发为半身不遂，是以王清任《医林改错》设补阳还五汤重用黄芪以补阳气，临证凡见气虚而半身不遂者用之多有效验。但若仅头面半侧有汗，患者一般情况尚好，则未必是阳气大虚之候，可以调和营卫之桂枝汤为主方，辅以和解少阳之品治疗。

对于“汗出偏沮”，究竟有汗一侧为病，还是无汗一侧为病？虽然营卫不调本身即是全身性的，似难分辨左右，但若以理推之，应是有汗之侧失调，卫气失于固密所致。本书上条“卫气不行，则为不仁”病案，正可说明此理。

6. 血气不和而狂乱喜忘

《素问·调经论》云：“血并于下，气并于上，乱而喜忘”。并，不和、瘀滞之意。上，指上焦；下，言下焦。气壅于上焦，而出现胸闷心烦；血瘀于下焦，故见狂乱、喜忘之症。

【临证应用】

举验 张某，男，17岁，住北京西城区，1990年1月7日来诊。其亲属代诉：患儿自2岁时发生间断性抽搐、仆倒、两眼上翻、扭项。北京某医院诊为癫痫，遂服用抗癫痫西药，药量逐年增加，但仍1～2月有1次大发作。现服用药物有：卡马西平、脑益嗪、癫痫安、奋乃静、氨酪酸等多种。智力低下，善忘，现在弱智班五年级学习，最近数学考试“零”分；狂躁不安，在课堂上任意高声唱歌、喊叫；回家路上追逐汽车，曾跌伤；到家后不做作业，打骂母亲。亲友来家时则高声骂詈，在众人面前大小便。

就诊时不能安静，不时发出呼喊，表情呆滞，形体肥胖，行动略显不协调。舌苔薄白，脉象右沉、左弦。出生时难产，曾用产钳。

诊为痰热内扰，投以柴芩温胆汤加味，以冀改善精神症状。

柴胡8克　黄芩12克　青陈皮各6克　半夏12克　茯苓15克　炙甘草6克　炒枳实10克　淡竹茹8克　石菖蒲12克　天竺黄12克　生龙骨20克　生牡蛎20克

21剂，水煎服，每日1剂。

2月14日再诊：癫痫未作，但其余狂躁诸症依然。

改用行血逐瘀法，抵当汤加味。

水蛭6克　虻虫6克　生大黄3克（后下）桃仁15克　玄参15克　浙贝母10克　生牡蛎30克　菖蒲15克　草果10克

12剂，水煎服。每日1剂。

2月28日诊：癫痫未发，情绪较平稳，课堂上未乱唱，放学后知道先做作业，再听音乐。未发生打骂母亲及随地大小便现象。

原方再进，建议逐渐减用西药。

至6月6日诊：癫痫一直未发作，情绪平稳，现除服上方药外。每日仅用3片癫痫安，其余药物已停服。

9月12日诊：癫痫一直未发，除中药汤剂外，未服其他药物。情绪平稳，表情较灵活，因能遵守纪律，曾受老师口头表扬。形体肥胖之态已去，恢复少年健美之形。

改用活血祛瘀、健脾化痰中药为水丸，以巩固疗效。

【发　挥】

癫痫之病，《内经》中称为“癫疾”。引起该病发生的因素很多，但其直接致病原因却多不易明确。外伤性癫痫，因有头部外伤史（出生时用产钳似属头部外伤范畴），是最容易确定病因的类型之一，此类患者表现出精神障碍，或称“癫痫人格”，当考虑其为瘀血证，使用活血逐瘀之法予以治疗。

该例患者初诊时，我们使用清化痰热的方法，希望改善其精神症状，但效果不佳。虽然此方对癫痫可能有一定的治疗作用，但因其原本1～2月一发，故不能肯定疗效。同时，患者服用大量西药，病情在很大程度上已得到控制。我们在投药21剂后，疗效并不理想的情况下，才进一步分析其病因、病机，据《内经》“血并于下，气并于上，乱而喜忘”，及《伤寒论》125条“其人如狂，血证谛也，抵当汤主之”，124条“太阳病……其人发狂，以热在下焦……抵当汤主之”，及237条“阳明病，其人喜忘者，必有蓄血……宜抵当汤”的记载，投以该方，逐血行瘀而获效。所用药物，除抵当汤成分外，又加用了“消瘰丸”的药物，以助软坚散结化瘀之力。我们用抵当汤加软坚散结药物，于1980年亦曾治愈一14岁少女，因头部外伤4个月后发痫如狂，打人毁物，逾垣上屋的患者，该女现早已成家立业，健康工作多年。

不过，正如《灵枢·癫狂篇》所说："癫疾者，疾发如狂者，死不治"，说明此类如狂以及精神运动型癫痫，确属难治之病。虽用仲景先师之法，亦难在短期内治愈。上述2例，疗程均在半年以上。

又外伤在"头"部，用热在"下焦"的理论论治者，而此"下焦"病的病位又定在大肠，（见本书"医论篇·抵当汤证的病位及药物作用机理探讨"）这正是中医病因"相对性"的又一例证。

7. 血并于阴，气并于阳，故为惊狂

《素问·调经论》云："血并于阴，气并于阳，故为惊狂。"张志聪《黄帝内经素问集注》注："如血并居于阴，则阴盛而血实。心主血脉，故阴盛则惊；气并于阳，则阳盛而气实，阳盛则发狂也。"

【临证应用】

举验 倪某，男，19岁。2003年7月31日诊。患者因脑外伤引发癫痫就诊。除时发抽搐、仆倒外，还伴有情绪易激动，狂躁不安，呼喊詈骂不休等精神症状。求治。遂予王洪图教授治疗癫痫的中药制剂。治疗2个月，抽搐倒仆之症减轻，但精神症状不减，乃据《内经》"血并于阴，气并于阳，故为惊狂"，及《伤寒论》124条"太阳病……其人发狂，以热在下焦……抵当汤主之"，125条"其人如狂，血证谛也，抵当汤主之"的记载，予该方加味为水丸，逐血行瘀：

水蛭25克　虻虫25克　桃仁50克　生军15克　昆布40克　玄参50克　夏枯草50克　清半夏50克　青礞石60克　石菖蒲50克　生龙牡各50克　炒枳实40克　天竺黄40克　淡竹茹40克　黄芩50克　炒栀子50克　浙贝母50克　茯苓50克　赤白芍各40克　柴胡40克　青陈皮各40克　炙甘草

40克

1料。上药共为细末，水泛为丸，滑石为衣，绿豆大。每服6g，日2次。

两周后患者家属打来电话，告知患者服丸药后情绪平静，不再詈骂。

【发　挥】

头部外伤性癫痫易出现精神障碍，当考虑为瘀血证，使用活血化瘀的方法予以治疗。上方用药，除抵当汤成分外，又加用了“消瘰丸”中的药物，以助软坚散结化瘀之力。此例患者智力尚可，无明显“喜忘”症状，与前例不同，但治法大同小异。此类如狂，实为难治之病，虽用医圣之法，亦难在短期内治愈，故予丸剂缓图之。

8. 厥成为巅疾

《素问·脉要精微论》云：“厥成为巅疾”。厥，言气逆。巅疾，历来有两种解释：一曰巅顶之疾，如头晕、头痛之类；一曰癫、巅二字互通，故指癫痫之疾。两说皆可通，今取第二说，以释气逆上冲所引起的癫痫病。如《素问吴注》所说：“巅，癫同，古通用。气逆上而不已，则上实而下虚，故令忽然癫仆，今世所谓五癫是也。”

【临证应用】

举验　詹某，男，26岁，河北省保定市人，1989年3月2日初诊。其姐代诉：6年前开始发癫痫，初时每月1发，后渐频繁，近1年来几乎每天发作1至2次。临发前自觉有气从小腹上冲，经胸至咽喉时则眩晕昏仆，两目上翻，口流涎液，发出哼哼之声。发作时面色先见苍白，后呈紫青，发作数分钟至半小时，醒后困倦乏力。经用中药、针刺多方治疗无效，遂来京就医。就诊时面色苍白，手足不温，舌质淡、苔薄白，脉细弱。

投以调理脾胃兼化痰开窍中药，20剂。

4月6日再诊：药后病情无变化，仍每日发病，脉舌同前。

始注意到其发病的先兆症状，有气从小腹上冲的特点，结合舌脉，改用温阳化水、降冲逆之法，选用仲景苓桂剂进治。

茯苓30克　猪苓30克　炒白术12克　桂枝12克　泽泻10克　炙甘草10克　大枣10枚　干姜6克

7剂，水煎温分2次服，每日1剂。

4月3日三诊：患者自述1周来，前两天仍发病，后数日未发，脉舌同前。

效不更方，原方再进18剂。

1月后就诊云：服药后1月来，癫痫始终未发。脉象渐有力，舌质渐转正色，苔薄白。

仍用上方，嘱隔日1剂，服药1月。

半年后，患者姐姐专程来我院，告知其弟病已愈，健康状况良好。

【发　挥】

近代中医治疗癫痫之病，一般采用息风、豁痰、祛瘀、重镇降逆诸法，而《内经》对治该病的记载，则以针灸之法为多，尤多用针刺法。《内经》根据疾病所属脏腑的不同证候类型，取用多经俞穴，但不论哪种证候，却多选有足阳明和足太阴两经之穴，说明脾胃在治疗癫痫病中具有重要作用。因此，我们临证诊治该病，一般着重从调理脾胃入手，而结合其他诸法，效果尚属满意。但是，病情万变，毕竟不能仅用一二方，便可以治愈各种证候，须当随证选方用药。

该例患者，其证虽然与脾胃不无关系，但总以脾肺气虚为主，以致水饮内停，气逆上冲，故用一般调治脾胃之方无效。须依据《内经》“厥成为巅疾”之论，改用降冲逆之法。又依《伤寒论》之论，选用方药而获效。《伤寒论》67条云：“伤寒若吐若下后，心下逆满，气上冲胸，起则头眩……茯苓桂枝白术甘草汤主之。”65条云：“发汗后，其人脐下悸者，欲作奔豚，茯苓桂枝甘草大枣汤主之。”两条均云伤寒误治伤阳，而见气从小腹上冲之症。本例患者，虽并非因伤寒误治伤阳而发病，但其手足不温、面苍、舌淡。显系脾肺阳气不足。又见气从小腹上冲之症，恰与《伤寒论》所述证候相一致，故用“异病同治”之理，选用上述二方。又恐温阳化水之力不足，而合用五苓散；复因其手足不温，从“脾主四肢”考虑，而加用干姜，以温脾阳。

9. 代则气衰

《素问·脉要精微论》云：“代则气衰”，又云：“数动一代者，病在阳之脉也。”言阳气虚，无力鼓动血脉，而脉象数动一止。

【临证应用】

举验 张某，女，21岁，住院号：53742。1年前因感冒后胸闷、头晕、乏力，经某医院治疗（用药种类不详）症状无好转。1周来因受凉后而上述症状加重，乃来我院门诊就医。以“病毒性心肌炎，心律失常”于1988年12月20日收住院。既往健康。

体检：体温36.5℃，血压110/60毫米汞柱，心率42次/分，有频繁早搏，心音低能，各瓣膜听诊区无杂音，双肺清。心电图示：心率42次/分，①窦性心动过缓；②窦性静止，频发结性逸搏。心脏拍片及心脏超声，各房室不大。

入院后静脉滴注地塞米松10毫克，肌苷0.4克，维生素

C 4 克等药物治疗 12 天，病情无好转，故停用上述药物。1 周后，行食管调搏检查：SNRT1800MS 诊断为“病窦综合征”。医生动员病人装心脏起搏器，但患者拒绝。乃延中医药物治疗。

病人仍感胸闷，头晕，动则气短，时有心脏停跳感，畏寒。舌体胖，苔薄白，脉迟而结代。

证属气虚血少，脉不得复，以炙甘草汤加减，益气补血复脉。

炙甘草 15 克　黄芪 30 克　潞党参 10 克　紫丹参 30 克　肉桂 6 克　全当归 10 克　炒枣仁 10 克　桂枝 10 克　麦门冬 10 克　大枣 12 枚　生姜 10 克

5 剂，每日 1 剂，以清水浸泡 20 分钟后，滴入白酒 10 滴，水煎取汁二沥，分 3 次饮之。

5 日后再诊：自觉症状明显减轻，心率略加快，54 次/分，心律整齐。上方加制附子 15 克，5 剂，煎服法同前。

三诊：自觉症状消失，心电图显示：心率 60 次/分，呈窦性心律，窦性静止及结性逸搏消失。上第二诊方再进 7 剂。

药后四诊：心率 70 次/分，复查心电图正常，脉缓，舌质正常。病人无不适。

仍以上方 15 剂，隔日 1 剂以巩固疗效。

痊愈，随访 1 年未复发。

【发　挥】

此例患者脉迟，一息仅约三至，频发结代，兼见舌胖、形寒，是阳气虚弱鼓动血脉无力，当用补益心肾阳气兼养心血之法为治。因其阳虚较甚，故于炙甘草汤中减寒凉之生地、滋腻之阿胶，加用益气之黄芪，温暖心、肾之阳的肉桂。5 剂药后症状缓解，心率有增，更确信其阳虚颇甚，乃于前方再加补阳之制附子，疗效更著。前后用药 32 剂，使垂危之病而告痊愈，尤觉“代则气衰”四字，确为临床辨证之可靠依据。

10. 肝痹夜卧小便数

《素问·痹论》云：“肝痹者，夜卧则惊，多饮数小便”。肝痹病的症状，可以见到夜晚睡眠时容易受惊，口渴想多喝水，小便频数。

【临证应用】

举验（1） 尧某，女，42岁。2003年8月30日诊。患者每夜小便20余次，如遇精神紧张或受到惊吓，夜尿次数则更多。口渴喜饮，饮后旋即排尿。睡眠差，腰痛，白带多，大便调。舌暗红苔白腻，脉弦细。曾服六味地黄丸、知柏地黄丸效不显。

证属肝胆疏泄不利，下焦湿热，《内经》所谓“肝痹”之病。宜用疏泄肝胆、清利湿热法调治，予逍遥散（汤）加味。

全当归15克　浙贝母12克　苦参10克　炒栀子10克　赤白芍各10克　柴胡8克　云茯苓12克　白术10克　炙甘草6克　生姜3片　薄荷4克（后下）独活12克　川续断12克　萆薢12克

5剂，水煎服，每日1剂。

9月6日二诊，每夜尿1次，偶有一夜4、5次，睡眠欠佳，带下减少。前方加减再进。

浙贝母12克　苦参10克　全当归15克　远志12克　炒栀子10克　赤白芍各10克　柴胡8克　云茯苓12克　白术10克　炙甘草6克　生姜3片　薄荷4克（后下）　炒杜仲12克　砂仁10克

6剂，水煎服，每日1剂。药后病愈。

举验（2） 赵某，女，74岁。2003年9月6日诊。数月来每夜小便数十次，因此睡眠不好。心悸，腹满胀痛，大便秘结。舌暗红苔薄白，右脉弦滑数，左脉细。

此为肝胆疏泄不利之证，治以养血疏肝，兼润肠通便，逍遥散（汤）加味。

炒栀子12克　赤白芍各10克　全当归15克　北柴胡8克　云茯苓12克　炒白术10克　炙甘草6克　生姜3片　薄荷4克（后下）　丹皮12克　浙贝母12克　苦参10克　炒杜仲12克　肉苁蓉12克　全栝楼12克　天花粉12克

6剂，水煎服，每日1剂。服药后夜尿已1次，大便日1行，睡眠好转，病愈。

【发　挥】

痹者，闭也。肝痹乃肝脏气机不畅之为病。肝藏魂，痹则魂不安，故夜卧惊骇，睡眠欠佳；肝主疏泄，其经脉向下过阴器抵少腹，向上循喉咙之后上入颃颡。肝痹则气郁化火，消灼津液，故多饮；饮多则小便次数亦多，疏泄失调，故尿亦频。

2例均以夜尿频数为主诉就医。前例患者精神紧张或受到惊吓则夜尿频数更甚，以逍遥散（汤）为主方，疏肝利胆，则肝气得疏，其“痹”解，尿频即除。更以“当归贝母苦参丸”养血而清利下焦湿热，燥湿止带；独活、萆薢利湿去浊以治其带下多及舌苔白腻；杜仲温补肝肾以强腰。后例兼见大便秘结，脉弦而数，亦明显提示其病以肝气不疏为主，但因其为老年患者，故于逍遥散（汤）中加用杜仲等温补肝肾；栝楼、花粉、丹皮等润肠通便、养阴清热；更以“当归贝母苦参丸”养血润燥，清肺而散膀胱郁热。药证相得，而收到满意疗效。

11. 诸痛痒疮皆属于心

心主血脉，通于夏气而为火脏，属阳中之太阳。痛者，经脉气血不通也，不通则痛；痒者，皮表之疾也，心为阳而“部于表”；疮者，营血运行失调，壅滞逆乱，瘀而化热所致也。

疮、痒、痛皆与心脏有联系，故《素问·至真要大论》云："诸痛痒疮，皆属于心。"

【临证应用】

举验 孙某，男，30岁，1991年3月15日诊治。下颌左侧生疮，红肿热痛，肿势使口显喎斜，疮局部高起如核桃大小，按之硬，病已5日，大便3日未解。舌尖红，脉弦滑数。证属血热生疮，治以清心凉血。

胡黄连10克　赤芍药15克　丹皮15克　地丁草15克　金银花15克　连翘12克　生大黄3克　炒栀子10克　防风5克　广木香4克　粉甘草6克　藿香8克

4剂，水煎服，3日服尽。忌辛辣油腻。

药后红肿消退，节饮食数日而愈。

【发　挥】

疮痈之见红、肿、热、痛者为阳证，其病多由毒热侵犯，使营血运行失调，卫气被阻于分肉之间而发热，营卫逆乱于是先发生局部肿起疼痛，继则可见周身发热，或兼有恶寒。病因、病机既明，治法用药则当"谨守病机"，因而使用黄连清心经火热，用胡黄连者，以其尤能泻皮表火邪；用赤芍、丹皮凉血活血，以通调荣血；地丁、银花、连翘则清热而解毒；大黄泻里热，通大便，使邪有去路；甘草能调和诸药，且有清热解毒之功能；防风、藿香、木香用途有二，一者外散其邪，二者行气以助活血之功，使凉血而不留瘀。我们认为治此类疮痈最基本的方法应该包括上述三方面：清心凉血活血、清热解毒、行气祛邪。

关于"痛"与"痒"亦关系于心，本书"心部于表"项，列举2例皮肤刺痛案；"风者善行而数变"项，列举牛皮癣作痒案，均使用了凉血行血、清心散风之药，此不再详述。

12. 诸风掉眩皆属于肝

《素问·至真要大论》云："诸风掉眩，皆属于肝"。掉，摇也，即肢体、头部振摇之状；眩，目前黑也，指头晕、目眩的症状。肝主筋，开窍于目，其脉上巅顶，病则筋脉失养而振摇不止，或头晕目眩。"风胜则动"，（《素问·阴阳应象大论》）肢体、头部摇动是外观振摇，头晕、目眩为自觉摇动，皆属"风"象。

【临证应用】

举验（1） 欧阳某，男，35岁，公司职员，1989年10月8日初诊。患"书写痉挛症"3年余，双手颤抖，右侧为甚，写字因颤抖而难以辨认，画横线形为锯齿，端酒杯时虽半杯酒亦洒出，因而不能参加酒会等社交活动。胃脘胀满不舒，睡眠不安多梦，大便调。右脉弦缓，左脉弦细，舌红苔薄黄。

证属肝胆郁热，兼有痰浊，治以疏泄肝胆，用柴芩温胆汤加减。

醋柴胡8克　黄芩12克　青陈皮各6克　清半夏10克　茯苓15克　炒枳实10克　石菖蒲12克　天麻10克　远志肉12克　钩藤12克　生龙牡各20克　炙甘草6克

5剂，水煎服，每日1剂。

10月15日二诊：睡眠好转，脘腹胀满减轻，手颤抖略有缓解，脉弦缓，舌苔薄白。

上方加丝瓜络10克、生地黄12克，7剂，每日1剂。

此方服至11月8日，手颤抖明显减轻，书写字迹基本清晰，画直线及弧线已无锯齿形状。食欲、睡眠好转。

上方加减配制水丸，以巩固疗效。带药赴欧洲某国工作。

举验（2） 马某，男，53岁，1989年11月30日诊。头晕痛，心烦失眠，腰痛日久。脉弦数，苔黄腻。血压170/110

毫米汞柱。

肾虚肝旺之候，拟标本兼治之法。

茺蔚子10克　白蒺藜12克　蔓荆子10克　滁菊花10克　赤芍药12克　生地黄10克　川牛膝12克　广地龙12克　生石决明15克　代赭石15克　川续断15克　炒杜仲12克　茵陈3克　生甘草6克

5剂，水煎服，每日1剂。

12月5日二诊；头痛心烦已止，头晕减轻，腰痛已除，舌红，苔薄黄腻，脉弦。血压150/90毫米汞柱。

上方继服5剂。

举验（3） 贾某，男，68岁，1989年4月15日诊。全身颤抖不能自持数年，近4个月来逐渐加重。心慌心跳，腰膝酸软，脊背紧痛。右脉弦，左脉弦细，舌暗且淡，苔薄白。某医院诊为“帕金森氏征。”

证为脾肾两虚，风痰内扰，治当补益脾肾，祛痰息风。

天麻12克　钩藤12克　生石决明30克　茵陈3克　浙贝母10克　代赭石12克　川断15克　女贞子12克　菟丝子12克　丹参15克　淮牛膝12克　炒白术12克　党参12克

5剂，水煎服，每日1剂。

辅以气功疗法：通经脉，和脾胃，补肝肾。

4月21日二诊：颤抖明显缓解，仅右上肢用力时仍抖动，放松时无抖动现象。

再用前方6剂，煎服法同前；气功辅助治疗1次，如前法而加导肺经之法，意在控制右上肢颤抖。

全身抖动得到控制，显效。

举验（4） 巩某，男，70岁，1991年5月8日诊。侨居海外数十载，暮年患病，归国就医，经查确诊为“帕金森氏综合征”。求治于中医，欲索一方购药带走，寄希望于万一。就诊时，右手策杖，左侧由亲属扶持而行，表情略显呆滞，反应迟缓，语言不够流畅。双手抖动，左手为甚，需医生按摩其肘臂使抖动之势略缓，方可切脉。睡眠食欲尚可，腰背酸痛，口干思饮，大便三日一行，小便频，夜间尤甚，每夜小便6～7次，每次量少，色白不黄。舌质淡嫩，苔薄白，脉弦细数，两尺虚。用“经络图示诊断仪”测十二经：肾、肝、膀胱三经呈严重虚损之象。

证属肝肾亏损，虚风内动，治以熄风潜阳、滋补肾肝，佐以开窍之法。

生牡蛎12克　玄参12克　浙贝母10克　炒杜仲10克　天麻10克　菟丝子12克　山萸肉10克　泽泻10克　生熟地各10克　淮山药12克　丹皮10克　肉苁蓉12克　石菖蒲15克　钩藤12克　赤白芍各10克

6剂，水煎服，每日1剂。若带药出国，可购10剂。

5月15日再诊：双手抖动明显减轻，来诊时已不需他人扶持，弃杖自行，切脉时不必先按摩肘臂，夜尿减少，大便二日一行。自谓因疗效显著，已退飞机票，继续治疗2周。

上方再进7剂。

5月22日三诊：病情又有减轻，右手已不颤抖，左手在平静时亦不抖，在用力时略有抖动，仍有口干，大便调。脉略弦数，舌苔薄白。再以“经络图示诊断仪”测之：肝、肾二经已接近正常值，膀胱经仍显虚象。

上方加石斛12克。

10剂，煎服法同前，携药出国。

验案（5）　宋某某，男，72岁。2005年1月3日初诊。患者自觉左半身无力，有麻木感，右足行路如踩棉花。头晕，嗜睡，乏力，血压150/110毫米汞柱。到医院检查：血黏稠度高。舌暗苔淡黄腻，脉弦滑，便调。

证属肝肾不足，风痰互阻，下虚上实。宜补益肝肾，息风化痰，标本兼治为法。

天麻12克　炒杜仲15克　山萸肉10克　生熟地各10克　砂仁10克　丹参15克　川芎10克　细辛3克　太子参12克　茯苓12克　枸杞子10克　清半夏12克

6剂，水煎服，每日1剂。

1月10日二诊。血压158/100毫米汞柱。半身无力、麻木及头晕、嗜睡减轻。舌红苔薄黄，左脉弦缓，右脉弦滑。上方加味再进。

沙苑子12克　天麻12克　炒杜仲15克　山萸肉10克　生熟地各10克　砂仁10克　丹参15克　川芎10克　细辛3克　太子参12克　茯苓12克　枸杞子10克　清半夏12克

6剂。

举验（6） 满某，女，40岁，北京人。2004年6月26日诊。患者1月前突发眩晕，恶心呕吐。行走时需由人搀扶，否则即仆倒。到某大型综合医院住院治疗。经过全面体检，花费上万元，结果理化检查完全正常。医院未予治疗，让其出院，嘱病人回家静养。患者家人随即请中医为其诊治。患者身体壮实，现头晕恶心，呕吐痰涎，不思饮食，口苦，多梦。左脉弦细，右脉沉弦，舌暗苔白腻。大便尚调。

此为肝胆郁热，上扰清阳之证。予柴芩温胆汤加味，疏泄肝胆郁热。

柴胡8克　黄芩12克　青陈皮各6克　川贝母12克　龙胆草6克　清半夏15克　天麻6克　茯苓12克　炒栀子12克　菊花10克　枳壳10克　竹茹8克　炙甘草6克　生姜3片

6剂，水煎服，每日1剂。

7月3日再诊。患者偶有头晕，口苦，多梦，舌暗红苔薄黄腻，脉沉弦细，大便不爽。上方加减再进。

柴胡8克　黄芩12克　青陈皮各6克　清半夏15克　茯苓12克　枳实10克　竹茹10克　炙甘草6克　炒栀子12

克　天麻12克　川贝12克　炒杜仲12克　菊花10克　远志12克　炒白术10克　葛根12克　僵蚕12克

6剂，水煎服，每日1剂。

7月10日三诊。患者头晕明显好转，口微苦，多汗，余同前。上方加化湿之生苡仁12克、白蔻仁10克。

7剂，水煎服，每日1剂。

药后病愈。

【发　挥】

掉与眩二症虽多与肝脏有联系，但有虚实之分。其实证者本属肝旺，就脏腑相关而言，泻其腑即可治脏之实，所谓“从阳引阴”也，故泻胆热为治法之一；虚证者，从“乙癸同源”看来，补肾即补肝，所谓“滋水涵木”也，故重在补益肾脏，则肝虚可调；其虚实夹杂之证，则可用补泻兼施之法，补益肾脏而清泻肝脏为治；他如肾虚不能柔润筋脉、脾虚气血化生乏源之候，治疗关键则需两补脾肾，培补先后二天，掉眩当解。

例（1）青年，身体壮实而患“书写痉挛症”，越在众人面前，其手抖越甚，难以书写，逢喜庆祝酒则如面临一场灾难。闭门独居，则书写流畅，夫妻对饮，亦潇洒自如。此病显然以肝胆郁热为本，肝热则筋膜失柔而动摇，胆热则胆小善惊，故用柴芩温胆汤清化肝胆痰热而获效。王教授又曾治愈一男子，为某单位领导干部，虽非书写痉挛之症，但每因工作需要在千百人面前讲话时，尽管讲话稿早已备下，亦精神紧张，汗流浃背，两手发凉，如受苦刑一般。亦以此方加辰砂1克（冲服），12剂而基本痊愈。（6）例患者病机相近，故治法大同小异而痊。”

例（2）“高血压”病，是肾虚肝旺之“眩晕”，缓解症状不难。此病若能早期医治，亦容易治愈，但若久病经年或经数十年之病，要彻底治愈，却非易事。

例（3）、（4）振掉之病，西医诊为“帕金森氏综合征”，其病在于脑，“以黑质纹状体通路为主的变性疾病”，西药安坦、美多巴等可减轻抖动症状。中医药以补肾填精、平肝潜阳为主，亦可兼顾脾胃，阴精气血充足，筋脉得柔，则肝风自熄而掉摇可止。

例（5）患者年逾古稀，肝肾虚于下为病之本。其脉滑、苔腻则是痰浊内生之标象。左半身肢体软弱无力，是肝肾不足，筋骨疲惫之征；头晕、身麻则为风痰互阻经脉，气血运行不畅所致。其检验血黏稠度增高，似属痰浊阻滞病机。以熟地、山萸肉等滋肾之阴，养肝之血，以固其本。加天麻补益肝肾，同时又能祛风化痰；重用半夏，配合天麻，增强化痰之力。加川芎、丹参，通行血脉；用细辛不但通肾气，且有补益之效，《本草纲目·草部第十三卷》论细辛云：“辛，温，无毒……安五脏，益肝胆，通精气，添胆气。”6剂后，诸症悉减，二诊舌苔已薄，痰浊有减，故加用沙苑子一味，以增强补肾益精之力。

13. 诸湿肿满皆属于脾

《素问·至真要大论》云：“诸湿肿满，皆属于脾。”言脾虚不能运化而出现腹部胀满，水湿停留而出现四肢及面部浮肿等症。

【临证应用】

举验 郭某，女，60岁，1991年3月27日诊。2月来面部及四肢浮肿，按之凹陷，脘胀腹满，胸中嘈杂不适。口干不喜饮，食欲不振，大便不爽，二日一行。脉沉缓，舌苔薄白腻。尿常规阴性，心脏听诊及心电图检查均未见异常。

证属脾阳不足，温化无力而水饮内停。治以温阳健脾，行气利水，用实脾饮加减。

云茯苓15克　炒白术10克　木瓜10克　草果仁10克　广木香5克　大腹皮12克　制附片8克　川厚朴8克　砂仁6克　炙甘草6克

5剂，水煎服，每日1剂。

4月1日再诊：腹胀已除，浮肿消退，口已不干。仍有胸中不舒，食欲较差。

再以上方加减。

云茯苓15克　炒白术10克　木香5克　大腹皮10克　炒枳壳10克　荷叶10克　广陈皮6克　春砂仁6克　苏梗8克

5剂，药后诸症悉除。

【发　挥】

此案脾阳虚不能运化，水湿停留而浮肿，津液不布，故口干。温阳健脾之实脾饮以白术、茯苓实脾补虚；大腹皮、厚朴、木香、木瓜行气导水，使气行湿化；附子、草果温中祛寒，扶阳抑阴。合而用之为治疗脾阳不足肿满之有效方剂。

又有“营养不良性水肿，”系因肠胃功能长期失调，或饮食营养条件太差所致，其治疗之法亦当用健脾、补脾之法，如参苓白术散为常用之方。

14. 诸气膹郁皆属于肺

肺主宣发与肃降，又朝百脉，因此五脏六腑有病皆可通过经脉影响于肺而发生咳喘，所以说“五脏六腑皆能令人咳”，但脏腑之病毕竟只有影响到肺脏的宣降功能时，才能发生咳喘之病。因此《至真要大论》又云：“诸气膹郁皆属于肺。”膹郁指胸中满闷咳喘之病。

【临证应用】

举验　田某，男，6岁，1989年11月27日诊。两月来咳嗽不止，痰涎不多，X光胸透显示“肺门纹理增强”，诊为气管炎，曾用中西药物消炎止咳无效。舌质色正，苔薄白。大便调，形体不瘦，食欲尚可。

久咳肺气不宣，津液略伤，治以宣肺止咳，佐以养阴。以三拗汤加味。

净麻黄3克　杏仁泥8克　生甘草4克　桑皮叶各6克　前胡8克　天花粉8克　防风3克　泽兰6克　五味子6克　桔梗6克

3剂，水煎服，每日1剂。

药后咳嗽即愈。

【发　挥】

咳喘病涉肺脏，尽人皆知，但临床治疗咳喘之病，却非易事。竟有从新生儿未满月便发喘息，至老而不愈者，只能于病发严重时用些解除气管痉挛药物，以救一时之危，而难彻底痊愈，以致病名中竟有“老慢支”之存在。

上方三拗汤加味治疗小儿咳喘，效果尚属满意，该方亦可用于成人，但应因人而调整剂量。又该方适应证中虽无明显寒热表现，但总属阴分偏虚、舌苔较少之病。若痰湿盛、舌苔腻、痰涎多者，则不宜用之。因方中天花粉、桑皮皆为养阴之品，尤其五味子更具酸收之性，若有邪盛者用之，必助长邪势。

有关咳喘举验，可参见本书“五脏六腑皆能令人咳”、“燥咳白血”等项。

15. 诸寒收引皆属于肾

肾为一身阳气之根，肾虚则易招致寒邪侵袭，而寒邪深入易伤肾脏。寒性收引，因而最易导致筋脉收引挛缩、屈而难伸之症。故《素问·至真要大论》谓“诸寒收引，皆属于肾”。

【临证应用】

举验 杨某，男，26岁，1989年3月20日初诊。该病例为王教授在内蒙某地指导学生实习时经治。患者来诊时腰脊佝偻疼痛，两胁胀痛不舒。伛偻之状，腰弯成约150度角，呈“脊以代头”之状。行动困难，迈门槛亦须转动全身。形体削瘦，脉弦细，舌苔薄白。

询其发病之由，系因9年前的冬季，与少女发生性关系时被人撞见，惊恐受寒后，当即感到腰部不适而疼痛，弯曲则痛势略缓，之后疼痛渐趋加重。初病时，每睡卧热炕1小时后，腰能伸平直，起床后数分钟即必须弯曲。半年后虽夜卧热炕亦不能伸直，以致昼夜伛偻。不仅不能从事劳动，生活自理亦颇困难。

患者少年交合，加之惊恐，肾气必伤，又值寒邪外袭，而致筋脉拘急收引，成为“伛偻”之病。治当温通经脉，补益肾气。方用独活寄生汤加减。

独活10克　桑寄生15克　全当归15克　秦艽10克　熟地黄12克　赤芍10克　白芍10克　炒杜仲10克　细辛3克　川芎10克　淮牛膝12克　乌蛇肉12克　金毛狗脊10克　路路通10克

6剂，水煎服，每日1剂。

辅以气功疗法：病人侧卧（因其不能正坐、亦不能仰卧），用活血通脉、宣畅气机、补益肾气法。

3月27日二诊：腰肋、疼痛明显减轻，睡卧至后半夜腰能伸平，晨起后能直立20分钟，随后又因疼痛而伛偻。就诊时（上午10时许）腰弯成90度角，已能抬头回答医生问话。

效不更方，前方6剂，气功治疗1次如前法。

4月3日三诊：腰痛大减，胁痛全除，白天亦可伸直腰脊。自述前天曾攀跳过约1.5米的矮墙。昨天（星期日）自己骑自行车走10余里路来县城游玩1天，心情愉快。但自觉劳累，腰部又显不适而略痛，就诊时腰脊稍显弯屈之状。

原方再进6剂，气功治疗1次如前法。

病愈。

【发 挥】

《素问·生气通天论》云："阳气者，精则养神，柔则养筋，开合不得，寒气从之，乃生大偻。"本例患者，头呈下垂向地之势，真可谓"偻"之大者。其发病之由，既有交合惊恐在先，又有外寒侵袭于后，内外合邪，收引之病属肾无疑。是以用益肾温通经脉法进治，使近10年痼疾尽除。

16. 诸热瞀瘛皆属于火

《素问·至真要大论》云："诸热瞀瘛，皆属于火"。瞀，即昏冒，表现为头昏甚至短时间的神智丧失；瘛，即瘛疭、抽搐。若病人有热象，而见突然昏冒不知人，肢体抽搐者，其病常与火热内扰有关。

【临证应用】

举验（1） 李某，男，2岁半，1991年元月9日诊。1年来出现突然失神，目光呆滞，低头，伸臂僵直，5～10秒钟后眼神灵动，微笑之后一切恢复如初，每天发作2～3次。大便调，小便混浊，指纹紫，前额因低头触物而有血肿。某儿童医院、神经专科医院均诊断为"小儿痉挛症"。

此为心肝二经火热之证。治以凉肝止痉、养血安神，方用羚羊钩藤汤加减。

羚羊角粉0.25克（分冲） 钩藤6克 滁菊花5克 丹参8克 生地黄8克 霜桑叶5克 当归6克 炒栀子6克 赤白芍各5克 远志6克 菖蒲8克

每日1剂，水煎分温3次服，6剂。

元月16日二诊：药后3天发病开始减少，近两天只有1次发作。

再予上方6剂，服法同前。

元月23日三诊：本周未发病，小溲仍较混浊，别无异常。再以前方加减。

羚羊角粉0.25克（冲）　滁菊花5克　霜桑叶6克　钩藤8克　生地黄6克　全当归6克　萆薢5克　石菖蒲10克　炒栀子5克

5剂，隔日1剂。病愈。

举验（2） 李某，女，1岁8个月，1989年11月27日初诊。数月来，每天抽搐3～4次，于睡眠前发生，两手臂呈抱搂状，数秒钟即止。双下肢在清醒时亦常有内翻现象。大便偏干，舌苔中根部腻。

证属痰热内阻，肝经火盛，治以化痰热，清肝火。

羚羊角粉0.3克（冲服）　炒栀子5克　石菖蒲6克　草果5克　厚朴4克　清半夏4克　槟榔4克　黄芩6克　赤芍药6克　知母5克　炙甘草3克

4剂，每日1剂，水煎温服。

12月4日再诊：患儿服上方后睡眠前仅有1次抽搐。现感冒发热，体温38.9℃。

桑皮叶各5克　连翘6克　菊花4克　金银花6克　竹叶3克　荆芥4克　牛蒡子4克　钩藤5克　芦根8克　羚羊角粉0.25克（冲服）

2剂，每日1剂，水煎服。

感冒痊愈，抽搐亦未再发。

【发　挥】

火热过盛，内扰心神，因而可致昏冒不知人，是为“瞀”；

火热灼津，筋失濡养，则发抽搐之类症状，而为“瘛”。不过，昏冒与瘛疭在虚证中亦可见到，如小儿慢脾风，或气虚之人坐卧时突然起立亦可须臾昏冒。因此，经文特于“瞀瘛”之前冠以“热”字，以示与虚寒之证有别。羚羊钩藤汤为凉肝息风、增液止痉之良方，是以用之而效。因病涉心神，故配以远志、菖蒲。

后例舌苔腻、大便干，是有痰热之象，因而用半夏、厚朴、槟榔之类，清除痰浊，通畅肠胃，使邪有去路。

17. 诸转反戾水液混浊皆属于热

《素问·至真要大论》云：“诸转反戾，水液混浊，皆属于热”。转，言肢体颈项扭转；反，即肢体强硬、角弓反张之类；戾，指肢体屈曲不伸，亦属拘急之类；水液，泛指人体代谢产物而排出体外之液态者，诸如汗、涕、泪、唾、涎、尿、带下等皆是。

【临证应用】

举验（1） 谢某，男，11岁，新疆人，1989年11月27日诊。3年来患儿多动、肢体频发抽动不止，挺腰、后仰，脘腹向内抽，神智清楚。自谓以上动作不自觉发生，若勉强控制则心胸烦闷难以忍受。舌质红，苔薄白，脉弦数。

证属肝经郁热，治以清肝息风，羚羊钩藤汤加减。

羚羊粉0.5克（冲） 桑叶8克 菊花6克 全当归10克 赤芍药10克 粉丹皮10克 钩藤10克 炒栀子8克 生龙牡各12克 云茯苓10克 淡竹叶3克 生甘草3克

每日1剂，水煎分温3次服，连服6剂。

12月4日再诊：药后身体扭转症状明显减轻，仅偶有动作，心胸烦闷未发。脉象渐缓，舌红苔薄白。

再以上方5剂，携药返回新疆。

举验（2） 赵某，女，35岁，1991年3月2日初诊。产后半年，在妊娠期患肾炎，现仍不愈。腰痛，身重乏力，大便偏干，二日一行。脉象濡滑，舌红苔白。尿常规检查：蛋白（＋＋）、白细胞3～4个（高倍视野）。无浮肿。

证属湿热内郁，治以宣郁化湿。

荆芥6克　防风6克　生地榆10克　独活6克　桑枝10克　赤芍药10克　茜草10克　丹参10克　焦三仙各10克　生大黄3克

12剂，每日1剂，水煎分温早晚服之。

3月14日二诊：诸症减轻，尿检：白细胞1～2（高倍视野）、蛋白微量。

原方7剂。

3月21日三诊：略感疲倦，无其他不适，尿检：白细胞0～2（高倍视野），蛋白阴性。

仍用前法，与上方略有出入进治，每周检查1次尿常规，8次均无异常。

举验（3） 高某，女，55岁，1991年2月27日初诊。周身困重，腰酸乏力，小溲混浊，舌暗胖，苔薄白腻，脉濡。形体肥胖，体重82千克。

湿热内郁之证，治以宣郁化湿通络。

独活6克　防风6克　香白芷6克　荆芥6克　桑枝10克　生地榆10克　赤芍10克　桃仁10克　丝瓜络10克　杏仁10克　草红花10克

水煎服，每日1剂。

此方略有加减，连服21剂，至3月21日复查时，体重减轻6.5千克，小溲已清，腰酸身重均明显减轻。

举验（4） 郭某，男，57岁，1990年10月10日诊。腰疼3月余，回转弯屈不利，小溲色黄，舌质红，苔黄腻，脉濡细。尿常规：白细胞0～5（高倍视野）。

此为下焦湿热之证，治以清利之法。

萆薢 12 克　丹参 12 克　滑石块 12 克　苍术 10 克　黄柏 10 克　生苡仁 15 克　独活 8 克　防己 10 克　川牛膝 12 克　白花蛇舌草 12 克　生地榆 12 克　川续断 15 克

7 剂，水煎服，每日 1 剂。

10 月 31 日因患感冒咳嗽来诊，询其前症，谓服上方 4 剂，腰痛即除。

【发　挥】

第一例“转反”之病系因肝经郁热，筋失所养，故用清肝热、凉血息风之法而获效。此类证候在少年儿童中并不少见，因其多动而兼痉挛，故西医称为“多动痉挛综合征”；有兼口中发出声音者，又叫“抽动秽语综合征”；无痉挛多语者称“儿童多动症”；动作不甚多，而以时发痉挛为主要表现，又叫“儿童痉挛征”，随症状表现而命名，总属精神神经性疾患。我们对此类病症辨证治疗，多从清利肝胆、补肾养心、健脾益气几方面着手。

第二、三 2 例，系我们学用赵绍琴老师治湿热内郁之法。前例“慢性肾炎”、后例湿浊肥胖，均非易治之病，而 2 例均以宣郁化湿之方药而获效。需要指出，赵老先生不仅治“肾炎”用此法，即使“尿毒症”其肌酐、尿素氮明显增高，二氧化碳结合力显著下降，亦可用此法治疗，常获奇效。此法与中医界数十年来以“健脾补肾”或近十余年来“活血祛瘀”治肾病之常法不同，可以说是“独辟蹊径”；在饮食调养中，严格控制病人对含蛋白质食物的摄入量、禁食一切辛辣助火之物，而要求以素食、新鲜蔬菜为主，亦与“补蛋白”饮食调养观点截然不同；此外，凡能起床活动的病人，必须坚持“走路”，每日走路 1～3 小时，不可懒惰，以使气血宣畅，促使疾病好转。

第4例虽然腰痛3月，转摇不能，但其尿黄、舌红、苔黄腻，知非“肾将惫”之候，而是下焦湿热所致，《素问·评热病论》所谓：“小便黄者，少腹中有热也”，是以用清利湿热方药治疗，4剂痛止，7剂病愈。

18. 诸呕吐酸暴注下迫皆属于热

《素问·至真要大论》云：“诸呕吐酸，暴注下迫，皆属于热”。呕吐，为胃气上逆所致，其病机或因胃腑本身之病，或由其他脏腑之病影响胃气和降，虽有寒热之分，但热证却属多见。又前人有谓“有声无物谓之呕，有物无声谓之吐，有声有物谓之呕吐”。吐酸，是指吐出之物酸，或口泛酸水；暴注，言泻下急迫如注；下迫，言里急窘迫的症状。

【临证应用】

举验（1） 齐某，男，34岁，1991年3月23日初诊。呕吐15年。每天发生7～10次，吐物量不多，兼有嗳气，腹胀满，睡眠不实，多梦纷云，大便调。舌质红，苔薄白，脉弦略数。曾做X线全消化道“钡餐”检查未见异常。经多处医治，先后服用过香砂养胃丸、舒肝丸、胃得乐、吗丁林、胃复安、维生素B_1、安定以及中药汤剂等，均无效。

证属木土不和，治以舒肝和胃法。

生石决明20克　姜半夏10克　川楝子8克　夏枯草15克　炒栀子12克　炒枳壳10克　淡竹茹10克　草果仁10克　肥知母10克　川厚朴8克　赤芍药10克　石菖蒲15克　广郁金10克

5剂，水煎服，每日1剂。

3月27日二诊：服药1剂后，呕吐即未发生，现偶有嗳气，腹微满，大便调，舌红苔薄白，脉弦缓。

前方去草果、枳壳、栀子，加枳实10克、陈皮8克。6

剂，水煎服，每日1剂。

病愈。

举验（2）郑某，男，27岁，1991年4月4日初诊。清晨腹泻3、4年，每天泻三四次，大便中有粘液，便前腹不适，有下迫感。舌红，苔白薄腻，脉濡。

此为湿热内蕴之证，治以升降气机、宣化湿热，葛根芩连汤加减。

粉葛根10克　条子芩10克　川水连2克　北防风6克　宣木瓜10克　伏龙肝20克　荆芥6克

每日1剂，水煎分温2次服，连服7剂。忌食辛辣油腻之物。

4月11日二诊：清晨腹泻数日未作，继用前法进治。上方木瓜改12克，加炒栀子6克，6剂，服法及禁忌同前。

服后病愈。

【发　挥】

前例呕吐15年，因其舌红、脉弦数，知为肝经郁热犯胃之证，故用清热舒肝和胃之法，收效甚速。临床又常见“吐酸”一症，其“酸”亦是肝木之味，同属肝火犯胃之征，左金丸为常用有效方剂。又单味乌贼骨或煅瓦楞子也有止酸功效。此例患者，虽屡经治疗而不愈者，多因前医用药过于温热之故。如木香、砂仁之类用以治疗寒性呕吐，当为有效之品，甚至再加丁香、草蔻亦可，但用来治疗热性呕吐，势必加重病情。所以经文特别指出“皆属于热”，正含有告诫后人，切勿以为“呕吐多为寒证”之意。

暴注之症，乃因火热之邪侵犯肠胃，因火性急速，故见暴泻。其泻如注之病，当从火热论治。后例患者，虽非暴注，但“下迫”症状明显，每于清晨睡醒，均需急迫入厕，故以葛根芩连汤加减，宣泄其热而痊愈。临床又常见有患急性腹泻或痢疾，服用“痢特灵”之类药物，其泻痢很快止住，但患者却在数月甚至1年以上的时间内，经常脘腹胀满、食欲不振，此当属“余邪未尽”之候，亦可用葛根芩连汤为基本方，宣泄其余邪，振奋胃中阳气，而能收到满意疗效。

19. 诸病水液清冷皆属于寒

《素问·至真要大论》云：“诸病水液澄彻清冷，皆属于寒”。举凡痰涎涕泪、小溲、带下之类，均为“水液”。无臭、无色、无热、清稀者，即为澄彻清冷。

【临证应用】

举验 赵某，女，39岁，1989年12月4日诊。腰痛而重4年余，全身乏力，心慌气短，少寐多梦，白带量多而清稀，眼睑浮肿，二便调。舌胖暗，苔薄白，脉沉缓。小便化验无异常。

证属脾虚寒湿不化，治以温化。肾着汤加味。

云茯苓15克 桂枝10克 炒白术10克 淡干姜8克 炙甘草6克 炒枣仁15克 清半夏10克 杏仁10克 生苡仁15克

4剂，每日1剂，水煎分温2次服。

12月8日二诊：腰痛重已除，带下减少至正常，眼睑浮肿渐轻，睡眠尚可，仍多梦，头昏沉，舌胖边红，苔薄白。再以上方加味。

上方加藿香10克、草果10克、合欢皮20克。

5剂，服法同前。

病愈。

【发 挥】

带下虽分五色，临床以黄、白为多见，其黄色黏浊，或兼有气味者为热，而色白清稀量多者为寒。带下清稀，多因脾阳不足，运化失司，水湿停留所致，故治疗之法，当健脾温阳以化湿浊。

此例腰痛而重，带下量多，正与《金匮要略》肾着汤方证大体相同，故以甘姜苓术诸品治疗，数剂病减，未尽10剂而愈。“水液混浊”与“水液澄彻清冷”正相反，在临床上为辨别寒热证候的重要依据。本书藏象部分“脾为涎”条下，其口涎苦者为脾热，口涎清稀者为脾虚寒，亦是其证，可与本条相互参看。

五、论治临证发挥

（一）论治指要

《素问·至真要大论》云："谨察阴阳所在而调之，以平为期"，指出治疗疾病的关键在于首先要明确诊断，知其阴阳盛衰，然后加以适当调整，以使人体的阴阳气血恢复相对平衡的状态。

《内经》论治理论中特别重视因时、因地、因人制宜，并提出"同病异治"、"一病而治各不同，皆愈"的观点。

为了指导治疗工作，《内经》确立了有因势利导、治病求本、标本缓急、补虚泻实、寒热温清、预防与早治等治疗原则。6种治则各不相同，但其基本精神则均是尽快祛除邪气、补益正气，使人体阴阳迅速恢复平衡。尤应注意，祛邪时不可伤正，补正气时不可碍邪，即《素问·五常政大论》所谓："无盛盛，无虚虚，而遗人夭殃；无致邪，无伤正，绝人长命。"

各种治疗方法都是在治疗原则指导下制定的，如在"因势利导"原则下制定有"因其轻而扬之；因其重而减之……其高者因而越之；其下者引而竭之；中满者泻之于内；其有邪者渍形以为汗；其在皮者汗而发之。"在"虚则补之"原则下，而有补气、补血、滋阴、壮阳、升举、固脱等法。在"实则泻之"原则下，而有通气、散热、逐水、开郁、吐法、泻法、消导法、活血、软坚等具体方法……。关于针刺方法，《内经》论述最详，《灵枢·官针》篇即载有九刺、十二节刺、五刺等3类26种；《刺节真邪》篇亦提出"五刺"5种；《素问·缪刺论》载有缪刺1种；《素问·诊要经终论》载有布憿著刺1种。合计33种针刺法。此外，《灵枢·小针解》、《素问·八正神明论》、《素问·刺志论》等篇，还记载了迎随补泻、开合补泻、呼吸补泻、疾徐补泻等四种补泻方法。这些方法在今天临床中仍常运用，并常可取得满意疗效。本书“振埃刺法”条下病案，正是使用了《官针篇》所载“振埃”刺法，治愈数十年之喘咳。

当然，在哪种情况下，应该选择什么样的治疗方法，这是需要医生全面分析、仔细斟酌的，《素问·至真要大论》曾反复强调“随其攸利”、“适事为故”，也就是说运用任何治疗方法治病，都必须以适合病情为基本原则，万不可以医生之好恶而确立治疗方法。《素问·移精变气论》曾批评道：“粗工凶凶，以为可攻，故病未已，新病复起。”不加仔细斟酌，便孟浪施用烈药，不仅不能治病，反会危害正气。所以《素问·异法方宜论》指出：“圣人杂合以治，各得其所宜。”认为高明的医生，应该根据病情之所宜，而恰当选用各种治疗方法。

（二）临证发挥

1. 其高者因而越之

《素问·阴阳应象大论》云：“其高者，因而越之”，是指实邪停蓄于上焦，因其在上之势，而用涌吐之法，使之从口中排出。

【临证应用】

举验（1） 张某，男，20岁，北京联合大学三年级学生，1990年9月21日来诊。其母代诉：2年来情绪低沉，不愿与人接触，认为自己前途渺茫。多疑，怀疑别人对自己不好，时有幻听。某医院给服奋乃静，每日17片，效果不显著。平素喜食鱼、肉，不喜蔬菜水果之类。

就诊时，除上症外，尚有烦闷、头痛、恶心欲吐。大便日二行，脉弦，舌苔薄腻。

证属气郁痰凝，蒙蔽心神。治以舒肝解郁，化痰开窍。

茺蔚子 10 克　赤芍药 12 克　草果 10 克　石菖蒲 15 克　广郁金 10 克　黄芩 15 克　炒苍术 8 克　炒白术 8 克　知母 10 克　炒栀子 10 克　菟丝子 12 克　生龙骨 20 克　生牡蛎 20 克　炙甘草 6 克

18 剂，每日 1 剂，水煎温服。

10 月 17 日复诊：幻听消失，但情绪仍然低沉。头痛、胸闷、食欲不振，时有恶心。奋乃静减至每日 11 片。

症虽有减，但痰浊未去，终难康复。

改用涌吐法，用一味独圣散。

甜瓜蒂 5 克，为末。

水煎 1 克，少量饮之，不吐渐加，以快吐为度。

10 月 20 日三诊：空腹服药 0.5 克，即吐出痰涎四大口，后吐出黄色苦水；隔日又如法催吐 1 次。吐后情绪好转，胸脘畅快，烦躁除，头痛止，食欲转佳。

改用疏肝清热、化痰安神法，制丸剂以缓图之。

生地黄 50 克　赤芍药 50 克　丹参 60 克　肥知母 50 克　夏枯草 60 克　竹茹 40 克　石菖蒲 60 克　广郁金 50 克　杏仁 50 克　浙贝母 50 克　天竺黄 60 克　青皮 40 克　炒莱菔子 50 克　茯苓 60 克　半夏 50 克　炒枳实 50 克　天花粉 50 克　草果 50 克　炒栀子 50 克　茺蔚子 50 克　黄芩 60 克　炒苍术 50 克　菟丝子 50 克　蝉衣 30 克　生石决明 80 克　生龙骨 80 克　生甘草 30 克

上 27 味，共为细末，水泛为丸，绿豆大，每服 6 克，日服 2 次。并嘱饮食宜清淡，少食肥甘厚味。渐减西药，3 周后减完。

至今情绪稳定，坚持正常学习，成绩中等。

举验（2） 王某，女，20岁。大学二年级学生。因失恋而抑郁失眠，因思念旧友，强迫性打电话与其联系。对方说“刺激性”语言而抑郁越甚。为控制自己打电话，常以胶带自缠双手。抑郁日益加重，坐卧不安。服用抗抑郁药而疗效不显，遂请王教授诊治。就诊时患者表情呆滞，胸满闷欲呕，食欲不振，舌红苔薄黄腻，脉弦数。

证属痰浊壅阻，气机不畅。先拟涌吐浊邪，取瓜蒂散方义。

甜瓜蒂5克

上药捣为末，以2克水煎取药汁，每服约0.5克药量。

半小时后不吐则渐加药量。备冷粥待用。

患者服药后20分钟未吐，再服少许。随即涌吐如食指样痰涎4条，黏着不易扯断。后又吐清水四五次。吐后感觉胸中畅快，但胃脘烧灼、腹部发热、后背发凉。欲腹卧地板，背覆衣物。服冷粥一碗后灼热略有缓解，只感疲惫无力，安然入睡。次日，患者感觉精神清爽。再予和胃健脾、转输气机之剂调理。

举验（3） 李某，女，41岁。自诉患“抑郁症”10年，胸中堵闷，不能深吸气，气短促，每说一句话均需停顿吸气后方能说下句。自称“自我控制能力强”，虽病多年，却很少服药。今请求为其解除胸闷气短之苦。

仍用前法予以治疗。予服0.5克甜瓜蒂煎液后半小时许，吐出如鸡子黄大小的半透明白色球状黏浊物，而后吐清水7、8次。余症与前例相仿。吐后患者立感心胸开阔，呼吸自如，唯胃脘烧灼感较甚。

投予滋养胃阴之剂，方用益胃汤加味。

玉竹10克　生地黄10克　麦冬10克　沙参10克　砂仁6克　荷梗10克　生甘草4克　冰糖5克（分包）。

1剂，分4次服。服后胃脘烧灼平复，再予和胃健脾之剂善后。

举验(4) 曹某，男，16岁，高中一年级学生。2004年11月17日初诊。恶心呕吐半月余，一日呕吐2～3次，多于餐后30分钟至1小时内发生。先见胸中懊侬，即而恶心呕吐出食物，吐后胸中较为畅快。肝功能、B超肝胆、钡餐胃肠造影等检查均未见异常。睡眠不实，大便正常。脉弦细略数，舌质淡边尖有深红色瘀点，苔薄白。满面密生小米粒样粉刺。形体肥胖，体重93千克。其母介绍，此子性格内向，父母离异，随母生活。

此证舌淡脉细，属正气不足之象。舌质边尖深色瘀点，形体肥胖，痰浊内生兼夹郁热之征。餐后呕吐亦为实邪所致。故拟化痰降逆缓图之法以消息之。

炒栀子15克　淡豆豉15克　黄芩15克　夏枯草15克　清半夏15克　菖蒲15克　郁金12克　吴茱萸6克　代赭石30克　旋覆花（包）12克　干姜10克　浙贝15克　五味子10克　防风8克

5剂，水煎服，日1剂。忌食油腻。

11月24日二诊：病情变化不明显。

上药效不显，说明缓图之法不可取，改进涌吐浊邪为治。

甜瓜蒂5克　人参芦5克

上二味共捣为粗末，水煎2克，空腹服0.6克药量之煎液，得快吐止后服。若服药半小时不吐，再少服之。

2005年1月5日再诊：服上药1次后，呕出痰涎数大口，夹杂少量食物。吐后心胸畅快，不再呕吐。即未再服药。数日后随母到外埠探亲，1个多月以来偶有胸闷太息，运动后胸闷缓解。心电图未见异常，舌正脉缓，眠可纳佳。

气机略欠畅通，用温胆汤加味调之。

柴胡8克　黄芩12克　炒栀子12克　青陈皮各6克　清

半夏 15 克　炒枳实 10 克　竹茹 10 克　浙贝 12 克　炙甘草 6 克　茯苓 12 克

6 剂，病愈。

【发　挥】

医圣仲景据《阴阳应象大论》“其高者因而越之”，“气味……酸苦涌泄为阴”之理，制瓜蒂散，以瓜蒂之苦、赤小豆之酸涌吐上焦有形之实邪。我们多次以瓜蒂一味为散（独圣散），用于精神疾患久治不愈者，得吐后可使疾病发生转机，从而逐渐康复。诚如《玉机真脏论》所言：“神转不回，回则不转，乃失其机”，倘若痰浊等邪气阻滞，气血不能正常运转而紊乱，则必将失去生机；去除其邪，则神转不回，方能使病向愈。

举验（2） 患者因失恋而情志不畅，肝气郁滞，气郁痰凝，阻塞上焦气机，故见胸闷欲呕。气郁化火，痰热内扰而见心神不宁，坐卧不安。舌红苔腻，脉见弦数，乃痰热之象。此属痰浊壅阻、气机不畅之证。因邪在上焦，故取瓜蒂散方义涌吐之。方中瓜蒂味极苦，性升催吐，而本病案中患者为年轻人，体质尚好，见胸闷欲吐，烦躁不安，病机与之相符。仲景又明言“不吐者，少少加，得快吐，乃止”，所以嘱病人先服 0.5g，若不吐，逐渐加药量。服药后患者吐出黏滞痰涎，胸胁畅快，说明辨证准确，用药得当。涌吐作用机理，全赖人身阳气振奋，一鼓作气逐出实邪。但涌出痰浊的同时，也损伤津气；阳气振奋，自身也会受到少量消耗。因“腹为阴”，津液损伤则见腹部发热；“背为阳”，阳消而出现后背发凉。然毕竟邪去正安，故其凉热一日之内可平。

举验（3） 患者出现呼吸困难、言语不能连续的症状，与瓜蒂散证中“气上冲咽喉不得息”相一致，属上焦实邪阻滞。治当因势利导，以催吐法引邪从上涌泄而出。仍用瓜蒂一味。因胃脘烧灼感较甚，故用益胃汤轻润治之。

使用催吐法，一般来说需见恶心、胸脘满闷等症状，借其愠愠欲吐之势投药，则涌吐虽急迫，患者亦无甚痛苦。此外，尚需谨遵仲景“不吐者，少少加”的给药方法，防止冒然过量，伤害正气。以往曾治一中年“焦虑症”患者，予瓜蒂散后，虽嘱其“少少加”的服法，但病人急切要疾病速愈，乃1次服4克瓜蒂散，致呕吐不止，虽饮冷粥亦不能止吐，须输液止呕等抢救措施方渐平复。呕吐后，虽然精神症状明显改善，但却乏力困顿，脘中不适，1周之后才得缓解。因此，用剧烈之药治病，尤其是精神疾患，应请其家属协助严格控制药量，以防不测。

总之，吐法在临床上有其独特的治疗作用，对精神性疾病效果甚佳。但临床应用瓜蒂散当注意如下事项，一是中病即止，二是用生瓜蒂。又如运用吐法过程中曾遇一患者，因自服瓜蒂过量而呕吐不止，予饮冷粥亦不能止吐。遂注射止吐剂，虽已止吐，但泻利数次。思其原因，可能是瓜蒂为有毒药物，且服之过量，强行止呕，其上泄之路被阻，其邪必寻其他途径而出，故泻下。说明在使用药物催吐时应遵循“少量使用，只可暂投，中病则止，不可久服”的原则。此外，在临床上也见到服用瓜蒂涌吐后，隔日才出现泻下者。对于这种情况，其机理有待进一步探讨。又有1例，患者虽服用过量瓜蒂而未见呕吐，究其原因，是患者所服瓜蒂为经过炒制者。据上海科技出版社出版的高等医药院校教材《中药学》载，瓜蒂“在甜瓜盛产期，将尚未老熟的果实摘下，切取果蒂，阴干入药。”所以在使用催吐法时，应使用未经炮制的生瓜蒂，才能达到催吐效果。

吐法虽主要适用于实邪壅阻上焦之证，但虚人而痰浊壅盛者，若不去其邪，病不能愈，亦可以祛邪为先。用催吐之法时，可配以参芦，祛邪同时兼顾正气。

例（4）患者年龄虽小，但性格内向，父母离异，家境欠佳，易致气郁，久郁生痰，气机失于和降，故恶心呕吐之病作。初诊虽已见其有可吐之征，但考虑到正气略虚，且催吐之法患者有较剧烈反应，而其年龄尚小，故用清化痰浊，降其逆气之法，希望能逐渐解除其疾苦。但药后效不显，说明初诊用药欠当。改用涌吐法，则能一服而病大减，后经调理则病愈。

2. 其下者引而竭之

《素问·阴阳应象大论》云："其下者，引而竭之"。下，指下焦；引，引之而出；竭，使之衰去。此言邪气实于下焦之病，急当使用泻下诸法，使之迅速排出。如大承气汤、抵当汤、蜜煎导，以及如今临床常用的灌肠、导尿等法，均属"引而竭之"之列。

【临证应用】

举验（1） 齐某，女，71岁，1987年春季诊治。患者头痛多年，每天需服数次"止痛片"，每次服1～2片。食欲不振，睡眠不安，精神困顿，形体不削瘦。脉象沉实有力，舌红苔薄黄。询问大便情况，谓数日一行，干结难出。

证属阳明腑实，浊气上扰清空。治宜攻下实邪。小承气汤加减。

生大黄4克（后下） 芒硝10克（冲服） 玄参12克 生甘草6克 炒栀子10克 厚朴8克

2剂，水煎服。其家属略通医理，恐患者年老体弱，不任攻下。详释疑虑后，乃服药。

药后大便通畅，头痛即止，食欲转佳，精神振作。

举验（2） 康某，女，26岁，1989年夏诊。数年来胃脘胀满，嗳气频发，声音大以致振动头痛。食欲不振，每餐仅能食一两主食，少量菜肴。睡眠不实，大便秘结，二三日一行。面色赤，舌红苔薄黄，脉弦有力。

证属胃气上逆，治以苦寒降逆。三黄泻心汤加味。

生大黄5克（后下） 黄芩12克 黄连8克 炒栀子10克 炒枳实10克 生甘草6克 荷梗10克 川楝子8克

3剂，水煎服，每日1剂。药后诸症悉除，身体康复。

【发 挥】

实邪在下焦之病很多，如“蓄血”、“蓄水”诸证，但大便秘结不通者，最为多见。因大便不通，气机失调，中焦转枢不利，故而常引起失眠、烦躁；浊气不降，上扰清空，而见头痛、头晕；胃失和降，食欲不振，更是必见症状。治疗当用攻泻之法。然而应用泻下法，对于初学中医者，亦非易事。

王教授曾有过教训，他刚学《伤寒论》而毫无临证经验时，寒假期间返乡，遇同村一老年妇女患高热、谵语、六七日不大便、舌红苔黄厚，脉沉实之证，理当用承气类急下之。但想到书本知识，使用大承气必须“痞、满、燥、实、坚”五者俱备，否则误用将克伐正气。于是按患者腹部诊之，见其腹如“舟状”，丝毫不满，重按之亦无痛楚。因而不敢用承气类，只以白虎汤泻热。其病当然不愈。患者家属遂请另一农村医生，投药1剂，患者泻下燥屎甚多，热退病愈。视其方，除承气类之硝黄朴枳外，诸如炒莱菔子、全瓜蒌、焦三仙等大队消食通便之药亦在其中。

事后思之：“尽信书不若无书”。其实，但见舌红、脉实、大便不通，即可泻下，无需执着于“痞满燥实坚”五者俱备。只是应注意投药勿使过剂，以免邪虽去，而正亦伤。

3. 中满者泻之于内

《素问·阴阳应象大论》云：“中满者，泻之于内。”中满，谓中焦痞满作胀之类症状，以胃脘痞满为多见。其病机主要是中焦气机不畅，胃气不得和降，并非有形之实邪，故治疗只能辛开苦降，行气和胃法为正法。若但见痞满，便用消导、攻下、祛痰、泻火等，均非所宜。

【临证应用】

举验（1） 刘某，男，45岁，1987年10月18日诊。数年来经常发生胃脘胀满微痛，时有泛酸，睡不安。脉弦略数，舌暗苔薄黄。

证属中焦气滞，用仲景“泻心”法治之。

川黄连6克　吴萸5克　制香附8克　高良姜8克　延胡索10克　川楝子8克　浙贝母10克　荷叶8克　赤白芍各10克　炙甘草6克

5剂，水煎服，每日1剂。

药后脘胀、泛酸皆除，睡眠佳。嘱其保存此方，数年之内但有胃脘不舒，可取药服用。

举验（2） 郭某，女，48岁，1990年7月26日初诊：胃脘堵闷隐痛多年，食欲不振，勉强食之则脘胀甚，遂尽量少食，体重锐减，近2月内体重下降8千克。偶有胸闷作痛，两胁不舒，心烦。脉弦细略数，舌略暗苔薄白。心电图显示：冠心病；胃镜检查：浅表性胃炎、贲门水肿。

此证属肝胃不和兼夹瘀滞，治以舒肝和胃，仿泻心汤方意合启膈散。

黄连6克　半夏8克　北沙参12克　荷叶8克　浙贝母10克　川楝子6克　延胡索10克　砂仁5克　紫丹参12克　乌贼骨12克　郁金10克　赤白芍各10克　炙甘草6克　炒枳壳10克

水煎服，每日1剂。

此方加减服药30余剂，症状明显减轻，能进饮食，体重增2千克。复做胃镜检查，贲门水肿消失。

【发　挥】

张仲景依据“中满者，泻之于内”，对于心下（胃脘）痞满之证，制诸泻心汤，以辛开苦降之法调畅中焦气机。气机调，其痞满自除。

心下痞满之症，多发生于胃病中，今所谓慢性胃炎、胃及十二指肠溃疡等病，常见此症状。我们治疗此类疾病，虽并未选用泻心汤原方，但用药组方则师张仲景辛开苦降之法，临床用之，常获满意疗效。痞满嗳气者，选用贝母、荷叶或荷梗，以开中上二焦之气；脘痛脉弦者，选用芍药甘草汤，缓急止痛；偏寒，食冷物痛剧者，用良附丸（汤）温中散寒；偏热口干脉数者，则用金铃子散（川楝、延胡索）；瘀血刺痛舌有瘀斑者，配用失笑散（生蒲黄、醋灵脂）；烦躁不眠者，加入栀子豉汤；泛酸者，加入左金丸（黄连、吴茱萸）；膈咽不通者，用启膈散（沙参、丹参、贝母、荷蒂、郁金、砂仁）等。如此随证加减，则吴萸、良姜、香附、砂仁等辛开；黄连、川楝、栀子等苦降，故治疗胃脘痞满疼痛之病有效。

不过，“心下痞”的症状，有时并非是胃病的表现。曾见风湿性心脏病患者，“心力衰竭”时出现此症，亦以泻心汤缓解病情的病例。

4. 精不足者补之以味

《素问·阴阳应象大论》云：“精不足者，补之以味”，是指阴精血液亏虚之证，当用厚味补精血之法治之。

【临证应用】

举验（1） 卜某，女，31岁，1989年3月诊治。4个月来崩漏不止，量多时“如排小便”，量少时亦淋沥不净，色红而夹少量血块。曾住医院治疗，输血400毫升，因效果不显，乃来中医门诊求治。就诊时除崩漏外，兼见小腹发凉隐痛，头晕目眩，心慌气短，精神疲惫，面色萎黄微现浮肿。舌质淡，苔薄白，脉虚略数。血红蛋白4.8克。

证属血虚有寒，治以养血温经，祛寒止痛。方用当归生姜羊肉汤。

全当归20克　生姜20克　广陈皮10克　羊肉250克

上4味共入砂锅中，以清水炖煮至羊肉烂熟，食肉饮汤。每日1剂，连服3日。

3日后复诊：崩漏基本停止，仅偶见少量红色。

改用人参归脾丸，每日2丸，早晚分服。并注意饮食调养，慎起居，避风寒。

服丸药10日后停药。再经月余，经水复至，量适中，无腹痛，5日而净。病愈。

举验（2）　古某，男，34岁，中学教师，1975年诊治。半年来行房时不能排精，同房后汗出疲惫。形体瘦弱，舌质略淡，苔薄白，脉细软。睡眠、食欲正常，二便调。经检查未发现前列腺炎及其他生殖系统方面的疾病。

证属精血亏虚，宜饮食调养。

嘱其适当增加蛋、肉、鱼类高蛋白食品，注意劳逸结合，房事不宜过频。

1月后询问病情，果愈。

【发　挥】

味厚之药食，多有滋补阴精血液的功效。在厚味之中，又以血肉有情之品功效最著。前例妇女血虚有寒，因而崩漏不止、少腹拘急隐痛。前医虽用止血以及输血治疗，终非治本之法，是以疗效欠佳。我们遵张仲景先师之论，选用当归补血养血，生姜温中散寒，陈皮理气和中以资化源，更用羊肉补虚生血，羊肉性温味苦，对于血虚有寒者服之最宜。崩漏基本停止后，改用人参归脾丸，缓图其本，加之饮食调养而病愈。

后例男性患者，因操劳过度，饮食调养失宜，以致虽在壮年，却精血亏虚，求本而治之法，即当以饮食补虚，劳逸结合而病自愈。临床又偶见有因前列腺炎症等生殖系统病变，行房不能排精的病例，则当针对其病症用药，一般不属精血亏虚之证。

5. 形不足者，温之以气

《素问·阴阳应象大论》云："形不足者，温之以气。"王冰注曰："气，谓卫气。《灵枢经》曰：卫气者，所以温分肉而充皮肤，肥腠理而司开阖。故卫气温则形分足矣"。

【临证应用】

举验（1） 朱某，男，46岁。1975年诊治。患者在50年代曾赴西北参加筑路工作3年，由于条件艰苦，且对气候环境不够适应，遂患舌上溃疡，屡治不效，迁延20余年。曾大量服用核黄素、牛黄清火丸等药，有的无效，有的则加重病情。望其舌暗淡，溃疡累累，或成斑块；或成裂口，纵横交错，舌苔薄白水滑，脉象沉。兼见下肢轻度浮肿，形寒肢冷，大便稀溏，日二三行，小溲清白。每逢洗澡以水淋浴，则前阴有黏液流出，阳痿早泄。精神疲困。

此病得之劳苦，且久病及肾，乃虚损之证，治当补益肾气，以金匮肾气丸（汤）加减治疗。

熟附片12克　上肉桂5克　粉丹皮10克　建泽泻8克　淮山药12克　云茯苓12克　熟地黄12克　五味子10克　炒白术10克　炒杜仲10克　菟丝子10克　淮牛膝12克

15剂，水煎温服，每日1剂。

20天后复诊：舌上溃疡明显减轻，仅有二三处尚未愈合，舌色渐转红润。浮肿、便溏以及形寒肢冷、遇水滑精诸症均明显缓解。精神亦较前转佳。

再以金匮肾气丸缓图之，每日服3次，每次服1丸。又经月余，其病痊愈。

举验（2） 王某，男，2岁半，1988年秋季诊治。数月来自汗多，睡眠则浸湿枕席，食纳欠佳，面色㿠白，且易患感冒。舌苔薄白，质正常，指纹淡红。大便调。曾服钙片治疗，汗仍不止。

证属气虚“形不足”自汗之证。治以补气固表敛汗，兼以清热，用玉屏风（散）汤加减。

生黄芪10克　炒白术5克　防风3克　炙甘草3克　金银花5克　连翘5克　生牡蛎10克　浮小麦5克

3剂，水煎置温频服。

服药1剂后自汗即止。服用此方数剂，其易患感冒亦得到解除。

举验（3） 张某，女，32岁。2003年10月27日诊。患者3个半月前做第2次剖宫产。产后自觉身倦乏力，四肢清冷，腰背为甚。面色不荣，舌淡暗苔薄白，脉细。

此为阴阳气血俱虚之证，当以厚味之品补益精血，恢复元气。

白人参10克　当归10克　鹿茸片3克　菟丝子50克　制香附10克　赤白芍各10克　益母草10克　仙灵脾10克　炙甘草10克

7剂，水煎服，每日1剂。服药后，诸证悉除，生活工作精力充沛。病愈。

【发　挥】

《至真要大论》云：“劳者温之”，“损者温之”，谓劳损之病，正气大虚，宜以少火温补之品，以助阳气，切不可以苦寒泻热，更伤其阳。

前例虽为“口腔溃疡”，但得之劳苦伤气之后，再加病程日久，其为虚损之病无疑。又见便溏、浮肿、形寒肢冷、滑泻、阳痿，正是肾气大伤、元阳亏损之证。20多年中虽屡服中西药物，均无济于事，皆因治病未得其“本”，而仅治其标之过。前医见口舌生疮，谓为心脾郁热，而用牛黄清火丸之类，势必更伤其虚弱之阳，其病情焉能不加剧？我们用益肾气、温肾阳之方，经过1个多月的治疗，而口疮痊愈，身体亦复强健。但是，肾虚何以舌上生溃疡？盖舌为心所主，心与肾乃水火之脏，两相既济则身体康健，若肾气久衰，不能温暖心火，致心气亦不足，因而血脉不盛，舌体不能得到心经气血的充养，故生疮日久不愈。遇此类证候，自当补益肾气，才是治本之法。

舌上溃疡之病，有仅见舌红、心烦、尿赤等偶然发病者，可用导赤散之类，泻心经之火，使之从小便排出而愈；其反复发作溃疡或周期发作，或迁延逾年者，极少有尚为心火亢盛之证，因而不宜再用泻心火的方法去治疗。临床所见，此类疾病中有相当部分与脾脏有关，我们亦曾用参苓白术散、封髓丹类方剂，治愈多例长期口舌生疮者。以西医观点分析，谓核黄素缺乏而生此病，其用之而愈者，亦必轻浅之病。试想患口腔溃疡病的人中，大多数人的饮食与周围人无大差异，为什么病者自病，无病者自不病呢？其关键仍在于人体内部条件不同。我们用补肾法、补脾法，虽然这些药物中，也很可能含有较多的核黄素成分，毕竟不如直接口服核黄素更利于吸收，但却治愈其病。因此说，治病的关键仍在于调节人体的功能，故必须遵守辨证论治的原则。

后例小儿气虚自汗，用益气固表法1剂而自汗除，数剂而身体健康不再易患感冒。此方加减为散，沏水代茶，每日3～5克，常服，亦可起到益气保健，防止感冒的作用，尤其对小儿更为适宜。

举验（3）患者由于再次行剖宫产手术，以致元阳亏损，精血亏虚，因而身倦乏力，形寒肢冷。精不足属阴衰，阴衰须用厚味之药以补益之。而厚味之中，又以血肉有情之品效果最著。所用方中虽俱为养血益气之药，但一味鹿茸对治疗效果却起着至关重要的作用。据《本经逢原》记载："鹿茸，专主伤中劳绝，腰痛羸瘦。取其补火助阳，生精益髓"，"角乃督脉所发，督为肾脏外垣，外垣既固，肾气内充，命门相火，不致妄动，气血精津，得以凝聚，扶阳固阴，非他草木可比。"因此仅以数剂药物，就使得元气大复而病愈。

又对此句经文"形不足"的理解，应是气虚而形体衰弱，其意如同《素问·生气通天论》："形弱而气烁，穴俞以闭，发为风疟"中的"形弱"。正因为形弱正气虚，才表现出各种症状，或招致外邪侵袭，因而用"补之以气"的方法治疗。假若将"形不足"解释为"形瘦"看待，则有欠通之处，一般说来"瘦人多火"，不宜再"补之以气"；或者形虽瘦，但却无病，亦不必"补"气；再者其形瘦，果是病态，也未必定是气虚所致，岂可断言"补之以气"呢？

6. 塞因塞用通因通用

《素问·至真要大论》云："塞因塞用"、"通因通用"，属治病求本中的"反治法"范畴。即病见二便不通之类的阻塞症状，而用补益法治疗，病见二便遗泻等"通"的症状，而用通下法治疗。

【临证应用】

举验（1） 张某，女，41岁，1987年诊治。患"皮肌炎"、"类风湿"数年，皮肤肌肉以及周身关节疼痛，服用西药激素类治疗。但患者大便不通，每周1次尚须使用坐药"开塞露"才能排出。舌苔薄白，脉弦细。

证属精血不足，无水行舟。治宜补益精血，舒调气机，以济川煎加减。

全当归15克　泽泻10克　淮牛膝12克　肉苁蓉15克　升麻6克　炒枳壳10克　炒杜仲12克　菟丝子10克　麦门冬12克　炙甘草6克　丹参15克

3剂，水煎服，每日1剂，与西药相隔半小时服用。

3剂药后无须用开塞露即可排便。再以原方数剂治之，数日后大便基本正常，隔日一行。乃以原方倍其量，制蜜丸，常服。

该患者服用中西药物2年后皮肌炎痊愈，类风湿得到控制。

举验（2）　赵某，男，3岁，1986年诊治。4天来发热，体温在38.5℃左右，时昏睡，时哭闹烦躁。腹胀，不食，大便稀而秽浊，一日数行。舌红，苔薄黄，指纹红已过气关。

此为食积内停化热之证，予消导泻下法治之。

生大黄2克（后下）　炒莱菔子6克　川厚朴4克　花槟榔6克　雷丸5克　炒栀子4克　连翘6克　广陈皮4克

1剂，水煎分温3次服，当日服尽。

药后至深夜患儿泻下秽浊之物甚多，臭味极大，泻后很快即沉睡。家长因见患儿泻下甚多，又沉睡呼之不应而慌恐，未及天明乃叩医者家门而询问“是否治疗有误”。告知以食积已下，邪去正安故沉睡不醒，天明热势当退。

次日，果然热退病愈。嘱其家长注意调适饮食及寒温。数日后康复如初。

举验（3）　范某，男，51岁，1990年4月18日诊治：数日来连续赴宴饮酒，又过于劳累，自昨日上午咽干腹中不适，矢气频，每矢气则有黏液从肛门流出，其状如油。入厕亦无粪便排出，仅流出少量液体，已2日未大便。舌苔薄黄腻，脉弦滑略数。

热郁肺与大肠，选用通因通用之法。

予牛黄解毒丸3粒。每服1粒，清茶送服，日3次。忌食辛辣油腻之物。

药后大便得下，诸症亦除。

【发 挥】

因为疾病表现有满塞的症状，而用补益方法称为“塞因塞用”，其实质乃因正气虚而致诸症。如津液亏虚无水行舟而便秘、肾阳气化无力而小便不通、脾虚失运而腹部胀满等，皆当用补法治疗，待正气恢复，其“塞”自去。前例患者久病阴血不足而便秘，采用《景岳全书》济川煎加减治之，其中当归、牛膝、肉苁蓉、杜仲等药，均是补血益肾之品，为该方的主要成分；其升麻、枳壳均属升提之药，是欲其降而反升之，亦是处理事物之常用方法，如同推车向前受阻，稍退之再进则可成功，其中自有辨证关系；丹参、麦冬等养阴血，既是治本之药，又是考虑到患者久服激素类药，可能会生内热而用。

“通因通用”则是因为实邪在内，气机升降失宜而见过于“通泄”的症状，如《伤寒论》中热结旁流，当急下之；膀胱湿热而小便频数，急当通利之；瘀血内停，新血不生之妇女崩漏，亦用活血通经以逐其瘀等，皆属此类。举验（2）患儿食积不消而化热，热扰于内因而或昏睡、或烦躁，胃肠功能紊乱是以腹泻、不食。其证属实，故当用泻法，1剂而愈。

小儿调护之法，饮食最为重要，而当今临床所见儿科之病，以饮食过量、营养过盛、寒热失调为最多。古人曾告诫“要想小儿安，三分饥与寒”，即食勿过量、衣勿过暖。因小儿消化力弱，又为稚阳之体，最易停食，亦易化热。就此而论，消食清热，实为治疗儿科疾病的最常用方法。近年亦常见有小儿过食冰糕、冷饮，损伤脾胃之气，以致形瘦、厌食者，当嘱其家长注意调护，不可恣食生冷。

7. 结者散之

《素问·至真要大论》云："结者散之"，谓气血凝结不散而为病者，宜用散结之法治疗。

【临证应用】

举验（1） 孟某，女，24岁，1989年9月20日诊：两乳疼痛有块，右侧为甚，牵及胸腋，上肢举动则痛甚，因而影响工作。月经前疼痛亦加剧，经色暗有紫块，经前腹痛、心烦。查其两乳，各有2～3个结块，如蚕豆大小，活动、光滑。脉左弦细、右弦，舌苔根部薄黄。

证属肝气郁结，治以舒肝解郁散结。以逍遥散合消瘰丸（汤）加减。

醋柴胡8克　当归12克　赤白芍各10克　云茯苓12克　炒白术8克　薄荷4克（后下）　浙贝母10克　玄参12克　生牡蛎15克　夏枯草15克　郁金10克　橘叶8克　炙甘草6克　生姜3片

10剂，水煎服，每日1剂。

10月8日二诊：服上方至第4剂时乳痛即止，上肢活动自如。月经适至，无心烦腹痛，唯感疲乏，大便偏溏，脉舌同前。

上方白术增至10克、茯苓增至15克，再予10剂。嘱其月经净后10日、下次经前7日开始服药，各5剂，每日1剂。病愈。

举验（2） 王某，女，28岁，1988年夏季诊治。产后3月自行哺乳，右乳突发乳痛，请某医诊治，予服中药及注射青霉素，数日后红肿热痛消失，但乳中留有硬块如红枣大，触之仍痛。舌质偏红，苔薄白，脉弦细。大便偏干，二日一行。视其原服中药处方，皆为银花、连翘、公英、地丁清热解毒之品，用量颇大，均在15～30克之间。

此属过用寒凉致气血凝结之候，当用行气软坚散结之法，以消瘰丸加味治之。

浙贝母 10 克　生牡蛎 15 克　玄参 12 克　全当归 12 克　山慈菇 10 克　桔梗 10 克　全瓜蒌 15 克　广木香 5 克　郁金 10 克　川楝子 6 克　生甘草 6 克　陈皮 6 克

10 剂，每日 1 剂，水煎服。

乳核消退病愈。

【发　挥】

前例为妇女乳腺增生，此病常与月经不调并见，而多属气血郁结之证。治疗之法当以舒肝养血、软坚散结，逍遥散为基本方。配合使用“消瘰丸”以化痰核、散结聚；夏枯草、橘叶、郁金皆有舒肝、清热、散结之功。此方尤应不可忽视生姜、薄荷二味，且勿以为其清轻力薄或可不用。要知道《素问·脏气法时论》明确指出：“肝欲散，急食辛以散之”，逍遥散方中只此生姜、薄荷最为辛味之品，若弃之不用，则散结解郁之功必将大减。

后例乳痈病因过用寒凉而使气血凝聚，成为“结核”之病，使用软坚散结、行气养血之药而愈。《素问·阴阳应象大论》云：“营气不从，逆于肉理，乃生痈肿”，《灵枢·痈疽》：“热胜则肉腐，肉腐则为脓。”可见痈疮之病必有气血逆乱瘀滞，化而为热，热腐为脓。因此治疗之法，固然可以清热解毒，但不能忘记行气活血。否则如前医以一派苦寒清热治疗，必留后患。假如该例乳中“结核”不能及时消散，在其以后生活中遇有气机失调，还将复发，而其复发之病，则较初发之痈难治。因此说片面治疗，但取一时之效，非良工所应为。

8. 惊者平之

《素问·至真要大论》云：“惊者平之”，言惊惧不安之病，或由惊而引起的疾病，均可用“平之”之法治疗。“平之”者，或用重镇药物，使神魂平静；或用精神疗法，使之恢复为“平常”之态。

【临床应用】

举验（1） 郭某，女，16岁，1988年4月20日诊治。1年来时发昏厥，每7～10天发作1次。发病前或有暂短时间的表情呆滞，或发出一声惊呼，遂即仆倒，肢体僵硬，闭目而呼吸气促，经2～5分钟便可复苏。平时胆小易惊，其本来熟悉的叔父进家，曾将她吓得钻入床底躲藏。睡眠不实，多梦话。月经正常，大便干燥，四五日一行，舌红苔薄白，脉弦细略数。形体较瘦削，学习成绩优良，爱好体育，在学校运动会上获同年龄组跳高第一名。脑电图正常。曾服抗癫痫西药无效。

证属胆经痰热，神魂不藏。拟清化胆经痰热佐以重镇，用柴芩温胆汤加味。

柴胡8克　枯黄芩12克　青陈皮各6克　茯苓12克　炒枳实10克　淡竹茹8克　菖蒲10克　生大黄2克　生龙牡各15克　炙甘草6克　知母10克　草果10克　半夏10克

10剂，每日1剂，水煎分温2次服。

2周后复诊：昏厥未发作，睡眠较前安稳，大便正常。

再以琥珀抱龙丸20丸，每日早晚各1丸。

将近3年后，于1991年3月26日因月经不调再来就医，询问其前病情况，云服丸药后病从未复发。

举验（2） 张某，男，8岁，1985年夏季诊治。患儿系本院职工子弟，1984年暑期学院礼堂放映电影聊斋故事片《画皮》，开始镜头及音响较恐怖，使患儿惊吓藏在座椅之下不敢继续再看。此后便出现睡眠不安，胆子小，食欲差，且经常问些离奇的问题，如“解剖室的死尸夜里会不会出来吃小孩”等。发育明显受到影响，毛发枯槁，学习成绩较差。

此为惊惧心神被扰，气机紊乱，宜用“惊者平之”之法。取“移精变气”，以语言开导。

于是医者正坐，唤病儿至身边，亲切抚慰并鼓励其勇敢、夸奖其健康，使患儿与医者感情亲昵。然后以手抚其头，诉说看电影不必害怕，因故事并非真实，大家看了谁也不怕，“你是男子汉大丈夫，更不用害怕。很好，以后什么也不怕了。”

如此讲说1遍之后，效果非常突出，自此睡眠佳，情绪稳，食欲渐增，形体日趋强壮。

【发　挥】

前例用清化痰热佐以重镇之药，是“平惊”常用之法。少女善惊而时厥，亦是胆气虚弱之象，但又兼舌红、便秘，是有内热之征，因而用温胆汤加味治疗，待其内热渐退之后，改用琥珀抱龙丸渐“平”之。此丸药虽然主治小儿痰热惊厥，但其中辰砂、琥珀等均为重镇安神之品，胆星、天竺黄等是祛痰之药，虽少女甚至成人用之，只要对“证”，皆可获效。治病的道理，虽然病重者当用重药，但药之轻重是相对而言的，应力求用少量药物而治愈疾病，以免伤人正气，才符合《内经》“无使过之”的宗旨。俗语谓“四两拨千斤”，治病更不必使用蛮力。

后例因惊恐使神气散乱，用心理疗法而治愈。此亦《素问·移精变气论》所说“祝由”之法。“移精变气”者，即转移精神，改变其已紊乱之气机；祝由者，即咒说病由，解脱患者心理上的负担。可见“祝由”的本来意义是十分科学的，与后世某些借迷信鬼神蛊惑人心、骗人钱财的巫术，有天壤之别。今日已被广泛采用的“心理咨询”，应当说属于“祝由”之列。其实日常生活中母亲见孩子跌倒、受到惊吓，每每采用此法，无非是抚摸儿头或跌伤之处，辅之语言“不怕，不怕，吓不着”之类，如此做来，自可使小儿安静，不得或少得病患。若以气功的道理分析，则母亲的行动不单是心理疗法，且包含着纯真的气功疗法在内，心神所至，气亦随之，自然可以疗病除灾。

尽管《内经》中已将“祝由”的科学实质讲解明白，但在我国相当长的历史时期内，某些偏僻乡村中，因孩儿受惊得病，母亲们往往采用“叫魂”等方法，使科学的方法蒙上了一层迷信的外衣，这是不能不予说明的。“外衣”虽然迷信，但不能因而否定其科学的实质。医务工作者的责任正在于宣传科学、运用科学、发展科学，正所谓“取其精华，去其糟粕”，而不必惧其有“糟粕”，将精华也一同抛弃。

9. 火郁发之

《素问·六元正纪大论》云：“火郁发之”。火性炎上喜升发，郁甚不得升发而为火盛之病，故宜发之。发，发越、升散之意。

【临证应用】

举验 李某，女，31岁，北京人。2004年8月8日诊。患者9年来每到夏天，若在太阳下行走超过1000米，体温即到38.5℃以上，无汗。询其病史，谓曰：9年前曾因发热住院，治疗约1周，诊断未明，但体温恢复正常而出院。此后每年夏月遇热即体温升高，久治无效。给其工作、生活带来很多不便。患者面微赤，舌红苔薄黄，脉弦数。大便调。

此为火热内郁之证，治当宣散郁热。

荆芥6克　防风6克　炒栀子12克　黄芩12克　赤芍10克　焦三仙各10克　水红花子10克　茅芦根各12克

6剂。水煎服，每日1剂。

药后病人微有汗出，再遇环境炎热及阳光下行走，体温保持正常，病愈。

【发 挥】

患者当初发热，虽经治疗暂时热退，但其体内火热邪气尚存。一旦遇到外界火热之气，则内火更盛，出现体温升高。火性炎上，卫表受遏，腠理闭塞不开而无汗，使火热邪气不能外达，可导致体温上升。故以宣散郁热之法治疗。方中荆芥、防风辛温解表，宣散邪气；栀子、黄芩苦寒清热；赤芍、水红花子清热凉血，散瘀去热；茅、芦根清热利湿、生津；焦三仙和中健脾，以防寒凉太过伤及脾土。诸药配伍得当，宣散不耗气；清热无伤阴，使9年病苦顷刻尽除。

10. 同病异治

《素问·异法方宜论》云："一病而治各不同，皆愈。"《素问·五常政大论》云："西北之气散而寒之，东南之气收而温之，所谓同病异治也。"《素问·病能论》亦云："有病颈痈者，或石治之，或针灸治之，而皆已，其真安在？岐伯曰：此同名异等者也。"说明同一疾病，由于地理环境、病人体质等不同，而可以出现不同的证候，因而治法各异。

【临证应用】

举验（1） 卫某，男，11岁，小学三年级学生，1990年10月31日诊治。上小学一年级时学习成绩优秀，到二年级时成绩下降，现平时测验经常不及格。上课注意力不集中，小动作多，与周围同学说话打闹。放学后在路上玩耍，不按时回家。作业杂乱无章，晚上需拖至10时以后才能在家长帮助下做完作业。大便干，小溲正常，夜间不排尿。有时胃脘不舒。脉弦略数，舌红苔白腻。就诊时不能安坐，把帽子摘下在诊室乱抛，不能认真回答问话。

证属胆经痰热内扰，为"儿童多动症"。治以清化痰热。

柴芩温胆汤加味。

北柴胡6克　黄芩10克　清半夏8克　青陈皮各5克　茯苓10克　炙甘草4克　炒枳实8克　竹茹6克　炒栀子6克　石菖蒲10克　生地黄10克　生牡蛎15克

5剂，每日1剂，水煎分温2次服。忌食辛辣、肥甘等食品，饮食亦应清淡。

11月14日二诊：老师反映课堂上多动有所减少，舌红苔白腻，喜冷饮。

上方再进6剂，隔日1剂。

12月12日三诊：课堂上能安静听课，放学后及时回家，做完作业才玩耍。学习成绩有明显提高，2周内考试4次，两次100分，另两次91分和90.5分，因能遵守纪律，学习成绩提高，得到老师表扬。就诊时能与医生配合，已无明显多动现象，舌苔薄白略腻。

再以前法进治。

北柴胡6克　黄芩10克　清半夏8克　炒枳实8克　竹茹5克　生甘草4克　云茯苓10克　陈皮8克　炒栀子6克　麦门冬10克　远志10克　石菖蒲10克　益智仁6克

7剂，每周服2～3剂，以善其后。现学习成绩优秀，一切正常。

举验(2)　齐某，男，8岁，小学二年级学生，1990年3月21日诊。上课时小动作多，故意将铅笔、橡皮等弄到地下，然后在地下爬行，影响秩序。回家亦不能按时完成作业，经常发呆，平时考试成绩在30～40分之间，现已不能坚持学习而停学。口干，喜饮水，睡眠不安、咬牙、梦话，夜尿频，自述“疲乏”。舌苔薄白，脉细弱，面色不荣。

此证属脾肾两虚，为“儿童多动症”，治以两补脾肾。以六味地黄丸（汤）合四君子汤加减。

生熟地各10克　丹皮8克　山药10克　云茯苓12克

山萸肉6克　党参8克　炒白术8克　女贞子8克　玄参12克　天门冬12克　炙甘草4克　知母6克

6剂，每日1剂，水煎服。

4月4日再诊：梦话、咬牙减少，睡眠较安，口渴减轻，已能坐下看小人书，仍不愿写字。

再以前方6剂治之。

4月11日三诊：已上学3天，能在课堂上安静听课半小时左右，回家主动做作业，夜间不排尿，精神较好。

上方加石菖蒲10克。10剂，隔日1剂。

5月9日再诊：精神健旺，无多动及发呆现象，主动完成作业。2次算术考试90分、95分，是半年内最好成绩。

【发　挥】

“同病异治”是治病求本原则的具体运用之例，即病虽同而“证”各异，随证治之，故其法当有所异。

“儿童多动证”的病因尚不甚明，以中医理论分析，则与先天禀赋不足、后天调养不当直接有关。第1例，为痰热内扰证，此类患儿多有偏嗜特点，即不愿吃蔬菜、水果，喜食肉、蛋、鱼类以及糖果，致使痰热内生，治疗之法当清化痰热，尤需嘱其家长注意改变患儿饮食习惯，方可防止愈而复发。

后例为脾肾两虚证，于是见有“意”不能藏而思想多变；肾不藏“志”，因而不耐思考、不能坚持学习。肾气不足，固摄无力，于是夜尿频。其脾虚故用四君子汤补益脾气，而其肾虚则为肾阴不足，阴不足而生虚热，故见口干喜饮、梦惊咬牙，正如《灵枢·热病》所云：“水者肾也。热病嗌干多饮，善惊”；“骨病不食，啮齿耳青，索骨于肾。”故于方中用生地、知母、麦冬以养阴清热。

关于“异病同治”，《内经》中虽无此提法，但在“同病异治”理论启发下，张仲景已在实践中对若干病采用了异病同治的方法。本书在“魄门亦为五脏使”一节中，以逍遥散加味一方治愈便秘、腹泻，亦属于“异病同治”之例。

11. 标而本之

《素问·标本病传论》云：“有其在标而求之于标，有其在本而求之于本，有其在本而求之于标，有其在标而求之于本。”标与本的含义，可用源与流或现象与本质来加以概括。标，即现象、流；本，即本质、源。如病因为本，症状为标；正气为本，邪气为标；先病为本，后病为标等。临证治病当分别病情缓急，或从本治，或从标治，或标本兼治，或标而本之，或本而标之等不同处理方法。

【临证应用】

举验（1） 段某，女，50岁，1989年11月25日初诊。头晕痛，干呕吐涎沫，口干唇裂，时冷时热，阵阵汗出，悲伤欲哭，病已2年。月经已闭止年余。舌苔薄白略腻，右脉缓，左脉濡。

证属脾肾不足，肝胆痰热内扰，本虚标实之候。治标为先兼以固本，以蒿芩清胆汤加减。

青蒿10克　枯黄芩12克　淡竹茹8克　滑石10克　炒枳壳10克　云茯苓12克　荷叶8克　清半夏10克　吴萸6克　女贞子10克　旱莲草10克　续断15克　炒白术6克　生甘草6克　青黛10克（包）

4剂，每日1剂，水煎服。

12月2日再诊：药后诸症悉减，头晕头痛及阵热汗出已除。

上方去滑石、青黛，加淮小麦20克、大枣10枚。4剂，服法同前。

诸症皆除，嘱每日晨服4克参苓白术丸，晚服1粒六味地黄丸，以固其脾肾。

举验（2） 张某，女，58岁，1988年4月11日初诊。自述患“风心病”20余年，现胸闷，心慌，口干不喜饮水，腹中饥口不欲食，大便干。脉弦偶结，舌胖，苔薄黄，口唇紫绀。

此为气虚水饮上泛兼夹瘀滞之证，急当去除水饮以治其标。用苓桂术甘汤合己椒苈黄丸（汤）加味。

云茯苓15克 桂枝8克 炒白术10克 炙甘草10克 葶苈子10克 防己10克 生大黄3克 杏仁10克 泽兰10克 川椒目10克 茜草10克 琥珀粉2克（胶囊吞服）

6剂，每日1剂，水煎3～4次服之。

4月18日二诊：已能饮少量水浆，紫绀减轻，仍有胸闷心慌，脉弦缓，舌苔薄黄。便已通。

上方去己、椒、苈、黄，加生苡仁15克、旋覆花10克（包）、红花10克、砂仁5克。5剂，水煎，服法同前。

4月24日三诊：数日来胸闷心慌未作，口唇发绀已除。食欲略差，口微干能饮水。脉象渐缓，舌苔薄白，质偏淡暗。

水饮之邪已除，缓图其本，用益气养心之法。

云茯神12克 炒白术10克 炙甘草6克 杏仁泥10克 生苡仁15克 旋覆花10克（包） 紫丹参15克 鸡血藤15克 石菖蒲12克 郁李仁10克 炒枳壳10克 桂枝4克

5剂，隔日1剂，水煎服。嘱其勿过劳，防止感冒。

【发　挥】

《内经》在讨论“标本论治”时多采用治本之法，但若标证“急”时，亦有“标而本之”而先治其标、后治其本，亦有标本兼治之例。上2例虽均有正气不足之本，但因标证较重，因而初用之方，皆以去邪为主而兼顾正气之药。

前例年已50岁，从其症状表现为阵热汗多、头晕干呕吐涎沫来看，显系肝胆之气失调，木郁克土，因而先以蒿芩清胆汤为主方治疗，以去其“标”。但考虑到其脉缓及月事已止等情况，则属“天癸竭”、肾气衰，所以在治标证的同时，兼顾其本，而配合使用女贞子、旱莲草、川续断等益肾气之品。待其邪气去后，乃以参苓白术丸、六味地黄丸少量常服，以固其本。又此例似属西医学所称之“更年期综合征”，我们治疗此病，原曾用二仙汤加味，少数病例有效，但多数患者服药后出现心烦加重；继用逍遥散为主加补肾之品，效果亦欠佳；及至20世纪80年代初，见其有“寒热阵汗”、“烦躁眩晕”等症状，乃悟肝胆痰热内扰，而选用蒿芩清胆汤为主。然而其病之本则在于肾虚，因此须用补肾之药，但选用药物则不宜过热．故以续断、女贞子、旱莲草等益肾气、养肾阴，每获满意疗效。

后例“心脏病”以“水饮上泛”为主症就医，当去其水饮，以利正气恢复。待其邪气退后，再议治本之法。若饮邪不去，骤用补法，必助长病气，使邪气益甚。所谓“标而本之”，正是指先治其标邪，后治其本虚之法。该例用药后，病情得到缓解。

12. 通以疗痛

《素问·举痛论》列举了14种疼痛的病因病机，其病因以“寒”为主，寒则气血凝聚而不通，不通则痛；其因“热”者，气血壅塞逆乱，壅而不通亦痛；亦有因“虚”者，气血虚其行亦涩滞不畅，不足以濡养脏腑百骸，故亦痛。总之，“痛”之机理均与“不通”有关，故后人云：“不通则痛”，及其治疗疼痛大法，则有“通则不痛”之说。

【临证应用】

举验（1）张某，男，34岁，1991年2月25日诊治。1

月前曾因“室性早搏”住院治疗，用西药后心慌胸闷有所缓解。但入院1周后发生两乳头剧痛不可触。虽服用止痛西药及犀黄丸等中成药治疗无效，渐至虽不触及亦疼痛难忍。因心脏“早搏”基本得到控制而出院，乃来门诊请求中医疗法。其脉缓，略有节律失调，舌体胖而略暗，舌苔薄白。患者因疼痛而烦躁不安，观其乳头大如黄豆，颜色无异常。

此证属肝经气血郁滞，宜通调气血为治，用“痛证治疗仪”，取穴：

太冲、乳中，均用双侧。

频率：50次/秒；电流：1.5毫安；时间：25分钟。治后疼痛明显缓解。

隔日再诊；疼痛已不甚，复用前穴，加双侧内关。

疼痛止，病愈。

举验（2） 章某，男，45岁，河北省赵北口镇农民，1990年8月16日初诊。胃脘剧痛2周，询其患病之因，谓素有胃痛，数年前已治愈，但一直注意饮食调养。2周前因天气暑热，喝1碗冰水后而发生胃脘剧痛。服用阿托品、胃得乐略能缓解，每天必须服6片胃得乐始能控制其剧痛。

证属寒凝胃痛，宜散寒通脉止痛，用“痛证治疗仪”取穴：

足三里双侧　内关双侧　中脘　下脘

频率：12～50次/秒；电流：3毫安；时间：15分钟。

次日下午患者来门诊致谢，谓昨日治疗后痛即止，1天来未服任何药物。

为巩固疗效，再以前法治疗1次，病愈。

举验（3） 李某，女，71岁，1990年8月8日初诊。自诉8月1日受风后左侧腰及左下肢发生剧痛，8天来不能坐立行动，卧床时亦只能仰卧，侧卧则痛甚。查其腰椎无异常，腰左侧有明显剧痛点，环跳穴及胫外侧亦有明显痛处。

证属风邪夹湿闭阻经脉，用“痛证治疗仪”通其经脉，以祛其邪。取穴：

腰部阿是穴　胫部阿是穴　患侧环跳

患侧阳陵泉

频率：50次/秒；电流：1.5毫安；时间：10分钟。

治后痛立止，次日其家属专程回报：疼痛未作，行动如常。

【发　挥】

疼痛是最为明显的自觉症状之一，多种疾病均可发生，究其病机当以“经脉气血不通”为主，因而治疗之法宜以“通”之为要。上3例痛症，均使用本人与某大学刘教授共同设计研制的“痛证治疗仪”治之。该仪器取穴及治疗原理与针灸相同。其特点在于无须刺破皮肤，仅需将电极置于取用穴位上，通过选择适宜的频率、电流量，而能起到治疗各种痛症的突出效果。若用针刺法，只要手法得当，可以肯定上述病例亦会有较好疗效。因总属“通则不痛”之理。

13. 振埃刺法治喘息

《灵枢·刺节真邪篇》云：“振埃者，刺外经……阳气大逆，上满于胸中，愤瞋肩息，大气逆上，喘喝坐伏，病恶埃烟，噎不得息……取之天容”，“其咳上气……取之廉泉”。外经，指适用此病的四肢上穴位。病恶埃烟，言遇尘埃之类物质即发病。愤瞋肩息、噎不得息，均是描述喘息的症状。用针刺法可以治疗对尘埃等物“过敏”所引起的喘息，如同振去埃烟，所以叫“振埃”刺法。

【临证应用】

举验 张某，女，32岁，1990年9月30日诊。患者自诉从4岁开始，每至秋季均发生喘息，已28年。每发病约百余日，至深冬自止。多年来一入秋季，即需服用扑尔敏，略能缓解。其症状夜间1时许最重，每天均憋气而醒，服2片扑尔敏，约1小时后喘息略缓。晨起再服2片，白天症状较轻，仅微有呼吸不畅、轻度咳嗽、喷嚏、流清涕。某医院查过敏源，凡所查数十项均过敏，因而未全部检查完毕而止。舌红，脉略数。

证属脾肺郁热，恶埃烟之证。治以清泻脾肺，用“振埃”刺法。取穴：

天容、列缺、三阴交均双侧，廉泉。

留针20分钟。并嘱患者，如能不服扑尔敏即停服。

隔日二诊：针刺后当夜虽然醒来，但未服药很快即睡，未发喘息。白天亦未服扑尔敏。

再以前法针刺治疗1次。并予中药调理，用泻黄散加味。

藿香10克　炒栀子10克　生石膏20克　防风5克　生牡蛎15克　北沙参15克　桔梗10克　川贝母10克　霜桑叶10克　黄芩10克　生甘草10克

6剂，水煎，每日1剂，早晚分服。

喘息咳嗽至冬未发。

【发　挥】

《素问·咳论》云：“五脏六腑皆能令人咳，非独肺也”。又云：“此皆聚于胃而关于肺”。说明喘咳之病多与肺、胃有关，而脏腑之病均可通过各自的经脉而影响到肺。发为喘咳之病，此因“肺朝百脉”之故也。该患者病程虽久，但仍有舌红脉数，知非虚证。因其发于秋季，病及于肺脏无疑，又以深夜1～3时症状加重，则属“丑”时病甚，应于脾脏。因而用泻黄散加味调理脾肺二脏。

所用“振埃”刺法，全按《刺节真邪论》之记载。其中廉泉穴属任脉；天容穴属手太阳小肠经，善治咽喉部位之病；外经，则取了列缺与三阴交二穴，前者为手阳明大肠联络肺经之穴，治咳喘常用。后者乃足太阴脾经之穴，因病与脾脏相关，故取用之。我们于针灸之术，本非所长，但习《内经》有年，对此“振埃”刺法的适应证尚了然于胸中。遇此证而偶用之，效果颇著，使28年之痼疾2次针治后便获近期治愈。曾在课堂上向临床专业研究生介绍此针法及病例，后有2位学生口头报告云：此法治喘有立竿见影之效。

14. 以平为期无使过之

《素问·至真要大论》云：“谨察阴阳所在而调之，以平为期”；《五常政大论》云：“大毒治病，十去其六……无毒治病，十去其九，谷肉果菜，食养尽之，无使过之，伤其正也。”指出治病的根本目的，在于促使体内阴阳归于平衡。尤其不能过用药物，以免因治疗反而伤害正气。然而掌握好这一分寸，却非易事。

【临证应用】

举验（1） 程某，男，65岁，1972年诊。数月来发现容易饥饿，入夜尤甚，因饥而不能入睡，起床踱步略感缓解。恐晚辈笑话，虽饥亦不愿多次进食；女儿则以为老人夜寐本少，遂不以为意。

就诊时，其脉有力略数，舌质偏红，兼见大便干，二日一行。形体不瘦。

诊为胃热之证，处方如下：

生石膏15克（先下） 生牡蛎12克（先下） 生地黄12克 丹皮10克 炒栀子10克 生甘草6克

3剂，每日1剂，水煎服。

5日后复诊：谓服完上方2剂后，饥饿感即已消失，食欲正常，因思此药效果甚佳，又将第3剂服下。药后胃脘部略感胀满，食欲不振。

投以香砂养胃丸1袋，分2日服之。

病愈。

举验（2） 史某，女，26岁，1981年7月就诊。自诉结婚3年未孕，妇科检查无器质性异常，其夫亦健康无病。现症：月经错后10天左右，经色紫暗有瘀块，经前及经期腰腹疼痛，经后痛减。带下多，黄白相间。胸闷，善太息，溲赤，大便干。形体丰腴，面色赤，脉象滑数，舌苔黄腻。

此为湿热久蕴，血脉瘀滞之候。治以清热利湿，通调冲任。

炒苍术10克　黄柏12克　枯黄芩12克　建泽泻2克　陈皮8克　益母草12克　广郁金8克　丹皮8克　生大黄2.5克　赤芍12克　白芍12克

每日1剂，水煎分温2次服之。

服至12剂后，月经来潮，为期30天，腰腹疼痛未作，余症亦明显减轻，嘱其停药待时。病人要求继续服药，乃劝之以静养调情志，慎起居。3个月后欣喜来报：已妊。至期顺产一男婴。

【发　挥】

药物之所以能治疗疾病，是因为凡药都有阴阳性质之偏，医生利用药物的阴阳之偏，以纠正病人体内阴阳之失调。但若用药治病矫枉过正，必然反伤正气。所以前例治疗中，虽然遵《灵枢·大惑论》“胃热则消谷”之论，但却忽视了“无使过之”之训，以致寒凉太过，伤及胃气，善饥虽除，转致脘闷纳减之证。所幸伤不甚重，故少予温药和之而愈。经过此例教训，对仲景用栀子豉汤、承气汤等方注明有“止后服”颇感深刻，切望读者诸君，引以为戒焉。

后例不孕症，亦属常见之病，但此类患者每多长期服药，不到怀孕不肯少停。若确有某种器质病变如慢性附件炎之类，当非短期可以痊愈，但此例则属轻微之候，是以数剂药后病已除去大半，因而停药调摄而痊愈。即使沉疴痼疾，疗程较长，也应注意随时观察病情变化，当停药时应及时停药。临床亦见有屡药不效，放弃治疗后反而受孕的实例，正说明“无使过之”的重要性，否则必致“欲速则不达”的结果。

六、时间证治临证发挥

（一）时间证治指要

《灵枢·百病始生》云：“有余不足，当补则补，当泻则泻，毋逆天时，是谓至治”。又《素问·八正神明论》云：“用针之服，必有法则焉，今何法何则？岐伯曰：法天则地，合以天光。”天光，即日月星辰。根据疾病有余不足各种不同证候，虚则当补，实则当泻，但不论用补、用泻，都必须注意与天时气候相协调，这才是最好的治法。就是说不论用针、用药以及使用其他治疗方法，都要结合天地四时的阴阳变化、日月星辰的盈亏转移来加以选择与调整。这便是“因时制宜”。

因时制宜，本属“论治”范围，因其具有相对的独立性，结合当前中医以及西医在时间医学方面都有较快发展的情况，故在本书中亦列为专篇。

《内经》关于“生命节律”的认识非常详尽，从五运六气60年一周期，到十年节律、男八女七岁节律、每年节律、半年节律、四季节律、月节律、日节律、昼夜节律、一日分四时节律、十二辰节律、营卫二气运行的五十分之一日节律等。将人体的生理、病理与时间密切联系起来，作为指导养生、诊病、治疗的依据之一，便构成了中医时间医学的中心内容。

时间与生理、病理、诊断、治疗的关系，建立在人体脏腑经脉与时间相配属的基础之上。《内经》关于脏腑与季节的配属，有两种学说：一是五脏配五季，如《素问·脏气法时论》等篇所载肝主春、心主夏、脾主长夏、肺主秋、肾主冬；二是五脏应四时，如《灵枢·顺气一日分为四时篇》、《素问·玉机真脏论》等所云肝主春、心主夏、肺主秋、肾主冬，脾不主时而分散于四季之末。两说对脾脏与时令配属的说法不一，但其基本精神却都是强调“脾为中土”，各脏、各时都依赖土气的滋养。五脏与时令配属关系，反映在生理、病理各个方面，因此不仅诊断、预测病情可以结合时间进行分析，而且治疗工作亦应随时令制定适宜的治疗方法、选用适宜的治疗措施。

根据《灵枢·顺气一日分为四时篇》的精神，以及脾不主时而分散于四季之末的论述，可以发现昼夜十二时辰与脏腑配属的关系，如下表所示：

时辰	寅卯辰	巳午未	申酉戌	亥子丑
五行 脏腑	木△ 肝胆*	火△ 心小肠*	金△ 肺大肠*	水△ 肾膀胱*

△＝土　　*＝脾胃

脏腑与时辰配属关系应用于临床，可以看到脏腑在其相应的时辰内，其功能相对旺盛，而在疾病表现上可以在此时向愈，但也有时在其相应时辰内症状反而加剧，具有周期性症状改变的疾病尤其如此。即所谓“病在此时发，亦在此时愈”，至于为什么有些疾病“此时发”，而另外一些疾病则“此时愈”，机理尚待探讨。由于脏腑各有配属之时，又各有五行属性，因此在临床上还可发现依五行相克而病情发生改变的例证。本书“朝则为春病在肝胆”条下于氏案，虽在寅卯时症状加剧，但在下午三时后，时辰在申酉属金，金来制木，因而症状明显缓解。

经脉与时辰配属关系，同样是以各经在相应时辰内生理功能相对旺盛，对包括治疗措施在内的外来刺激敏感性增加，为其物质基础。《内经》对十二经交接顺序记载十分明确，即从手太阴肺经开始，而手阳阴大肠经，而足阳明胃经，而足太阴脾经……而足厥阴肝经。十二经顺序既明，那么只要能确定其中一条经与时辰的配属关系，其余十一经自然与相应的十一时辰相关。

手太阴为十二经之首，而“寅”时是一天中阳气初生之时，《灵枢·阴阳系日月篇》云：“寅者，正月之生阳也”。《史记·律书》亦谓：“寅言万物始生。”在一年之中，寅属正月，为生阳之气。同样，一昼夜中寅主生阳，为十二辰之首。所以寅时配属手太阴经，其余各经便自然成有序排列，如下图所示：

→寅 →	卯 →	辰 →	巳 →	午 →	未 ↓
手太阴	手阳明	足阳明	足太阴	手少阴	手太阳
↑丑 ←	子 ←	亥 ←	戌 ←	酉 ←	申
足厥阴	足少阳	手少阳	手厥阴	足少阴	足太阳

十二经与时辰配属关系，在临床中的应用，以“子午流注”针刺法最为系统，其“纳子法”便是建立在经脉与时辰配属关系之上。

此外，《伤寒论》亦有应用时间诊断、预测以及治疗疾病的记载。如十枣汤要求在平旦服，正是利用平旦阳气上升之势，以祛除水邪；六经病的“欲解时”，是以“六经”与时辰配属关系为根据等。因本书所列病例未涉及此内容，故不详述。

如前所说，《内经》中记载了大量有关时间医学的内容，欲对它进行全面研究，须我中医同仁以及其他有关学科专家，从多方面通力合作。这里仅选择“时辰”，也就是在生命节律中较短的节律，举例说明其临证应用，或可对中医时间医学的研究，略有裨益。

（二）临证发挥

1. 卫气不得入于阴而失眠

《灵枢·邪客篇》云：“卫气者……昼日行于阳，夜行于阴，常从足少阴之分，间行于五脏六腑。今厥气客于五脏六腑……不得入于阴，阴虚，故目不瞑”。《灵枢·营卫生会篇》亦谓：“气至阳而起，至阴而止。”均指出卫气循于阳经，人即“起”寤，而入于阴分即“止”寐；若卫气不能入于阴，人即“不得瞑”，即失眠。因此治疗失眠症，当调脏腑经脉，使卫气能顺利地入于阴分，病自愈。不过，《邪客篇》特别重视阳明经被痰湿之气阻滞而失眠的治疗，对今日临床颇有指导意义。

【临证应用】

举验（1） 张某，男，22岁，大学生，1973年夏季诊治。睡眠不实，多梦纷纭十余日，纳少腹满，大便黏滞不爽，舌苔淡黄薄腻，脉象滑数。此属痰湿阻滞阳明之轻证。治以和胃利肠，祛痰清热，用《邪客篇》半夏汤加味。

清半夏12克　北秫米12克　夏枯草15克

2剂，水煎服，每日1剂。药后睡眠转佳而病愈。

举验（2） 刘某，男，31岁，干部，1975年暑期诊治。是年王教授到内蒙某市讲学，住在该市招待所，服务人员谓其所长刘某因病住院，欲求诊治。乃临时将患者从医院接出，其自述病情：20余日前，因失眠、头晕、乏力不耐劳作而赴某医院就医，与一心脏病妇女同坐候诊。见该妇人心跳应衣，面呈惶恐之色，于是便自觉心跳异常，待至医生为之诊病时，心率已达120次/分，遂住院治疗。住院期间曾用西医控制心跳，但心率未减，且失眠、恐惧，血压忽高忽低。亦曾服羚羊角、生石膏等寒凉中药，无效。脉象滑数，舌苔薄黄腻，面色垢浊。

证属痰热失眠较重型，治以清化痰热、和中安神。方选温胆汤加味。

陈皮10克　清半夏10克　云茯苓12克　枳实10克　生甘草6克　淡竹茹8克　黄芩10克　石菖蒲10克　炒栀子

10克

3剂，水煎服，每日1剂。

数日后前来道谢，谓服上方3剂后失眠、心跳、纳呆、头晕等症悉除，已出院上班工作。

举验(3) 李某，女，33岁，某中学教师，1976年4月诊治。主诉2年来严重失眠，昼夜睡达不到2小时，且多梦纷纭。食欲不振，每日入食甚少，依靠服“蜂王浆”之类补充营养。记忆力锐减，不能进行思考。曾住医院治疗4个月，到外地疗养半年，亦曾服中药逍遥散（汤）及龟甲、鳖甲滋阴之品，或无效，或使病情加重。面色无华，舌苔薄黄腻，脉象弦滑。

此属痰热失眠重证，参考前医用舒肝理脾及养阴之法治疗无效的情况，暂拟理气开结之半夏厚朴汤治之。

二诊：服3剂半夏厚朴汤后，病情无变化。

改用调和肠胃、祛痰清热之法，方用草果知母汤加减。

川厚朴8克　槟榔10克　白芍药10克　肥知母12克　黄芩12克　草果仁10克　石菖蒲10克　远志10克　生甘草6克

3剂，水煎服，每日1剂。

三诊：症状明显减轻，已思饮食，每日能睡眠5小时。原方再进2剂。

1周后病人专程来医院致谢，云数年之病于1周之内悉除，并能上班工作。

【发　挥】

《邪客篇》所谓“阴虚目不瞑”，是指阴分之中的卫气不足而失眠，亦即卫气不得入于阴，与通常所说六味地黄丸证之“阴虚”在概念上完全不同。虽然五脏六腑之病，皆可引起卫气运行紊乱而失眠，但临床所见此证却多与胃及大肠不和有关，这是因为该两经位于卫气运行自阳入阴的关键部位，我们可从下图看出。

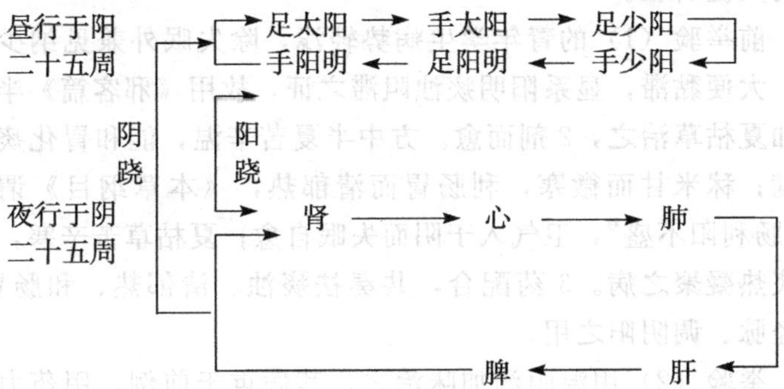

卫气自阳经入于阴（五脏）之前的“大门口”正是手、足阳明经，因此，二经之气不和，最易影响卫气的顺利运行，若不能入于阴，则出现失眠，《素问·逆调论》：“胃不和则卧不安”，亦属此意。后世医家虽创制了众多治疗失眠的方剂，但绝大多数都照顾到肠胃而用药。如吴鞠通在《温病条辨·下焦篇》用黄连阿胶汤治“心中烦，不得卧”条下，注云：“阳亢不入于阴，阴虚不受阳纳，虽欲卧得乎？……（此方）交关变化，神明不测之妙，全在一鸡子黄……盖鸡子黄有地球之象，为血肉有情，生生不已，乃奠安中焦之圣品……上通于心气，下达肾气，居中以达两头……不知人身阴阳相抱之义，必未能识仲景用鸡子黄之妙。”征保按：“经文卫气留于阳则阳气满，不得入于阴则阴气虚，故目不瞑”，“可为一切不寐之总纲。他如湿痰留于胃腑不寐，《内经》则有半夏汤以通其阳……。虚烦不眠，仲祖则有酸枣仁汤以和其阴……。胆虚不寐，《本事方》有鳖甲丸……。痰热不眠，《集验方》有温胆汤……。振悸不眠半夏、陈皮……。虚劳不寐，枣仁二两……。六一散加牛黄，治烦躁不眠。竹叶汤调服炒枣仁末，治脾虚不眠之类。

条例甚多，总不出乎安胃和中，俾阳明之气顺，则阴阳之道路可通而已矣。”举例而指出调理中焦阳明，实为治疗各种失眠证的关键所在。

前举验（1）的青年学生病势轻浅，除失眠外兼见纳少腹满，大便黏滞，显系阳明痰浊阻滞之证，故用《邪客篇》半夏汤加夏枯草治之，2 剂而愈。方中半夏苦辛温，能和胃化痰而除满；秫米甘而微寒，利肠胃而清郁热，《本草纲目》谓其“大肠利阳不盛”，卫气入于阴而失眠自愈；夏枯草苦辛寒，善治痰热凝聚之病。3 药配合，共奏祛痰浊、清郁热、和肠胃、通经脉、调阴阳之用。

举验（2）用温胆汤加味治之，其病重于前例，用药力量也比上方为强。此方中陈皮、半夏之力强于上方半夏 1 味；枳实、竹茹力亦强于上方之北秫米；黄芩、栀子清热之功甚于夏枯草。且加石菖蒲祛痰开窍；茯苓去痰浊而安心神。以力强之药治失眠较重之证，是为药证相合。又温胆汤虽为清化胆经痰热之方，但其中药物亦多归于肠胃二经，是以用之而效。

举验（3）乃失眠重证，且数年不愈，已失去正常工作能力，然其病机仍为痰热阻滞阳明所致，以逍遥散、半夏厚朴汤以及滋阴之品皆非所宜，尤其是滋阴之药，用后必使病情加重无疑。我们使用草果知母汤加减治之，亦取此方开达痰浊之力强，方出《温病条辨·中焦篇》。若将此方药力与温胆汤相较，可知其所治之痰热要比温胆汤所治之病为甚。

我们以上述 3 方，分治轻、较重、重三类阳明痰热失眠之证，屡用屡验。不过，痰热失眠之证的发生，似与病人体质因素有关，见有已经治愈的患者，过数月或数年又复发者。当然，其复发之病证候若与前同，治疗仍可使用前法、前方。

2. 朝则为春病在肝胆

《灵枢·顺气一日分为四时篇》云：“朝则为春”。《素问·

金匮真言论》谓："东风生于春，病在肝"。春季为少阳生发之时，其气应于肝胆，故肝胆之病多"起于春"。而将一日分为四时，则"朝"与春气相应，亦即清晨3～7时（寅、卯）通于肝胆之。故清晨而见病情明显变化之证，当与肝胆相关。

【临证应用】

举验（1） 于某，女，58岁，干部，病历号：009660，1986年11月12日来诊。自诉因丈夫去世后忧郁成病，2年来心烦、懊侬、抑郁、情绪低沉。某精神卫生研究所诊断为"躁郁症"，服西药多虑平等治疗，效果不稳定。近来心烦加重，每天清晨即发，懊侬烦躁欲死，需离家到公园等处与人闲谈始略感缓解。至下午3时以后则症状明显减轻，而能操持一般家务，次晨又作。大便偏干。

就诊时滔滔不绝述说"懊侬"之状，边哭边诉不能自已。舌质略暗，舌苔黄薄，脉象弦滑略数。

证属肝胆疏泄不利，痰热内扰。治以清化肝胆痰热，予柴芩温胆汤。

醋柴胡10克　黄芩12克　淡竹茹15克　清半夏10克　茯苓12克　炒枳实12克　广陈皮8克　生甘草6克

6剂，每日1剂，水煎服，饮食宜清淡。

11月19日再诊：证情无明显变化。

原方加浙贝母10克、杏仁10克，再进6剂，煎服法及忌口如前。

11月26日三诊：自诉服上方至第2剂后，心烦、懊侬症状即消除；叙述病情变化时，一扫哭泣抑郁之态。

原方加减，巩固疗效12剂。观察数月，病情平稳，未复发抑郁等症。

举验（2） 王某某，男，82岁，北京人。2003年1月20日诊。患者1月来每至清晨4时则恶寒颤抖（体温38.5℃），至7时汗出淋漓湿透衬衣，热退。乏力，纳谷不甘，恶食油腻，呕吐酸水，口干苦，心烦，眠差，夜尿3～4次。舌红苔黄少津，脉弦节律不调（心房扑动），大便少。

少阳阳明合病，肝胆郁热，予大柴胡汤加味。

柴胡8克　黄芩12克　吴萸5克　清半夏12克　金石斛8克　酒军1.5克　枳实8克　赤白芍各10克　生姜3片　大枣6枚　郁金10克　川贝12克　菖蒲15克　茯苓12克

3剂，水煎服，每日1剂。诸症悉除。

【发　挥】

举验（1）患者病因很清楚，是由情志抑郁而来，肝胆之气不得疏泄，化生痰浊而成此证。由于病在肝胆，所以当寅卯之时少阳之气当升而不得升，因而症状加剧，在初诊时辨证虽基本正确，投以柴芩温胆汤以疏泄少阳之气，兼化痰浊，但疗效不显。复诊时再三斟酌其不效原因，始注意到其病下午3时以后明显缓解的特点。午后3～5时属于“申”时，而申酉属五行之金，在脏应肺与大肠。此时症状减轻当是“金能制木”之故，亦即金气发动而制约其抑郁之木气。虑及于此，而在原方中加入浙贝母、杏仁两药，以利肺气，意在“佐金以平木”，故尔收到满意效果。

初诊所用柴芩温胆汤属于治本之方，但嫌药力不足，而“申”时症减，则提示金气胜则可制约之，所以虽仍用原方仅加两药利肺金之气，便大显功效。当然，若改用其他利肺气之药，应该说也会收到相应效果的。不过，近来得知，杏仁具有相当好的调节神经系统功能的作用，值得研究。

举验（2）患者因发病与时间关系密切，故以时辰与脏腑配属关系进行辨证就成为诊治本病的关键。患者于清晨4时（寅时）至7时（辰时）发病，对应脏腑恰在肝胆。又病人的症状为恶寒，乏力，纳谷不甘，恶食油腻，呕吐酸水，口干苦，心烦，眠差，大便少等，故诊断当为少阳阳明合病，予大柴胡汤治疗。药证一致，症状则迅速消除。加石斛在于清虚热、养胃阴；郁金、菖蒲行气解郁除烦；贝母佐金平木；茯苓健脾和胃。

又肝胆之病有在清晨症状加剧的现象，临床颇为多见，例如某些“胆囊炎”患者，尤其是急性胆囊炎病人，多有清晨发热恶寒加剧，中药治疗亦常以柴胡剂疏肝利胆而获效；又如鸡鸣泻（又称五更泻）一病，其腹泻定时之机理，亦与肝胆疏泄有关。即使是脾肾阳虚证候，之所以五更（卯时）腹泻，盖因其脾肾本虚，固摄无力，值卯时肝胆气旺，木来克土，以致症状发生。其睡眠安卧时，少阳之气未动故而不泻。至于以肝胆疏泄不利为主的五更泻，其机理在于木旺克土，致脾气相对不足而泻者，自无须详论。见有临床报道，谓以四逆散治疗此病，其机理即在于此。本书“魄门亦为五脏使”一节中，所举以逍遥散（汤）为主方治愈之数十年五更腹泻，其道理亦在于此。

“朝则为春”，应于肝胆，临证时须当留意。而肝胆属木，金气可以制约之，辨证用药皆可为据。

3. 日中为夏病在心与小肠

《灵枢·顺气一日分为四时篇》云：“日中为夏。”《素问·脏气法时论》谓：“心主夏，手少阴、太阳主治。”《金匮真言论》云：“南风生于夏，病在心。”言心气与夏气相通应，而一日之中的“日中”（巳、午时）与夏季相应，是以此二时辰与手少阴心、手太阳小肠相配属。若二脏病，则可在巳、午时发生病情变化。

【临证应用】

举验 张某，男，36岁，中医师，1986年4月诊。1986

年王教授赴河南省某市讲学，休息时座间张医生求治。其数年来每至暑夏季节，均犯阵发性喘息，每日中午和半夜12时发作1次，每次持续约2小时而喘止。诊病时，身体状况尚好；舌红，苔黄。

证属心火过盛，不能下交于肾，气逆而喘。治以交通心肾，泻心火为主，兼化暑湿。

川黄连10克　上肉桂3克　黄柏10克　杏仁泥10克　六一散12克（包煎）　白僵蚕10克　佩兰10克　缩砂仁5克　净蝉衣6克

嘱其夏初时每日1剂，水煎服。连服数日，然后斟酌情况，隔1日或隔数日1剂。

次年秋冬之交，又遇该患者，询之病情，谓服上方约15剂，已两夏未发喘息。

【发　挥】

子、午二时辰，正是肾、心二脏当值，而盛夏亦与心脏相通应。参合其身体盛壮，舌红苔黄，认证以心火亢盛为病之本。心火本盛，又逢夏季之时，内外之火相合，是以病作。方用交泰丸（汤）为主，泻其心火，使之下交于肾，则气不浮；肾水得心火之温，自能纳气而不喘；加用六一散、佩兰者，防其暑火之气助长体内之邪；黄柏、砂仁兼化中焦之湿，以使气机运转；僵蚕、蝉衣疏散风气，使邪气透达而出。

疾病有在相应时辰加重的情况，如本例心火过盛而在夏季、午时发作，当遇其所不胜之子夜（五行属水），本应减轻，但若水不制火，火反侮之，因而亦发喘息。此外，也有某些病证，当其所主之时往往缓解或痊愈。《伤寒论》中某经之病其“欲解时”与症状加重可以在同一时辰，例如“阳明病欲解时，从申至戌上”，可见“欲解”在申、酉时，而阳明病又有“日晡所发潮热”等届时症状加重的特点。尤在泾《伤寒贯珠集》

总结说："正气于是复"、"邪气于是发"。正气"复"自然向愈，邪气"发"必会使症状加剧。同样《素问·脏气法时论》亦指出："肝病者平旦慧"、"心病者日中慧"、"脾病者日昳慧"、"肺病者下晡慧"、"肾病者夜半慧"，"慧"为病情缓解之意。虽然疾病有在其相应之时或者发作、或者缓解的两种可能，这一规律是客观存在的，但究竟在哪种情况下加剧、哪种情况下缓解，以及其机理所在，仍需要进一步探讨。

4. 日暮为秋病在肺与大肠

《灵枢·顺气一日分为四时篇》云："日入为秋"，"夕则人气始衰"。认为申酉（15～19时）时与秋气相应，自然界与人体中的阳气，开始内敛。《素问·金匮真言论》谓："西风生于秋，病在肺"申、酉二时辰，与四季之秋气相应，系于肺与大肠，是以二脏之病，可在申、酉时发生变化。

【临证应用】

举验（1） 刘某，男，60岁，退休工人，1985年诊治。2周来每至下午4～5时头晕欲倒，不能站立，舌红苔薄黄，脉实有力。大便干，数日一行。

阳明燥金之气旺于申酉，治以清泻。

炒山栀10克　炒枳实10克　生大黄3克（后下）

2剂，水煎服，每日1剂。

1月后该患者因患感冒就诊，观其病历，询问日暮眩晕之病，谓服上方后即愈。

举验（2） 孙某，男，36岁，1987年3月9日来诊。患者因左肩臂三角肌处生"纤维瘤"手术切除后1年，左上臂及肩胛处疼痛不能劳动，且于每天下午3时许周身乏力，肩背处痛楚难忍。其脉弦滑，右寸独弱，舌质偏红，苔薄黄。兼见眠差、纳少、心烦、大便调。

辨证为少阳郁热，肺气不利，治以调理金木之法，先用柴芩温胆汤加减，加味中重在贝母、杏仁（原病例详见本书“肺之俞在肩背”一节）。

待其少阳之气得伸、郁热基本退去之后，乃加用生黄芪15克，以固护肺气。经治后病愈。

【发　挥】

午后3～5时为“申”、5～7时为“酉”，申酉二时应秋金之气，内通于肺与大肠，因而根据疾病的时间特点，有助于辨证。

前例头晕欲倒，病在酉时，加之舌红、便秘，其属大肠实热无疑，所以用清泻阳明之药2剂而病愈。此证若依《伤寒论》辨证，以其“日晡所”发晕眩，当属阳明胃家实证，我们今以大肠实证论之，是否与《伤寒论》相悖？其实并非矛盾，盖《伤寒论》所论六经之病，重在足经，亦有医家论证为“足经已包含手经在内”，因而仲景所谓“阳明之为病，胃家实也”，这个“胃家”的含义，实际包括大肠，非单指“胃”之一腑而言。又《灵枢·本输篇》明确指出：“大肠、小肠．皆属于胃，是足阳明也。”可知仲景所说“阳明病”、“胃中有燥屎”，其阳明与胃，当包括大肠于其中。

后例以“肩背痛”为主诉就医，其脉右寸独弱，午后3时许（申）症状加剧，皆属病在于肺之征。之所以先用柴芩温胆汤疏泄少阳兼化痰热者，是因为症见脉弦、心烦、眠差等，因有实邪，不宜补气，待其邪去才重用生黄芪于方中，以收全功。又该例与本书“朝则为春病在肝胆”节于氏案，同为柴芩温胆汤加贝母、杏仁为主治验，而于氏病症在申时缓解，此孙氏病症则在申时加重，其证主次不同。于氏病以少阳不得疏泄为主，柴芩温胆汤乃主治之方，而贝母、杏仁则是配合用药，取“佐金以平木”之意；孙氏病若以“主诉”析之，则其病本在于肺，是以当其配属时辰到来而症状有加，相对而言方中黄芪、杏仁、贝母等益气利肺之药，当属治病之本。若以五行生克之理推之，则孙氏之病似亦可在“午”时（火）有所变化，亦即火克金之时。

不过根据时辰辨证，仅是辨证的方法之一，疾病千变万化，并非每一病例均表现出明显的时间性，诚如《顺气一日分为四时篇》所说：“其时有反者何也？岐伯曰：是不应四时之气，脏独主其病者”。谓有些病证，其病情变化的时间，并不符合脏腑与时辰配属的规律，而是“脏独主其病”。因此，依时辨证是以疾病的临床表现为前提，其有时间特性者，方能用之。

5. 夜半为冬病在肾与膀胱

《灵枢·顺气一日分为四时篇》云：“夜半为冬”。《素问·脏气法时论》云：“肾主冬，足少阴、太阳主治。”《金匮真言论》谓：“北风生于冬，病在肾”。冬季与肾气相通应，故谓冬季为足少阴肾与足太阳膀胱主时。而一日中之夜半与四季之冬相应，故亥、子二时与肾及膀胱相配属，二脏之病可于此时辰发生变化。

【临证应用】

举验（1） 邸某，女，31岁，1987年5月诊治。胃脘痛10年，每夜23时30分至零时发作半小时，虽痛势不甚，但亦因之不能睡眠，某医院诊为慢性胃炎。因左侧卵巢囊肿，于86年手术切除，腰痛，婚后5年未孕，月经正常。舌尖红，苔薄白，尺脉弱。

证属土壅水虚，治以和胃益肾。

浙贝母10克　干荷叶8克　黄连8克　熟附片8克　女贞子10克　续断12克　旱莲草10克

3 剂，每日 1 剂，水煎服。

1 周后复诊：服药 1 剂后胃脘疼痛即明显缓解，数日来疼痛未作，睡眠安。

再以前方加减进治。该患者原由我校学生经治，因久治不效，乃求王教授诊治，收效后继由该生调理。后询问得知，胃脘痛已解除。

举验（2） 王某，女，34 岁，1987 年秋季诊治。王教授到内蒙某地会诊，当地医院派医生作为助手。会诊之余，该医生述其本人每至深夜零时左右发生心慌、心跳，遂不能继续睡眠，轻时需坐起、重时需走动始能缓解。约 1 小时许逐渐平静，方可睡眠。

乃以茯苓杏仁甘草汤加味治之。

云茯苓 15 克　杏仁 10 克　生苡仁 15 克　炙甘草 6 克　肉桂 2 克　熟附片 8 克

1 剂，水煎，午、晚 2 次服之。

次日询问病情，当夜心慌即未发作，睡眠安稳。乃嘱其日后若仍有发作如前者，继以此方服之。

举验（3） 王某，女，36 岁，1989 年 9 月 11 日诊。咳嗽、鼻塞流清涕 2 月，痰白量少、咽干而痒。其病每至夜零至 1 时加剧，呼吸困难，不能平卧，需坐立略感缓解。脉弦细，舌质略胖、苔薄黄，大便调，月事淋沥十余日未净。

证属肺肾不足，治以两益金水，桑杏汤加减。

霜桑叶 10 克　杏仁 10 克　浙贝母 10 克　北沙参 15 克　前胡 10 克　炒栀子 10 克　炙杷叶 10 克　细辛 3 克　女贞子 10 克　旱莲草 10 克　生甘草 10 克　泽兰 10 克

4 剂，每日 1 剂，水煎服。

9 月 16 日再诊：服上方 1 剂后，夜间咳嗽即止，现白天仍有微咳，痰白而黏，口干，脉弦略数，月事已净。再用前方加减。

霜桑叶12克　北沙参15克　杏仁10克　炒栀子10克　枇杷叶10克　前胡10克　浙贝母10克　泽兰10克　生甘草6克

3剂，水煎服，每日1剂。

病愈。

【发　挥】

亥、子属水，应于肾与膀胱，此3例论治均在一般辨证论治基础上，考虑到时辰与脏腑的关系，加用入肾经之药，而获得满意疗效。

举验（1)虽患胃脘疼痛10年，自当治胃，但由于其症状以子时发作，再参合其腰痛、尺脉不足等临床表现，显系其病与肾虚关系密切。因而治疗时，除以黄连苦降和胃、贝母与荷叶开散胃土之郁外，重点则放在益肾气、补肾阴方面，则不但胃疼立止，余症亦有明显改善。

举验（2)以心慌、心跳为主症求治，但其病之发作亦恰值子时，知必与肾虚不能摄纳有关。是以在通常宣畅心肺气机、使胸中大气正常旋转的茯苓杏仁甘草汤之外，加用肉桂、附子以温化肾气。肾气充则水饮痰浊得化，气机自然畅通无滞，因而1剂病止。

举验（3)咳嗽流涕为主症，同样病在夜半而发，且兼月事淋沥不尽，其肺肾两虚亦很明显，咽痒而干，是阴津不足之象，故用滋养肺肾之阴的方药为主治之而愈。其中细辛虽为辛温之品，用以温通经脉，兼以引药入肾，亦寓阴阳配合，免除余药滋腻寒凉之弊。

王教授介绍以上病例治验时，善于联系思维的学员杨君问："设若上3例但治有病之经，而不用益肾之药，是否会有效?"我的回答是：疾病既然表现出与肾有关，理当使用益肾之药，这是由传统"辨证论治"的理论所决定的；若疾病无明显的时间性及其他与肾有关的症状，自无须使用入肾的药物。若如上述病例，当用益肾之药而不用，其结果只有两种：或则治之无效，或则收效缓慢。如同过河，情况表明应从桥上经过，而提出“涉水可否过去”的结果一样。

“因时制宜”是古人经过长期反复的实践总结提炼出来的理沦，虽未用现代统计学原理加以说明，但其合理性已经被许多实践证明，惟在于人们正确理解、恰当运用罢了。当然，若能运用现代方法，设置“对照组”进行观察证实。亦未为不可，然则不宜冒然在病人身上试验，当另寻他法。

6. 脾旺于四季之末

《素问·太阴阳明论》谓：“帝曰：脾不主时何也？岐伯曰：脾者土也，治中央，常以四时长四脏，各十八日寄治，不得独主于时也。”脾为中央之土，其气灌于四旁以长养万物，而不独主一时。以《灵枢·顺气一日分为四时篇》的论述分析，则脾在一日之中，其所主当在丑、辰、未、戌四个时辰，故脾脏病可在此四时发生病情变化，正如《金匮真言论》所说：“中央为土，病在脾。”

【临证应用】

举验（1） 柳某，女，24 岁，中学教师，1987 年 3 月来诊。患者自诉左胸闷痛时作，串及肩背；胃脘不舒，嗳气纳减；3 年来脐腹疼痛，每天于深夜 2～3 时发作，大便调。脉细，舌质略暗，苔薄白略腻。心电图显示为“冠心病”，胃镜检查为“浅表性胃炎”。肝功能正常，大便查虫卵阴性。

诊为痰湿阻滞、气血失和证。治以宣畅气机、理血柔肝之法。

川楝子 8 克　延胡索 10 克　浙贝母 10 克　干荷梗 8 克　杏仁 10 克　云茯苓 12 克　生苡仁 2 克　茜草 10 克　草红花

10克 旋覆花10克（包） 炙甘草6克

12剂，每日1剂，水煎服。

二诊：胸痛及胃脘不适均未发生，食欲较前为佳。惟每夜因腹痛而醒，约1～2小时后痛止才能入睡。大便调，脉舌同前。

议用缓急止痛，温中和胃法。

赤芍药15克 杭白芍15克 炙甘草12克 制香附10克 高良姜8克 浙贝母10克 杏仁泥10克

6剂，水煎服，每日1剂。

三诊：药后腹痛未减。

乃虑及每夜2～3时发病，恰在丑时，参合舌、脉，当属虚证，治当在脾，兼顾其“冠心病”，予以补中益气汤加味。

炙黄芪15克 炒白术8克 升麻8克 广陈皮8克 台党参10克 柴胡8克 全当归12克 赤白芍各10克 枳壳12克 炙甘草10克 大枣7枚

6剂，水煎服，每日1剂。

四诊：服上方2剂后，夜间腹痛即止，数日未作。仍用前方加减6剂，巩固疗效。

举验（2） 董某，男，20岁，汽车司机，1987年3月16日初诊，2年来困倦嗜睡，终日头目昏沉，每夜熟睡11～12小时，白天仍昏昏而眠，不计时间。兼见口苦、汗出多，舌红苔薄白，脉弦数。已不能工作半年余。

证属痰湿困阻、阳气不伸。治以开达膜原以化痰湿，予达原饮加味。

川厚朴8克 黄芩12克 北柴胡8克 花槟榔10克 知母10克 赤芍药10克 云茯苓10克 常山6克 草果仁10克 生甘草6克

6剂，水煎服，每日1剂，忌食生冷、油腻及酸味饮食。

3月23日再诊：白天困倦明显减轻，惟上午7～9时仍昏沉欲睡，约10分钟即止。口苦、汗出均减轻。舌红，苔薄白，右脉弦数，左脉现弦滑之象。

上午7～9时属“辰”，此时发病是邪留脾胃未尽，当加重清泻脾胃之力。

上方加炒栀子10克，丹皮10克，6剂。

4月6日三诊：白天已不困倦，精神清爽，夜间睡眠8～9小时。惟两太阳穴处偶有1～2分钟胀疼，日发1、2次。

用温胆汤加白芷5克，3剂，善后。

病愈恢复工作。

【发　挥】

前例柳氏患者胸痛、脘闷、纳减诸症，显系与“冠心病”、“浅表性胃炎”有关，用宣畅气机、理血柔肝之法治疗，使病情明显得到缓解。而其脐腹疼痛，虽做有关检查俱无阳性发现，二诊时重用芍药甘草汤，冀以缓急止痛，配合良附丸（汤）温中和胃，但效果不显。究其何以不效，是因此证已是脾气虚，并非肝气急、胃中寒所致，尤其病症发作时间，恰值丑时正应脾胃，故投以补中益气汤加味，其效立现。

后例青年痰湿困阻，清阳不伸，因而困顿嗜睡，《素问·生气通天论》云：“阳气者，精则养神”。其阳气不伸，神失所养，因而不能精明聪敏。由于兼见口苦、汗出、脉弦数，是涉及半表半里的征象，故选用达原饮加柴胡等药治之。膜原位于半表半里之间，附近于胃，若邪气藏于其间，既可表现出脾胃症状，也可表现出胆经症状。本病例与《伤寒论》少阳病的区别在于，无明显外邪侵袭传变的病因病机，又无“往来寒热”的典型症状。而以痰湿困阻为主要证候，故选达原饮，而不用小柴胡汤；复诊时症状大减，但表现出“辰”时仍有发病的特征，故于方中加重清泻脾胃之热的炒栀子、丹皮二味；三诊时主症全除，仅偶有头部两太阳穴处胀疼，胆经行于两侧，因而改用温胆汤加入脾经之白芷以善后。其实达原饮、温胆汤二方，虽能清化膜原及胆经的痰浊，但其中药物亦多归于脾胃二经，组方依据正在于“脾为生痰之源”、“脾病多湿”。本例嗜睡症，由痰湿所引起，是以用之而有效验。